# 神农本草经

彩图精解 一看就懂

黄原娟 编著

天津出版传媒集团

天津科学技术出版社

U0347190

**图书在版编目（CIP）数据**

神农本草经 / 黄原娟编著 . –– 天津 : 天津科学技术出版社，2021.7
　　（彩图精解　一看就懂）
　　ISBN 978–7–5576–9523–1

　　Ⅰ . ①神… Ⅱ . ①黄… Ⅲ . ①《神农本草经》—译文
②《神农本草经》—注释 Ⅳ . ① R281.2

中国版本图书馆 CIP 数据核字（2021）第 132897 号

---

神农本草经
SHENNONG BENCAOJING
责任编辑：梁　旭
责任印制：兰　毅

出版： **天津出版传媒集团**
　　　天津科学技术出版社
地址：天津市和平区西康路35号
邮编：300051
电话：（022）23332369
网址：www.tjkjcbs.com.cn
发行：新华书店经销
印刷：三河市双升印务有限公司

---

开本 787×1092　1/16　印张 16　字数　450 000
2021年7月第1版第1次印刷
定价：58.00元

　　《神农本草经》简称《本草经》或《本经》，是中国现存最早的药物学专著，也是早期临床用药的第一次系统总结，被历代誉为中药学经典著作。

　　《神农本草经》成书于东汉，并非出自一时一人之手，而是秦汉时期众多医学家总结、搜集、整理当时药物学经验成果的专著，是对我国中草药知识的第一次系统总结。全书分三卷，载药365种（植物药252种，动物药67种、矿物药46种），将药物按照效用分为上、中、下三品，是古人长期养生、防病、治病实践经验的智慧结晶。全书文字简练古朴，详细阐明了各药性味、归经、配伍、运用要点，所论四气五味、升降浮沉、七情合和等药物学知识，构成了独具特色的中药传统理论研究体系，在几千年的用药实践中发挥了巨大作用。《本经》在很长一段历史时期内都是医生和药师学习中药学的教科书，到了今天仍是医药工作者的主要理论依据和操作规范。

　　《神农本草经》是中国当之无愧的中药学开山和扛鼎之作。我们本着学习、借鉴、介绍、传播的想法，编写了这本《彩图精解 一看就懂〈神农本草经〉》，以图解、图鉴的方式重新解读经典著作。本书依据清代顾观光的辑本加以编译，精练的白话译文和方便实用的速查形式完全符合现代人的阅读习惯，通俗易懂。书中对药物的性状做了简单描述，并配有精美的植物手绘图，对植物的根、茎、叶、花、子等部位进行了详细的解读说明，使植物各部位的药性一目了然。本书更是集各家之精华于一体，在阅读此书过程中，读者同时可以浏览到众多医学名著精华。另外，其中还穿插了一些中药的传说和小故事，使读者能够获得更全面的中药知识，将中药与日常生活更好地结合，发挥其最大的养生保健作用。

# 中草药药性大全

## 中药药性歌诀

| | |
|---|---|
| 1 | 人参味甘，大补元气，止咳生津，调容养卫。 |
| 2 | 黄芪性温，收汗固表，托疮生肌，气虚莫少。 |
| 3 | 白术甘温，健脾强胃，止泻除湿，兼祛痰痞。 |
| 4 | 茯苓味淡，渗湿利窍，白化痰涎，赤通水道。 |
| 5 | 甘草甘温，调和诸药，炙则温中，生则泻火。 |
| 6 | 当归甘温，生血补心，扶虚益损，逐瘀生新。 |
| 7 | 白芍酸寒，能收能补，泻痢腹痛，虚寒勿与。 |
| 8 | 生地微寒，能消湿热，骨蒸烦劳，兼消破血。 |
| 9 | 熟地微温，滋肾补血，益髓添精，乌须黑发。 |
| 10 | 麦门甘寒，解渴祛烦，补心清肺，虚热自安。 |
| 11 | 天门甘寒，能治肺痈，消痰止嗽，喘气有功。 |
| 12 | 黄连味苦，泻心除痞，清热明眸，厚肠止泻。 |
| 13 | 黄柏苦寒，降火滋阴，骨蒸湿热，下血堪任。 |
| 14 | 栀子性寒，解郁除烦，吐衄胃痛，火降小便。 |
| 15 | 连翘苦寒，能消痈毒，气聚血凝，湿热甚逐。 |
| 16 | 石膏大寒，能泻胃火，发渴头痛，解肌立妥。 |
| 17 | 滑石沉寒，滑能沉寒，解渴除烦，湿热皆可。 |
| 18 | 贝母微寒，止嗽化痰，肺痈肺痿，开郁除烦。 |
| 19 | 柴胡味苦，能泻肝火，寒热往来，疟疾均可。 |
| 20 | 桔梗味苦，疗咽肿痛，载药上升，开胸利壅。 |
| 21 | 紫苏叶苦，风寒发表，梗下诸气，消除胀满。 |
| 22 | 麻黄味辛，解表出汗，身痛头疼，舒筋活血。 |
| 23 | 葛根味甘，祛风发散，温疟往来，止渴解酒。 |
| 24 | 羌活微温，祛风除湿，身痛头疼，舒筋活血。 |
| 25 | 独活辛苦，颈项难舒，两足湿痹，诸风能除。 |
| 26 | 知母味苦，热渴能除，骨蒸有汗，痰咳皆舒。 |

人参　　　　当归

白术　　　　黄芪

贝母　　　　柴胡

麻黄　　　　独活

甘草　　　　丹参

牡丹　　　　车前

生姜　　　　地榆

菖蒲　　　　薏苡

芫花　　　　葶苈

| 27 | 白芷辛温，阳明头痛，风热瘙痒，排脓通用。 |
| 28 | 藁本气温，除头巅顶，寒湿可祛，风邪可屏。 |
| 29 | 枳实味苦，消食除痞，破积化痰，冲墙倒壁。 |
| 30 | 枳壳微温，快气宽肠，胸中气结，胀满堪尝。 |

| 31 | 苍术苦温，健脾燥湿，发汗宽中，更祛瘴疫。 |
| 32 | 厚朴苦温，消胀泄满，痰气泻痢，其功不缓。 |
| 33 | 半夏味辛，健脾燥湿，痰厥头疼，嗽呕堪入。 |
| 34 | 猪苓味淡，利水通淋，消肿止渴，阴汗自遏。 |
| 35 | 车前子寒，溺涩眼赤，小便能通，大便能实。 |
| 36 | 牡丹苦寒，破血通经，血分有热，无汗骨蒸。 |
| 37 | 玄参甘苦，消肿排脓，补肝益肺，退热除风。 |
| 38 | 丹参味苦，痈肿疮疥，生新去恶，祛除带崩。 |
| 39 | 苦参味苦，痈肿疮疥，下血肠风，眉脱赤癞。 |
| 40 | 龙胆苦寒，疗眼赤疼，下焦湿肿，肝经热烦。 |

| 41 | 五加皮温，祛痛风痹，健步坚筋，益精止沥。 |
| 42 | 防己气寒，风湿脚痛，热积膀胱，消痈散肿。 |
| 43 | 地榆沉寒，血热堪用，血痢带崩，金疮止痛。 |
| 44 | 远志气温，能驱惊悸，安神镇心，令人多记。 |
| 45 | 酸枣味酸，敛汗驱烦，多眠用生，不眠用炒。 |
| 46 | 菖蒲性温，开心利窍，去痹除风，出声至妙。 |
| 47 | 柏子味甘，补心益气，敛汗润肠，更疗惊悸。 |
| 48 | 干姜味辛，表解风寒，炮苦逐冷，虚热尤堪。 |
| 49 | 木香微温，能滞和胃，诸风能调，行肝泻肺。 |
| 50 | 薏苡味甘，专除湿痹，筋节拘缠，肺痈肺痿。 |

| 51 | 芫花寒苦，能消胀蛊，利水泻湿，止咳痰吐。 |
| 52 | 葶苈辛苦，利水消肿，痰咳症瘕，治喘肺痈。 |
| 53 | 漏芦性寒，祛恶疮毒，补血排脓，生肌长肉。 |
| 54 | 蛇床辛苦，下气温中，恶疮疥癞，逐瘀祛风。 |
| 55 | 羚羊角寒，明目清肝，却惊解毒，神志能安。 |
| 56 | 龟甲咸平，劳嗽骨蒸，散瘀消肿，去痞除崩。 |

# 神农本草图鉴

【女贞】　　【百合】　　【旋花】　　【黄芪】

【卷柏】　　【紫草】　　【海藻】　　【大黄】

【知母】　　【芎䓖】　　【假苏】　　【地黄】

【麦门冬】　　【决明】　　【大戟】　　【积雪草】

【葛】　【五味子】　【肉苁蓉】　【淫羊藿】

【地榆】　【丹参】　【白头翁】　【黄芩】

【秦艽】　【山茱萸】　【柴胡】　【防风】

【蓍】　【白鲜】　【梅】　【细辛】

【徐长卿】　【牡丹】　【白英】　【芍药】

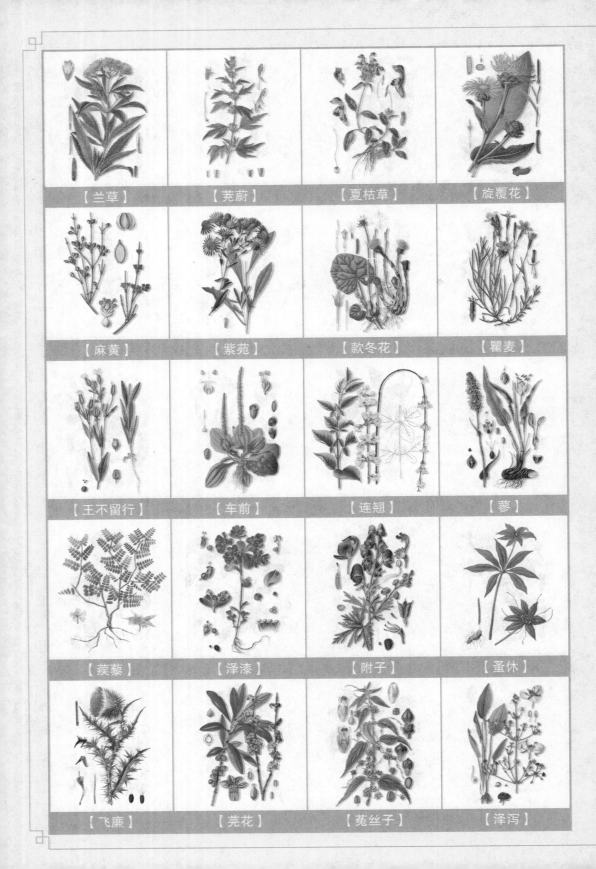

【兰草】　【茺蔚】　【夏枯草】　【旋覆花】

【麻黄】　【紫苑】　【款冬花】　【瞿麦】

【王不留行】　【车前】　【连翘】　【蓼】

【蒺藜】　【泽漆】　【附子】　【蚤休】

【飞廉】　【芫花】　【菟丝子】　【泽泻】

【菖蒲】　【香蒲】　【覆盆】　【芝麻】

【生姜】　【枸杞】　【桃】　【葡萄】

【莲藕】　【柏】　【景天】　【桂】

【杜仲】　【苦菜】　【柳】　【桑】

【郁李】　【甘草】　【人参】　【沙参】

# 使用说明

归、黄酒配制成具有祛风补血功效的当归独活酒。此酒有祛风止痛、补血活血、祛湿止痹之功效，适宜产后血虚、中风口噤者服用。

## 对症下药

针对老百姓的常见病，特别配备了独一无二的药方，简单实用，浅显易懂，以使这本书更具工具书的参考价值。

### 对症下药

| 病症 | 配方 | 功效 |
|---|---|---|
| 下部湿热 | 同白术、苍术、秦艽、生地、苡仁、木瓜、石斛、黄柏。 | 疏风解毒 |
| 风热牙疼 | 同生地、麦冬、甘草、丹皮、石膏。 | 清热止痛 |
| 产后虚风 | 独活、白鲜皮各90克，加水3升，煮成2升，分3次服。能喝酒者可加酒同煮。 | 补血活血 |
| 历节风痛 | 独活、羌活、松节等份，用酒煮过，每天空腹饮1杯。 | 祛风止痛 |

## 金陵古图

本书收录的金陵古图简洁生动、古朴大方，更符合医书古香古色的传统韵味，是不可错过的珍藏首选。

### 车前子 上品 植物篇

产地分布：分布几遍全国，但以北方为多。
成熟周期：播种第2年秋季采收。
形态特征：叶子布地像匙面，连年生长的长一尺多。从中间抽出数茎，结长穗像鼠尾。穗上的花很细密，色青微红。果实为红黑色。
功　效：清热利尿；凉血；解毒。

## 现代译文

通俗易懂的现代白话，更符合现代人的阅读习惯，让所有的读者都可以读懂《神农本草经》。

【原文】

车前子，味甘，寒。主气癃，止痛，利水道小便；除湿痹。久服轻身耐老。一名当道。生平泽。

【译文】

车前子，味甘，性寒。主治气淋，能止痛，有通水道和利小便的功效，可以驱除湿痹。长期服用能使身体轻巧、延缓衰老。又叫作当道。产于水草丛杂的平地。

### 对症下药

| 病症 | 配方 | 功效 |
|---|---|---|
| 小便不通 | 车前草500克，加水3升，煎取1升半，分3次服。 | 通便利尿 |
| 小便尿血 | 车前草捣汁500毫升，空腹服。 | 清利湿热、滋阴降火、补益脾肾 |
| 金疮血出 | 车前叶捣烂外敷。 | 凉血止痛、解毒生肌 |
| 热痢不止 | 车前叶捣汁一盏，加蜜100毫升同煎，温服。 | 清热解毒，消荡积滞 |

子 [性味] 味甘，性寒，无毒。
[主治] 能利小便，除湿痹。

上品·植物篇

**【集解】**

苏颂说：车前草初春长出幼苗，叶子布地像匙面，连年生长的长一尺多。此草从中间抽出数茎，结长穗像鼠尾。穗上的花很细密，色青微红。它结的果实像葶苈，为红黑色。如今人们在五月采苗，七八月采实，也有在园圃里种植的。蜀中一带多种植，采其嫩苗当菜吃。

**车前子**

**[修治]** 李时珍说：凡用须以水淘去泥沙，晒干。入汤液，炒过用；入丸散，则用酒浸泡一夜，蒸熟研烂，做成饼晒干，焙后研末。

**[主治]** 主男子伤中，女子小便淋沥不尽，食欲不振，能养肺强阴益精，明目，疗目赤肿痛。《名医别录》

去风毒，肝中风热，毒风冲眼，赤痛障翳，头痛，流泪。能压丹石毒，除心胸烦热。（甄权）

清小肠热，止暑湿气伤脾所致的痢疾。（李时珍）

**[发明]** 王好古说：车前子，能利小便而不走气，与茯苓作用相同。

**车前草及根**

**[性味]** 味甘，性寒，无毒。

**[主治]** 主金疮出血，鼻出血，瘀血，便血，小便红赤，能止烦下气，除小虫。《名医别录》

叶：主瀣精，治尿血，能明目，利小便，通五淋。（甄权）

**【百草堂】**

西汉时有一位叫马武的名将，在一次战边征战中其所率部队被敌军围困。时值六月，酷热无雨。由于缺食少水，人马饥渴交加，肚子胀痛，尿痛血红，点滴艰

根 [性味] 味甘，性寒，无毒。
[主治] 能止烦下气。

叶 [性味] 味甘，性寒，无毒。
[主治] 主金疮出血，鼻出血，瘀血。

湿。随军郎中诊断为尿血症。苦于无药束手无策。

一天，马夫张勇忽然发现他管的三匹马都不尿血了，精神也大为好转。经过观察他发现原来马啃食了附近地面上生长的牛耳形的野草。他灵机一动，心想大概是马吃了这种草治好了病，于是自己也拔了一些草，煎水服了几天，身体果然舒服多了，小便也正常了。

张勇把这一发现报告了马武。马武大喜，立即号令全军吃这种草。几天后，人和马的尿血症都治好了。马武问张勇："这草在什么地方来集到的？"张勇向前一指，"将军，那不是吗？就在大车前面。"

马武哈哈大笑："真乃天助我也，好个车前草！"从此，这草便被称为"车前草"了，而它结的子就叫作"车前子"。

# 目录

菖蒲
叶 [主治] 洗疥疮、大风疥。

天门冬
根 [主治] 劳虚、气喘咳嗽、吐血、低热不退。

车前子
叶 [主治] 主金疮、出血、鼻出血、瘀血。

白英
叶 [主治] 感冒发热、黄疸型肝炎、胆囊炎、胆石病。

防风
花 [主治] 治四肢拘急、不能走路、经脉虚羸、骨节间痛、心腹痛。

旋花
叶 [主治] 益气，养颜，
涩精。主面䵟，遗精，
遗尿。

景天
茎叶 [主治] 疗疮痈
肿，跌打损伤，鸡眼，
烧烫伤，毒蛇咬伤。

杜仲
叶 [主治] 壮筋骨，
强意志。

松脂
仁 [主治] 主骨节风、
头眩，去死肌。

枸杞
叶 [主治] 虚劳发热，
烦渴，目赤昏痛，崩
漏带下，热毒疮肿。

葡萄
叶 [主治] 调中治淋。
除肠间水，

葈耳实
茎叶 [主治] 捣烂后涂敷，治疥癣，虫咬伤等。

当归
叶 [主治] 主妇人漏下、不孕不育。

芍药
花 [主治] 可通利血脉，缓中，散恶血，逐贼血。

茈胡
叶 [主治] 润心肺，添精髓，治健忘。

百合
花 [主治] 咳嗽，眩晕，夜寐不安，天疱湿疮。

石龙芮
子 [主治] 风湿寒痹，补肾明目。

紫苑

叶 [主治] 调中，消痰止渴，润肌肤，添骨髓。

紫草

叶 [五治] 主心腹邪气、五疸，能补中益气。

白鲜

花 [主治] 通关节，利九窍及血脉，通小肠水气。

牡丹

花 [主治] 神志不足，无汗骨蒸，鼻出血、吐血。

栀子

子 [主治] 热病高烧，心烦不眠，实火牙痛，口舌生疮，眼结膜炎，疮疡肿毒；外用治外伤出血、扭挫伤。

积雪草

叶 [主治] 清热解毒，利湿消肿。

# 序录

**【原文】**

上药一百二十种为君，主养命以应天，无毒，多服，久服不伤人，欲轻身益气，不老延年者，本上经。

**【译文】**

上等药材有一百二十种，是药中的君王，主要功效是调养人的生命使之与天相相合，这些药材没有毒性，服用的剂量大，长期服用对人体不会造成伤害。想要使身体轻捷、补养气血、益寿延年的人，要依据《神农本草经》的上经部分。

**【原文】**

中药一百二十种为臣，主养性以应人，无毒有毒，斟酌其宜，欲遏病补羸者，本中经。

**【译文】**

中等药材有一百二十种，相当于药材当中的臣子，重要作用是调养人的性情使之与人体自身相合，这些药材有的没有毒性，有的具有毒性，使用时应斟酌它们各自的药性。想要消除疾病修养虚损羸弱身体的人，就要依据《神农本草经》的中经部分。

**【原文】**

下药一百二十五种为左使，主治病以应地，多毒，不可久服，欲除寒热邪气，破积聚，愈疾者，本下经。

**【译文】**

下等的药材有一百二十五种，它们是药材中充当辅助作用的药物，主要功效是治疗疾病，使之与地气相合，这些药材大多数具有毒性，不能长期服用。想要驱除寒热邪气，破除体内积聚之物，治愈疾病的人，要根据《神农本草经》的下经部分。

**【原文】**

三品合三百六十五种，法三百六十五度。一度应一日，以成一岁，倍其合七百三十名也。

**【译文】**

这三种品类的药材加起来共有三百六十五种，以三百六十五天日月星辰的行度为依据。每一个行度都与一天相对，从而构成一年，其倍数相加合起来就是七百三十种。

**【原文】**

药有君臣佐使，以相宣摄合和，宜用一君、二臣、三佐、五使，又可一君三臣九佐使也。

【译文】

　　药材中有君王、臣下和佐使，就要仿照君王下诏书那样各种药物相互配合，下诏书的为君药，辅佐君王的做臣药，配合臣药的为佐药，起协调作用的为使药。下药的时候应该是一味君药，两味臣药，三味佐药，五味使药，或者是一味君药，三味臣药，九味佐使药。

【原文】

　　　药有阴阳配合，子母兄弟，根茎花实，草石骨肉。有单行者；有相须者；有相使者；有相畏者；有相恶者；有相反者；有相杀者。凡此七情，合和视之，当用相须相使良者，勿用相恶相反者。若有毒宜制，可用相畏相杀者，不尔勿合用也。

【译文】

　　药材具有阴阳配合的属性，它们具有类似母子兄弟那样的关系，比方说一种药材的根与茎，花与实，草与石，骨与肉，它们有单独使用的，有相互配合的，有相互指使的，有相互畏惧的，有相互厌恶的，有相互对立的，有相互克制的。这七种情形，在配合使用时一定要注意。应当使用能相互配合、相互指使的，这样的效果比较好，不要一起使用那些药性相互厌恶、相互对立的。如果药物的毒性需要克制，可以使用药性与之相互畏惧、相互克制的药材，不是这样就不要合用。

【原文】

　　　药有酸、咸、甘、苦、辛五味，又有寒、热、温、凉四气及有毒无毒，阴干暴干，采造时月生熟，土地所出，真伪陈新，并各有法。

【译文】

　　药材具有酸、咸、甘、苦、辛五种味道，又具有寒、热、温、凉四种气质，并且具有有毒和无毒的属性，分为阴干和晒干，采摘制造的时间、采摘时是否成熟，出产的地域环境，真伪的鉴别，药材是陈旧还是新鲜，各种药材都有各自不同的制作方法。

【原文】

　　　药性有宜丸者；宜散者；宜水煮者；宜酒浸者；宜膏煎者；亦有一物兼宜者；亦有不可入汤酒者；并随药性不得违越。

【译文】

　　药材的性质有的适合制造成丸状，有的适合制作成散剂，有的适合用水来煎煮，有的适合用酒来浸泡，有的适合煎制成膏剂，也有的各种方式都适用，还有不能使水煮酒泡的，都要根据它们的药性不能违背。

【原文】

　　　欲疗病，先察其源，先候病机，五脏未虚，六腑未竭，血脉未乱，精神未散，服药必活，若病已成，可得半愈，病势已过，命将难全。

【译文】

　　想要治病，就要先检查出病源，先判断病症的关键之处，如果人体的五脏没有虚损，六腑没有衰竭，血脉没有散乱，精神没有涣散，服用药物之后必定能够存活，如果重病已经形成，可能有一半治愈的希望，如果病情到了晚期，生命就难以保全了。

【原文】

　　若用毒药疗病，先起如黍粟，病去即止，若不去倍之，不去十之，取去为度。

【译文】

　　如果使用有毒的药材对疾病进行治疗，就要在开始时只用粟米大小的剂量，病愈后马上停止使用，如果不见好转就将用量加倍，如果还是没有治愈，就将剂量增加至十倍，以能去除病痛为依据。

【原文】

　　疗寒以热药，疗热以寒药，饮食不消以吐下药；鬼疰、蛊毒以毒药；痈肿疮瘤以疮药；风湿以风湿药。各随其所宜。

【译文】

　　治疗寒证要使用药性温热的药材；治疗热证则使用药性寒凉的药材；饮食如果不消化就使用呕吐、下泻的药材；鬼疰、蛊毒等症就要使用毒药来治疗；痈肿、疮瘤等症则使用治疮的药材治疗；风湿就使用祛除风湿的药材。根据病症的不同来对症下药。

【原文】

　　病在胸膈以上者，先食后服药，病在心腹以下者，先服药而后食，病在四肢、血脉者，宜空腹而在旦，病在骨髓者，宜饱满而在夜。

【译文】

　　疾病的部位如果在胸膈以上，就要先进食后吃药，病痛的部位如果在心腹以下，就要先吃药后进食，疾病如果在四肢和血脉上的，吃药的时间应该在早晨空腹时服用，病痛如果在骨髓之中，用药的时机应在夜里吃饱之后。

【原文】

　　夫大病之主，有中风；伤寒；寒热；温疟；中恶；霍乱；大腹水肿；肠澼；下痢；大小便不通；贲豚；上气；咳逆；呕吐；黄疸；消渴；留饮；癖食；坚积症痕惊邪；癫痫；鬼疰；喉痹；齿痛；耳聋；目盲；金疮；踒折；痈肿；恶疮；痔；瘘；瘿瘤；男子五劳七伤，虚之羸瘦；女子带下、崩中、血闭、阴蚀；虫蛇蛊毒所伤。此大略宗兆，其间变动枝叶，各宜依端绪以取之。

【译文】

　　人体较严重的疾病主要有中风，伤寒，寒热，温疟，中恶，霍乱，大腹水肿，肠澼，下痢，大小便不通，贲豚，上气，咳逆，呕吐，黄疸，消渴，留饮，癖食，坚积症痕惊邪，癫痫，鬼疰，喉痹，齿痛，耳聋，目盲，金疮，踒折，痈肿，恶疮，痔，瘘，瘿瘤，男子五劳七伤虚损瘦弱，女子赤白带下、崩中、血闭、阴蚀症，还有被毒虫、毒物所伤的疾病。这些大概是主要的病症，其他稍微有所变化的分支部分，应该根据这个头绪来寻找相应的药材和治疗方法。

# 【上品】
# 植物篇

# 菖蒲 ▶上品 植物篇

**产地分布**：分布于我国南北各地。

**成熟周期**：花期6~9月，果期8~10月。

**形态特征**：根状茎横走，粗壮，稍扁。叶基生，叶片剑状线形，叶基部成鞘状，对这抱茎，中部以下渐尖，中助脉明显，两侧均隆起，花药淡黄色；子房长圆柱形。

**功　效**：能除风寒湿痹，咳逆上气，开心窍，补五脏，通九窍。

## 【原文】

菖蒲，味辛，温。主风寒痹；欬逆上气；开心孔，补五脏；通九窍，明耳目，出音声。久服轻身，不忘，不迷惑，延年。一名昌阳。生池泽。

## 【译文】

菖蒲，味辛，性温。主治风寒湿痹之症；咳嗽逆气，使心窍通畅，补益五脏，能够通利九窍，使人耳聪目明，能使声音发出来。长期服用能使身体轻捷，增强记忆力，而且不迷糊，延年益寿。又称为昌阳。产于沟渠、水塘等水草丛生处。

## 【释名】

又名：昌阳、尧韭、水剑草。

李时珍说：菖蒲，是蒲类植物中生长昌盛的，所以叫菖蒲。又有《吕氏春秋》上说，冬至后五十七天，菖蒲开始生长，是百草中最先开始生长的，标志耕种的开始，则菖蒲、昌阳的意义在此。《典术》上说，尧帝时，天降精于庭为韭，感百阴之气为菖蒲，所以叫尧韭。方士隐称它为水剑，是因它叶子的形状。

## 【集解】

《日华诸家本草》载：菖蒲以生长在石涧中，坚小，一寸九节的为好。

苏颂说：菖蒲春天生青叶，长一二尺左右，其叶中心有脊，形状像剑。如今人们在五月初五收取。它的根盘曲有节，一根旁边引出三四根，旁根的节更密，也有一寸十二个节的。菖蒲刚采时虚软，晒干后才变得坚实。将其折断，中心呈微红色，嚼之辛香少滓。人们多将它种植在干燥的砂石中，腊月移栽更易成活，黔蜀蛮人常随身带着它，用来治突然心痛。菖蒲以生

### ○对症下药○

| 病症 | 配方 | 功效 |
| --- | --- | --- |
| 肾虚耳聋 | 菖蒲同熟地、黄柏丸。 | 补益肾气，促耳聪 |
| 湿痿及湿疮 | 菖蒲同白术、苍术、木瓜、苡仁、石斛、萆薢、黄柏。 | 清热利湿、养血祛风 |
| 心虚气郁 | 菖蒲同人参、麦冬、枣仁、茯神、远志、生地。 | 清养心神，解郁 |

叶 [性味] 味辛，性温，无毒。
[主治] 洗疥疮、大风疥。

根 [性味] 味辛，
性温，无毒。
[主治] 能除风寒
湿痹，咳逆上气，
补五脏。

长在蛮谷中的尤其好。人们移栽的也能用，但干后辛香坚实比不上蛮谷中的。这都是医方中所用的石菖蒲。

李时珍说：菖蒲有五种，生长在池泽中，蒲叶肥，根长二三尺的是泥菖蒲，也叫白菖；生长在溪涧中，蒲叶瘦，根长二三尺的是水菖蒲，也叫溪荪；生长在水石之间，叶有剑脊，瘦根密节，根长一尺多的是石菖蒲；人们用砂石栽种一年的，到春天剪洗，越剪越细，高四五寸，叶如韭，根如匙柄粗的，也是石菖蒲；经多次剪洗，根长二三分，叶长一寸多的，称为钱蒲。服食入药用的只有上面所说的两种石菖蒲，其余的都不可用。此草新旧相代，四时常青。

## 菖蒲根

[性味] 味辛，性温，无毒。

徐之才说：与秦皮、秦艽相使，恶地胆、麻黄。

[主治] 四肢湿痹不能屈伸，小儿温疟身热不退，可用菖蒲煎汤洗浴。《名医别录》

治耳鸣、头昏、泪下，杀诸虫，疗恶疮疥瘙。（甄权）

将菖蒲根作末炒，趁热外敷，能除风下气，疗男子肾病、女子血海冷败，治健忘，除烦闷，止心腹痛，霍乱转筋及耳痛。《日华诸家本草》

治痰蒙清窍引起的昏迷、癫痫，疗崩漏，安胎漏，散痈肿。捣汁服，能解巴豆、大戟毒。（李时珍）

[发明] 李时珍说：开国之初，周颠仙见太高祖皇帝经常嚼食菖蒲喝水，便问其中的原因。高祖皇帝说吃了不会有腹痛的毛病。这在高祖皇帝的御制碑中有记载。菖蒲性温味辛，入手少阴、足厥阴经。心气不足的人用它，是虚则补其母。肝苦急用辛来补治它就是了。

## 菖蒲叶

[主治] 洗疥疮、大风疥。（李时珍）

## 【百草堂】

中国的端午节有门前"插青"的习俗。这青是指艾蒿和菖蒲，因其颜色青绿，故称为"插青"。

"插青"习俗，出自黄巢起义中的一段

家喻户晓的故事。唐末黄巢起义，各藩镇封建地主四处逃窜。同时，大肆传谣，说起义军有"隔山妖剑"之术。群众闻讯，纷纷逃避。起义军经过宁化县境内时，见一妇女带着两个孩子慌乱逃跑，把年长的大孩子背在身上，而把年幼小孩子用手牵着走，母子行走均显得吃力难行。黄巢即上前询问，那妇女答："大的孩子是嫂嫂所生，而哥嫂已病故，不能再生孩子，故需用心爱护；小的是我亲生，若遇危难，我宁可丢弃亲生儿，背着嫂嫂的孩子跑，以保其命。"黄巢听罢，甚为感动，特授一法给该妇：赶快带子侄返家，不必逃避；若有军队骚扰，可在门楣插上艾蒿和菖蒲，定可保安全。该妇听其言，带子侄返家后，即在自家门前插上艾蒿和菖蒲。士兵们经过此地时，见青而过，概不干扰。这天恰好是端午，远近群众纷纷仿效，确保了家庭安全。为了纪念此事，每于端午节插此以作纪念，或有贴上对联云："菖蒲驱恶迎吉庆，艾叶避邪保平安。"

# 菊花 ▶上品 植物篇

产地分布：全国各地均有种植。

成熟周期：花期 9 ～ 12 月。

形态特征：多年生草本植物。株高 20 ～ 200 厘米，通常 30 ～ 90 厘米。茎色嫩绿或褐色，除悬崖菊外多为直立分枝，基部半木质化。单叶互生，卵圆至长圆形，边缘有缺刻及锯齿。头状花序顶生或腋生，一朵或数朵簇生。

功　　效：散风清热，平肝明目。用于风热感冒，头痛眩晕，目赤肿痛，眼目昏花。

## 【原文】

菊花，味苦，平。主诸风，头眩，肿痛，目欲脱，泪出；皮肤死肌，恶风湿痹。久服利血气，轻身耐老，延年。一名节华。生川泽及田野。

## 【译文】

菊花，味苦，性平。主治各种风邪所致的头部眩晕胀痛，目胀肿痛，眼睛流泪；肌肤麻木不知痛痒、风湿痹痛、恶风等症。长期服用能调理血气，使身体轻捷，延缓衰老，延年益寿。又叫作节花。产于河边溪畔水草丛杂处及田野上。

## 【释名】

又名：节华、女节、女华、女茎、日精、更生、傅延年、治蔷、金蕊、阴成、周盈。

李时珍说：按陆佃《埤雅》所说，菊本作蘜，从鞠。鞠，穷尽的意思。《月令》：九月菊开黄花。因花开到此时就穷尽了，故谓之蘜。节华之名，也是取其与节候相应。崔实《月令》上说，女节、女华是菊花的名称。治蔷、日精是菊根的名称。《抱朴子》说，仙方中所说的日精、更生、周盈，指的都是菊，只是根、茎、花、实的不同叫法。

花 [性味] 味苦，性平，无毒。

[主治] 治诸风头眩肿痛。

叶 [性味] 味苦，性平，无毒。

[主治] 治恶风及风湿性关节炎。

## ○对症下药○

| 病症 | 配方 | 功效 |
|------|------|------|
| 风热头痛 | 菊花、石膏、川芎各9克，同研末，每服4.5克，茶调下。 | 散风清热 |
| 膝风疼痛 | 用菊花、陈艾叶作护膝，久则自除。 | 散风止痛 |
| 病后生翳 | 白菊花、蝉蜕等份，研为末，每次取6~9克，加蜜少许，水煎服。 | 平肝明目 |

## 【集解】

《名医别录》载：菊花生长在雍州川泽及田野，正月采根，三月采叶，五月采茎，九月采花，十一月采实，都阴干备用。

吴瑞说：花大而香的，为甘菊；花小而黄的，为黄菊；花小而气味不好的，是野菊。

李时珍说：菊的品种不下百种，宿根自生，茎、叶、花、色，各不相同。宋朝刘蒙泉、范志能、史正志虽然都著有菊谱，也不能全都收载。其茎有株、蔓、紫、赤、青、绿的差别；叶有大、小、厚、薄、尖、秃的不同；花有千叶单叶、有蕊无蕊、有子无子、黄白红紫、杂色深浅、大小的区别；味有甘、苦、辛的差异；此外还有夏菊、秋菊、冬菊之分。一般只用单叶味甘的入药，如《菊谱》中所载的甘菊、邓州黄、邓州白之类。甘菊原产于山野，现在人们都有栽种。它的花细碎，品位不太高，花蕊像蜂巢，内有细小的子，也可将菊枝压在土中分植。菊的嫩叶和花可以炸着食用。白菊花稍大，味不很甜，也在秋季采收。菊中无子的，称为牡菊。

## 花、叶、根、茎、实

[性味] 味苦，性平，无毒。

李杲说：味苦、甘，性寒，可升可降，属阴中微阳。

李时珍说：《神农本草经》说菊花味苦，《名医别录》载菊花味甘，各家都认为味甘的是菊，味苦的是苦薏，只取味甘的入药。

按张华《博物志》所说，菊有两种，苗花一样，只是味稍有不同。味苦的不能食用。范致能在《菊谱序》中说只有甘菊一种可以食用，也可入药用。其余黄菊、白菊都味苦，虽然不能食用，却可入药用。治头风尤以白菊为好。据以上两种说法，知菊类自有甘苦两种。作食品必须用甘菊，入药则各种菊都可以，但不能用野菊，即苦薏。

[主治] 治腰痛无常，除胸中烦热，安肠胃，利五脉，调四肢。《名医别录》

治头目风热、晕眩倒地、脑颅疼痛，消身一切游风，利血脉。（甄权）

用菊作枕头可明目，菊叶也能明目，生熟都可食。《日华诸家本草》

养肝血，去翳膜。（张元素）

主肝气不足。（王好古）

## 白菊

[性味] 味苦、辛，性平，无毒。

[主治] 治风眩，能令头发不白。（陶弘景）

可用来染黑胡须和头发。同芝麻、茯苓制成蜜丸服用，能去风眩，延年，益面色。（陈藏器）

[发明] 朱震亨说：黄菊花属土与金，有水与火，能补阴血，所以能养目。

李时珍说：菊，春天生长，夏天繁茂，秋天开花，冬天结实，备受四时之气，饱经霜露，叶枯而不落，花槁而不凋，味兼甘苦，性禀平和。过去人们说它能除风热，益肝补阴，殊不知菊得金水的精华尤其多，能补肺肾二脏。补水能制火，益金能平木，木平则风息，火降则热除，用来治疗头目的各种风热，意义深奥微妙。黄菊入金水阴分，白菊入金水阳分，红菊行妇人血分，都可入药。它的苗可做蔬菜，叶可食用，花可做糕饼，根及种子可入药，装在布袋里可做枕头，蜜酿后可做饮品，自上而下，全身都是宝。古代圣贤将菊比作君子，《神农本草经》将它列为上品，隐士采摘它泡酒，文人墨客采食其花瓣。

## 【百草堂】

相传从前有个叫阿牛的农民，自幼丧父。母亲靠纺织度日，子幼丧夫加上生活艰辛，经常哭泣，把眼睛都哭烂了。阿牛一边给财主做工，一边起早摸黑开荒种菜，靠卖菜换些钱给母亲求医买药。一天夜里，阿牛梦见一个美丽的姑娘对他说："沿运河往西数十里，有个天花荡，荡中有一株白色的菊花，能治眼病。这花要九月初九重阳节才开放，到时候你用这花煎汤给你母亲吃，定能治好她的眼病。"阿牛按照梦里姑娘所说治好了母亲的眼病。

张财主得知此消息想霸占白菊花，于是便派人去抢，双方争夺，结果菊花被折断。阿牛十分伤心，坐在被折断的白菊旁哭泣。夜半时分，他恍惚看到了梦中的那位姑娘。姑娘告诉他自己是天上的菊花仙子，并将种植菊花秘诀传授给他："三分四平头，五月水淋头，六月甩料头，七八捂墩头，九月滚绣球。"阿牛根据菊花仙子的指点去做，第二年九月初九重阳节阿牛的屋前便又开出了一朵朵芬芳四溢的白菊花，后来九月九也被称为菊花节，并形成了赏菊花、吃菊花茶、饮菊花酒等风俗。

# 人参

**产地分布**：上党山谷、辽东、河东诸州、泰山、河北榷场和闽中等地。
**成熟周期**：花期5～6月，果期7～8月。
**形态特征**：主根肥大、肉质，呈圆柱形或纺锤形，长15～25厘米不等，表皮为黄白色。
**功　效**：大补元气、宁身益智、益气生津、补虚扶正、延年益寿。

## 【原文】

人参，味甘，微寒。主补五脏，安精神、定魂魄、止惊悸；除邪气；明目，开心益智。久服轻身延年。一名人衔，一名鬼盖。生山谷。

## 【译文】

人参，味甘，性微寒。主要作用是补益五脏，安定心神魂魄，停止惊悸；并有祛除邪气，明目，开心窍、益神智的作用。长期服用使身体轻巧、延年益寿。人参又被称为人衔、鬼盖。产于山中的深谷处。

## 【集解】

《名医别录》载：人参生长在上党山谷及辽东等地。在二、四、八月上旬采根，用竹刀刮去泥土，然后晒干，不能风吹。

子 ［性味］味甘，性微寒，无毒。
［主治］定魂魄，止惊悸。

叶 ［性味］味甘，性微寒，无毒。
［主治］除邪气，明目益智。

根 ［性味］味甘，性微寒，无毒。
［主治］补五脏，安精神。

陶弘景说：上党在冀州的西南部，那儿出产的人参，细长色黄，形状如防风，大多润实而甘。通常用的是百济产的，形细坚实色白，气味薄于上党的参，其次用高丽产的，高丽地处辽东附近。那儿的参形大虚软，不如百济、上党所出的。人参一茎直上，四五片叶子相对而生，开紫色的花。

苏颂说：如今河东诸州以及泰山都有，又有河北榷场及闽中来的叫新罗人参，都没有上党的人参好。人参春天长苗，多生长在深山背阴，靠近椴、漆树下湿润的地方。初生时较小，三四寸长，一桠五叶；四五年后，长成两桠五叶，没有花茎；至十年后长成三桠；时间更长的便长四桠，每桠各五叶。中心生一茎，俗称百尺杵。三月、四月开花，花细小如粟米，花蕊如丝，紫白色。秋后结籽，有的有七八枚，如大豆，没成熟的时候为青色，成熟以后变为红色，自然脱落。

李时珍说：上党也就是如今的潞州。当地人以挖人参会造成危害，不再去挖取。

现在所用的，都是辽参。秋冬季采挖的人参坚实，春夏季采挖的虚软，这并不是说因产地不同而有虚实之分。辽参连皮的色黄润如防风，去皮的坚实色白如粉。假人参都是用沙参、荠苨、桔梗的根来伪造的。沙参体虚无心而味淡，桔梗体实有心而味苦。人参则体实有心，味甘、微带苦味，余味无穷，俗名叫作金井玉阑。像人形的人参，叫孩儿参，伪品尤其多。苏颂《图经本草》所绘制的潞州参，三桠五叶，是真人参。其所绘滁州参，为沙参的苗叶，沁州、兖州的，是荠苨的苗叶，江淮产的土人参也是荠苨，都没有详细审核。现在又有不道德的人把人参浸泡后取汁自饮，然后将它晒干，再卖出去，称为汤参，根本不能入药用，不可不察。

## 人参根

［修治］陶弘景说：人参易蛀，只要将它放在新器中密封好，可经年不坏。

［性味］味甘，性微寒，无毒。

张元素说：人参得升麻引用，补上焦

之元气，泻肺中之火；得茯苓引用，补下焦之元气，泻肾中之火。得麦门冬则生脉，得干姜则补气。

李杲说：人参得黄芪、甘草，乃甘温除大热，泻阴火，补元气，又为疮家圣药。

朱震亨说：人参入手太阴经。与藜芦相反，服人参一两，入藜芦一钱，则人参功效尽废。

[主治] 治胃肠虚冷，心腹胀痛，胸胁逆满，霍乱吐逆。能调中，止消渴，通血脉，破坚积，增强记忆力。《名医别录》

主五劳七伤，虚损痰弱，止呕哕，补五脏六腑，保中守神。消胸中痰，治肺痿及痫疾，冷气逆上，伤寒不下食，凡体虚、梦多而杂乱者宜加用人参。（甄权）

有除烦之功。（李杲）

消食开胃，调中治气，杀金石药毒。《日华诸家本草》

治肺胃阳气不足，肺气虚促，短气少气，补中缓中，泻心肺脾胃中火邪，止渴生津液。（张元素）

治男女一切虚证，发热自汗，眩晕头痛，反胃吐食，疟疾，滑泻久痢，小便频数淋沥，劳倦内伤，中风中暑，痿痹，吐血咳血下血，血淋、血崩、胎前产后诸病。（李时珍）

[发明] 陶弘景说：人参为药中要品，与甘草同功。

李杲说：人参性味甘温，能补肺中元气，肺气旺则四脏之气皆旺，精自生而形体自盛，这是因肺主气的缘故。张仲景说，病人汗后身热、亡血、脉沉迟的，或下痢身凉，脉微血虚的，都加用人参。古人治疗血脱用益气的方法，这是因为血不能自主，须得到生阳气的药乃生，阳生则阴长，血才旺。如果单用补血药，则血无处可生。《素问》上说：无阳则阴无以生，无阴则阳无以化。所以补气必须用人参，血虚的也须用。《本草十剂》载：补可去弱，如人参、羊肉等。人参补气，羊肉补形。

王好古说：洁古老人说用沙参代替人参，是取沙参的甘味。但人参补五脏之阳，沙参补五脏之阴，怎么没有差别呢？虽然说都是补五脏，也须各用本脏药相佐使引用。

【百草堂】

相传明神宗时，皇太后患了眼疾，太医名流医治无效，反而使病情加强，眼看渐渐失明，这使太医们心急如焚，皇上也寝食难安。这时有位大臣听说民间有个叫"彭医妇"的女医生，有"女神医"之誉，尤其擅长治疗眼科疾患。便将此事告诉皇上，皇上闻知便立即召医妇进宫。

彭医妇诊视太后眼病之后，发现前面几位医生治疗时，形成了障翳，使之经久不退，乃至久医不愈。遂用人参补托，又行针灸，不久皇太后目翳全消，痊愈如初。神宗皇帝大喜，当即御赐金匾曰："女神医"，人参明目的功效也被世人所了解。

○对症下药○

| 病症 | 配方 | 功效 |
| --- | --- | --- |
| 阴虚少津 | 生脉散：人参同五味子、麦冬。 | 补阴生津液 |
| 血虚发热 | 人参同甘草、归身、五味、麦冬。 | 补血去热 |
| 血虚腹痛 | 人参同白勺、甘草。 | 补血止痛 |
| 霍乱吐泻、烦躁不宁 | 人参同陈皮、生姜。 | 安神，止泻 |

# 天门冬 ▶上品 植物篇

产地分布：华南、西南、华中等地区。

成熟周期：花期 6 ~ 8 月。

形态特征：为多年生长绿、半蔓生草本，茎基部木质化，多分枝丛生下垂，长 80 ~ 120 厘米，叶式丛状扁形似松针，绿色有光泽，花多白色，果实绿色，成熟后红色，球形种子黑色。

功　　效：养阴清热，润肺滋肾。用于治疗阴虚发热、咳嗽吐血、肺痈、咽喉肿痛、消渴、便秘等病症。

根 [性味] 苦、平、无毒。
[主治] 劳虚、气喘咳嗽、吐血、低热不退。

## 【原文】

天门冬，味苦，平。主诸暴风湿偏痹；强骨髓，杀三虫，去伏尸。久服轻身益气延年。一名颠勒。生山谷。

## 【译文】

天门冬，味苦，性平。主治各种暴感风湿所致的偏痹，能强健骨髓；能杀灭蛔虫、赤虫、蛲虫等寄生虫，能消除伏尸这种传染病。长期服用能使人身体轻巧、益气延年。又叫作颠勒。产于山中的深谷处。

## 【百草堂】

天门冬膏是将天门冬去皮、根须，捣碎，用白纱布绞取汁，文火将汁熬成膏，放入瓷罐内。食用时空腹温酒送服。据说此膏具有健体强身，轻身益气，防病延年的功效。

## ○对症下药○

| 病症 | 配方 | 功效 |
| --- | --- | --- |
| 消渴 | 天冬同麦冬、五味煎膏。 | 清肺降火，润燥滋阴 |
| 阴血两虚 | 天冬同生地、人参。 | 滋养阴血 |
| 妇人骨蒸 | 天冬同生地、麦冬丸，煎逍遥散下。 | 补气，养血，安神，清肺热，解劳热 |

天门冬酒则是将天门冬用竹刀剖去心，之后与水同入砂锅煎煮，去渣取液，兑入高粱酒中，装瓶密封待用。据说此酒能降虚火之上炎，利血脉，主治因肺、肾阴虚所致的劳咳咯血，口燥咽红，便秘，肢体、肌肉酸痛麻木，更可润肺滋肾，调整血脉。

# 甘草 ▶上品 植物篇

**产地分布**：陕西、河东等。
**成熟周期**：春天长苗，7月开花，8月结果。
**形态特征**：枝叶像槐，叶端微尖而粗涩，似有白毛，子像小扁豆，非常坚硬。
**功　　效**：益气补中，清热解毒，祛痰止咳，缓急止痛，调和药性。

## 【原文】

甘草，味甘，平。主五脏六腑寒热邪气；坚筋骨，长肌肉，倍力；金疮尰；解毒。久服轻身延年。生川谷。

## 【译文】

甘草，味甘，性平。主治五脏六腑内的寒热邪气；能够使筋骨坚实，使肌肉增长，气力增加；消除刀枪所致的疮肿；能解毒。长期服用可使身体轻巧、延年益寿。产于山川、河谷之处。

## 【集解】

《名医别录》记载：甘草生长在河西川谷积沙山及上郡。二月、八月的黄道吉日采根，曝晒，十日成。

陶弘景说：河西上郡现在已不通商贸易。现在的甘草出产于蜀汉中，多从汶山诸地而来。赤皮断理，看起来坚实的，是抱罕草，最佳。抱罕是西羌的地名。也有像火炙干的，理多虚疏。又有如鲤鱼肠的，被刀破，不复好。青州也有甘草，但是不好。又有紫甘草，细而且实，没有的时候也可以用它来代替。

苏颂说：今陕西、河东等州郡都出产甘草。春天长出青苗，高一二尺，叶像槐叶，七月开紫色的花像奈冬，结的果实为角状，像毕豆。

时珍说：甘草的枝叶像槐，高五六尺，但叶端微尖而粗涩，好似有白毛，结的果实与相思角相像，成熟时果实自然裂开，子像小扁豆，非常坚硬。现在的人只以粗

梢［主治］生用治胸中积热、祛阴茎中痛。

根［气味］味甘，性平，无毒。
［主治］治五脏六腑寒热邪气，长肌肉，倍气力。

大、结紧、断纹的为好，称为粉草。质轻、空虚、细小的，其功用都不如粉草。

## 甘草根

[修治]雷敩说：凡使用甘草，必须去掉头尾尖处。其头尾尖部服后会使人呕吐。每入药使用时切成三寸长，擘作六七片，盛入瓷器，用酒从上午九时浸蒸到中午一时，取出晒干搓细用。一法：每斤甘草用油七两涂炙，以油耗尽为度。又法：先将甘草炮制，使其里外都是赤黄色时备用。

李时珍说：方书中炙甘草都是用长流水沾湿后炙，炙熟后刮去红皮，或用浆水炙熟，没有用油酥炙、酒蒸的。一般补中宜炙用，泻火宜生用。

[性味]味甘，性平，无毒。

[主治]温中下气，用于烦满短气、伤脏咳嗽，并能止渴，通经脉，调气血，解百药毒，为九土之精，可调和七十二种矿石药及一千二百种草药。《名医别录》

除腹中胀满、冷痛，能补益五脏，治疗惊痫，肾气不足的阳痿，妇人血淋腰痛。凡体虚有热者宜加用本品。（甄权）

安魂定魄，能补各种劳伤、虚损，治疗惊悸、烦闷、健忘等证，通九窍，利血脉，益精养气，壮筋骨。《日华诸家本草》

甘草生用泻火热，炙用散表寒，去咽痛，除热邪，扶正气，养阴血，补脾胃，润肺。（李杲）

治疗肺痿咳吐脓血及各种疮肿痈疽。（王好古）

解小儿胎毒，治惊痫，降火止痛。（李时珍）

## 甘草梢

[主治]生用治胸中积热、祛阴茎中痛，加酒煮玄胡索、苦楝子效果更好。（张元素）

## 甘草头

[主治]生用能行足厥阴、阳明二经的瘀滞，消肿解毒。（朱震亨）

主痈肿，适宜与吐药配合使用。（李时珍）

[发明]朱震亨说：甘草味甘，大缓各种火毒邪气，要使药效到达下焦，必须用甘草梢。

李杲说：甘草气薄味厚，能升能降，为阴中的阳药。阳不足者，用甘味药补益。甘温药能除大热，故生用则性平，补脾胃的不足并大泻心火；炙用则性温，补三焦元气并散表寒，除邪热，去咽痛，补正气，养阴血。凡是心火乘脾，腹中急痛、腹肌痉挛的患者，宜加倍使用甘草。甘草功能缓急止痛，又调和诸药，使方中各药不相冲突。所以，热药中加入甘草能缓和热性，寒药中加入甘草能缓和寒性，寒热药并用时加甘草，能协调寒热药的偏性。

李时珍说：甘草外红中黄，色兼坤离；味厚气薄，滋补脾土。调和众药，有元老的功德；能治各种病邪，有帮助天帝的力量而无人知晓，敛神仙的功力而不归于自己，可说是药中良相。但是，腹满呕吐及嗜酒者患病，不能用甘草；并与甘遂、大戟、芫花、海藻相反。

苏颂说：根据孙思邈《千金方》所说，甘草解百药毒。有服马头、巴豆中毒的病人，甘草入腹即解，效果显著。方书上说大豆汁能解百药毒，我多次试验后都无效，加用甘草的甘豆汤，则疗效神奇。

【百草堂】

从前，有位草药郎中，他住在一个偏远的山村里。一天，郎中出诊未归，家里又来了很多求医的人。郎中妻子暗自琢磨包点草药把这些求医的人们打发走。她想起灶前烧火用的一大堆草棍子，拿起一根尝了尝，居然还有点甜。于是就把这些小棍子切成小片，用纸包成小包，发给那些看病的人，并谎称这些药是郎中走时留下，那些人每人拿了一包药告辞致谢而去。

几天后，好多人拎了礼物来答谢草药郎中，说吃了他留下的药，病就好了。郎中听妻子道完事情原委后，问那几个人原来得了什么病，他们回答说，有的脾胃虚弱，有的咳嗽多痰，有的咽喉疼痛，有的中毒肿胀……

从那时起，草药郎中就把"干草"当作中药使用，用以治疗脾胃虚弱，食少，腹痛便溏；生用，治咽喉肿痛，消化性溃疡，痈疽疮疡，解药毒及食物中毒；又以其润肺功能治咳嗽多痰；不单如此，郎中又让它调和百药，每帖药都加一两钱进去，并正式把"干草"命名为"甘草"。自此，甘草一直沿用下来。

## ○对症下药○

| 病症 | 配方 | 功效 |
|------|------|------|
| 心火旺 | 甘草同川莲、木通、赤茯、生地。 | 泻心火 |
| 热痢 | 黄芩汤：甘草同川莲、白芍、升麻、滑石。 | 解毒止痢 |
| 泄 | 甲己汤：甘草同白芍。 | 止泻 |
| 健忘 | 甘草同人参、菖蒲、益智、圆肉、枣仁、远志。 | 健脾养心 |
| 咽喉炎 | 甘草同桔梗、元参、牛蒡、花粉。 | 利咽喉 |

# 干地黄 ▶上品 植物篇

**产地分布：** 主产北京、天津、山东、河北。
**成熟周期：** 花期4～6月，果期7～8月。
**形态特征：** 多年生草本，全株有白色长柔毛和腺毛。叶基生成丛，倒卵状披针形，基部渐狭成柄，边缘有不整齐钝齿，叶面皱缩，下面略带紫色。花茎由叶丛抽出；萼5浅裂；花冠钟形，略呈2唇状，紫红色，内面常有黄色带紫的条纹。蒴果球形或卵圆形，具宿萼和花柱。
**功　效：** 清热生津，凉后，止血。

## 【原文】

干地黄，味甘，寒。主折跌绝筋；伤中，逐血痹，填骨髓，长肌肉，作汤除寒热积聚，除痹；生者尤良。久服轻身不老。一名地髓。生川泽。

## 【译文】

干地黄，味甘，性寒。主治跌打损伤、

骨折筋断；内脏受损，能驱散血瘀，强壮骨髓，增长肌肉。煎熬成汤服用，能驱除寒热积聚，消除各种痹病；生地黄的疗效尤其好。长期服用能使身体轻捷、延缓衰老。又被称为地髓。产于河边沼泽水草丛生处。

## 【集解】

《名医别录》载：原产在咸阳的山川及

叶［性味］味苦，性寒，
无毒。
［主治］主恶疮似癞。

花［性味］味苦，性寒，无毒。
［主治］肾虚腰脊疼痛。

实［性味］味苦，性寒，无毒。
［主治］主元气受伤，驱逐血痹，
填骨髓。

沼泽地带，以长在黄土地上的为佳，二月、八月采根阴干。

苏颂说：种植地黄很容易，将根栽入土中即生长。以前说种地黄宜黄土，现在则不这么认为。它适宜在肥沃疏松的土壤里生长，就会根大且汁多。种植法：用苇席围如车轮，直径一丈多，将土壤填充在苇席中，成为坛。坛上又用苇席围住，也用土壤填充，比底下的坛直径少一尺，如此数级如宝塔，将地黄根节多的断成一寸长，种植在坛上，层层种满，每日浇水使它生长茂盛。到春分、秋分时，自上层而取，根都又长又大不会折断，这是由于没有被砍伤的缘故。得到根后晒干。产自同州的地黄光润甘美。

李时珍说：现在的人们只以怀庆产的地黄为上品，不过是因为各地随时代而兴废不同罢了。它的嫩苗初生时贴地，叶如山白菜而毛涩，叶面深青色，又像小芥叶却要厚实些，不分丫杈。叶中串茎，茎上有细毛，茎梢开小筒子花，红黄色。结的果实如小麦粒。根长四五寸，细如手指，皮赤黄色，像羊蹄根及胡萝卜根，晒干后成黑色。生食有土气味，俗称它的苗为婆婆奶。古人用种子播种，如今只栽植它的根。王旻《山居录》中说：地黄长嫩苗时，摘其旁生的叶做菜，对人很有益。本草书中说二、八月采集根，看来是不了解它的性质。八月残叶犹在，叶中的精气还没有完全归根。二月时，新苗已开始生长，根中的精气已滋生入叶，不如正月、九月采集的好，又与蒸、晒相适宜。

陈嘉谟说：江浙一带的地黄，因吸收了南方的阳气，质虽光润而功效微小；怀庆山出产的地黄，秉承了北方的纯阴之气，表皮虽有疙瘩但功效很强。

## 干地黄

[修治] 用生地黄一百斤，选择肥大的六十斤，洗净后晒至微皱。将剩下的地黄洗净，在木臼中捣烂绞干，然后加酒再捣。取捣出的汁拌前面选出的地黄，晒干，或用火焙干后使用。

甄权说：凡服地黄，应忌葱蒜、萝卜、各种血，否则会使人营卫枯涩，须发变白。

李时珍说：地黄用姜汁浸或酒制后就不损伤脾胃，鲜用性寒，晒干用性凉。

[主治] 治男子各种劳伤、妇女中气不足、胞漏下血，破恶血溺血，利大小肠，祛除胃中饮食积滞，补五脏内伤后引起的虚弱，通血脉，益气力，利耳目。《名医别录》

补助心、胆气，强筋壮骨，益志安神。治惊悸劳伤，心肺受损，吐血鼻出血，妇女崩漏下血所致眩晕。《日华诸家本草》

治产后血虚腹痛。（甄权）

地黄凉血生血，补肾阴，治皮肤干燥，祛除各种湿热。（张元素）

主心脏功能失调引起的手心发热疼痛，脾虚而卧床不起，足下发热疼痛。（王好古）

## 生地黄

[主治] 妇人崩中血不止，产后血气上迫于心致闷绝，胎漏下血，堕坠骨折，瘀血出血，鼻出血，吐血，都宜捣汁服用。《名医别录》

[发明] 戴原礼说：如果阴衰阳盛，相火炽盛，乘阴位，日渐煎熬，为虚火之症，适宜用地黄来滋阴退阳。

李时珍说：《神农本草经》所说的干地黄，是阴干、晒干、烘干的，因此说生用效果更好。《名医别录》又说生地黄是刚挖

掘出的新鲜品，因此性大寒，熟地黄是后人又蒸晒了的。许多本草书认为干地黄就是熟地黄，虽然主治证相同，但凉血、补血的作用稍有区别。因此另外又有熟地黄。

## 熟地黄

[修治] 李时珍说：熟地黄近时制法：拣取肥大而沉水的地黄，用好酒和砂仁末拌匀，放入柳木甑中在瓦锅内蒸透，晾干，再用砂仁、酒拌匀蒸晾，如此反复九次。这是因为地黄性泥，得砂仁之香后窜，从而调理五脏冲和之气，归宿到丹田。现市中所售只用酒煮熟的不能用。

[主治] 填骨髓，长肌肉，生精补血，补益五脏内伤虚损不足，通血脉，利耳目，黑须发，治男子五劳七伤，女子伤中气、子宫出血、月经不调、产前产后百病。（李时珍）

补血气，滋肾水，益真阴，去脐腹急痛。病后胫股酸痛，不能久坐。（张元素）

治坐卧不安，视物模糊。（王好古）

[发明] 张元素说：生地黄性大寒而凉血，用于血热的人；熟地黄性微温而补肾，用于血衰的人。另外脐下疼痛属肾经，非熟地黄不能除，是通肾的良药。

王好古说：生地黄可治心火亢盛，手足心发热，入手足少阴厥阴经，能益肾水，凉心血。脉洪实的人宜用。若脉虚，则适宜用熟地黄，凭借火力蒸九次，可补肾中元气。张仲景的八味丸中，以地黄为众药之首，这是天一生癸水。汤液四物汤，治藏血也以地黄为君，癸乙同归一治。

李时珍说：据王硕《易简方》所说，男子多阴虚，适宜用熟地黄，女妇多血热，适宜用生地黄。又说，生地黄能生精血，用天门冬引入所生之处，熟地黄能补精血，用麦门冬引入所补之处。虞抟《医学正传》中说，生地黄生血，但胃气虚弱的人服用，应防伤食。熟地黄补血，但痰饮多的人服

了会损伤脾胃。也有人说，生地黄酒炒则不伤胃，熟地黄用姜汁炒后则不妨碍脾，这都是妙用地黄。

## 【百草堂】

蜜蜜罐是一种淡紫色的草花。花形似罐，花蕊蜜甜，村里人就给它起了个可爱的名儿，叫蜜蜜罐，也有叫它酒壶花的。每年四五月间，花开了，甜香四溢，招惹得那蝶儿蜂儿，纷至沓来，就连农村的孩子们，也跟蜜蜂蝴蝶抢蜜喝，贪婪地吮吸

那美丽小花中的甜蜜。采花食蜜这种天然的生活乐趣，恐怕只有生活在农村的孩子才能体会了。而这种能让孩子们甜上半天的蜜蜜罐就是名贵中草药地黄开的花朵！

地黄，土名婆婆丁，俗称老婆子脚。多年生草本植物。秋季收获，根入药。新挖者，为鲜地黄，性寒，味甘苦，有清热、凉血止血之功能；烘焙后，为生地，性寒，味甘苦，有滋阴补血之功能；再经黄酒浸泡蒸煮后，为熟地，性微寒，味甘，有补肾阴、益精血之功能。

## 对症下药

| 病症 | 配方 | 功效 |
|---|---|---|
| 产后烦闷 | 地黄同麦冬。 | 驱除寒热积聚 |
| 男子精寒 | 地黄同沙蒺藜、苁蓉、鹿茸、山萸、北味。 | 补肾益精 |
| 尿血 | 地黄同麦冬、五味、牛膝、杞子、车前、阿胶、天冬。 | 滋阴降火，凉血止血 |
| 心虚怔忡悸忘 | 地黄同人参、远志、麦冬、枣仁、柏仁、茯神、甘草。 | 益气养血、滋阴温阳 |

# 术 上品植物篇

产地分布：主产蒋山、白山、茅山。
成熟周期：11月、12月采挖。
形态特征：表面灰黄棕色，有瘤状突起及断续的纵皱，并有须根痕，顶端有残留茎基和芽痕。
功　效：健脾益气，燥湿利水，止汗，安胎。

## 【原文】

术，味苦，温。主风寒湿痹死肌，痉；疸；止汗；除热；消食，作煎饵。久服轻身延年，不饥。一名山蓟。生山谷。

## 【译文】

术，味苦，性温。主治风寒湿痹肌肉坏死，痉急，黄疸等症；具有止汗、除热、消化积食的功效，煎饵服用。长期服用能够使身体轻巧、延年益寿，没有饥饿感。

叶［性味］味甘，性温，无毒。
［主治］治风寒湿痹等，死肌痉疸。

根［性味］味甘，性温，无毒。
［主治］能止汗、消食、除热。

又叫作山蓟。产于山中的深谷处。

【集解】

陶弘景说：术如今到处都有，以蒋山、白山、茅山所产的为佳。十一月、十二月采挖的好，多脂膏而味甘，其苗可以当茶饮，很是香美。

李时珍说：苍术也就是山蓟，各处山中都有生长。苗高二三尺，叶抱茎生长，枝梢间的叶似棠梨叶，离地面近的叶，有三五个杈，都有锯齿样的小刺，根像老姜色苍黑，肉白有油脂。白术也就是桴蓟，产于吴越一带。人们大都挖它的根来种植，一年就长得很稠密了。嫩苗可以吃，叶稍大有毛，根如手指大，形状像鼓槌，也有

大如拳头的。当地人剖开晒干后叫削术，也叫片术。陈自良介绍说白而肥的是浙术；瘦而黄的是幕阜山所产，药效劣。以前的人用术不分赤、白。自宋以后才开始认为苍术味苦辛，性躁烈，白术味苦甘，性和缓，各自分用。不论苍、白术，都以秋季采的为佳，春季采的虚软易坏。

陈嘉谟说：浙术俗称云头术，种在土壤里，特别的肥大，易油润。歙术俗名狗头术，虽然瘦小但得到土气的充实，性燥色白，功用胜于浙术。

## 白术

李杲说：术味苦而甘，性温，味厚气

薄，为阳中之阴，可升可降。

王好古说：入手太阳、少阴，足太阴、阳明、少阴、厥阴六经。

徐之才说：与防风、地榆相使。

甄权说：忌桃、李、菘菜、雀肉、青鱼。

[性味] 味甘，性温，无毒。

[主治] 主大风在身面，风眩头痛，流泪，消痰利水，逐皮间风水结肿，除腹胀满，霍乱呕吐腹泻不止，利腰脐间血，益津液，健脾暖胃消食。《名医别录》

治胸腹胀满、腹中冷痛及胃虚下痢，多年气痢。能除寒热，止呕逆。（甄权）

止反胃，利尿，主五劳七伤，补腰膝，长肌肉。治冷气，癥痕积聚，妇人腹内积块。《日华诸家本草》

能除湿益气，和中补阳，消痰逐水，生津止渴，止泻痢，消足胫湿肿，除胃中热、肌热。与枳实配用，可消气分痞满；辅佐以黄芩，可安胎清热。（张元素）

能理胃益脾，补肝息风。主舌本强，食则呕吐，胃脘疼痛，身体重，心下急痛，心下水痞。疗冲脉为病，逆气里急，脐腹痛。（王好古）

[发明] 张元素说：白术除湿益燥，和中补气。其功用有九：一温中；二祛脾胃湿邪；三除脾胃热邪；四健脾胃，助消化；五和脾胃，生津液；六祛肌肤之热；七治四肢倦怠乏力，嗜睡，食欲不振；八止渴；九安胎。凡是湿阻中焦不能下利者，必须用白术以逐水益脾。非白术不能祛湿、非积实不能消痞，所以积术丸中以白术为君药。

## 苍术

[释名] 又名：赤术、山精、仙术、山蓟。

李时珍说：《异术》中说术是山之精，服后可长寿延年，所以有山精、仙术的名字。术有赤、白两种，主治相似，但性味、止汗、发汗不同。

[修治] 《日华诸家本草》载：术须用米泔水浸泡一夜，才能入药。

寇宗奭说：苍术辛烈，必须用米泔水浸洗，再换米泔水泡两天，去掉粗皮入药用。

李时珍说：苍术性燥，所以用糯米泔水浸泡去油，切片焙干用。也有人用芝麻炒过，以此来制约它的燥性。

[性味] 味苦，性温，无毒。

李时珍说：白术味甘微苦，性温和缓；赤术味甘而辛烈，性温燥烈，可升可降，属阴中阳药，入足太阴、阳明，手太阴、阳明、太阳经。禁忌同白术。

[主治] 治风寒湿痹，死肌痉疸。久服可轻身延年。《神农本草经》

主头痛，能消痰涎，除皮间风水结肿，除心下痞满及霍乱吐泻不止，能明胃助消化。《名医别录》

治麻风顽痹，胸腹胀痛，水肿胀满，能除寒热，止呕逆下泄冷痢。（甄权）

疗筋骨无力，癥痕痞块，山岚瘴气温疟。《日华诸家本草》

明目，暖肾脏。（刘完素）

除湿发汗，健胃安脾，为治痿证要药。（李杲）

散风益气，解各种郁证。（朱震亨）

治湿痰留饮，脾湿下流，浊沥带下，滑泻及肠风便溏。（李时珍）

[发明] 张元素说：苍术与白术的主治相同，但苍术比白术气重而体沉。如果除上湿发汗，功效最大；如补中焦，除脾胃湿，药效不如白术。

## 术苗

[主治] 作茶饮很香，能去水。（陶弘景）

也能止自汗。

## 【百草堂】

术为白术和苍术的合称。相传宋代医

道高明的大医学家许叔微年轻时异常勤奋，每天攻读至深夜才上床入睡。许叔微有一个睡前饮酒的习惯，几年后，他时时感到胃中漉漉作响，胁下疼痛，饮食减少，每过十天半月还会呕吐出一些又苦又酸的胃液来。夏天，他只有右半身出汗。许叔微不明白这到底是种什么怪病，遍求名医也总不见效，心中十分苦恼。于是，他摒弃了"医不自治"的信条，开始自己解救自己。他对自己的病情进行了认真的分析研究，认为自己的病主要是由"湿阻胃"引起的。于是，他按照自己"用药在精"的一贯学术思想，选用苍术一味为主药，用苍术粉、大枣和生麻油半两调和制成小丸，坚持每天服用。数月后，他的怪病逐渐减轻，而且获得痊愈。

苍术为芳香之品，善能醒脾化湿，湿邪属阴之气，得温则化。许叔微辨证准确，选药精当，一味药而收神功。

## ○对症下药○

| 病症 | 配方 | 功效 |
| --- | --- | --- |
| 面黄食不化 | 枳术丸：术同枳实作汤，治水饮，作丸。 | 消化积食 |
| 脾虚肌热 | 术同白芍、白茯、甘草。 | 健脾除热 |
| 脾虚泄泻 | 术同白芍、肉果丸。 | 健脾止泻 |
| 胃湿热而瘦 | 术同苦参、牡蛎、猪肚丸。 | 除热温胃 |

# 菟丝子 ▶上品 植物篇

产地分布：全国大部分地区有分布，以北方地区为主。
成熟周期：在 9 ~ 10 月采摘。
形态特征：初生有根，攀附到其他草木上时，其根自断。它没有叶但有花，白色微红，香气袭人。结的果实像秕豆而细，色黄。
功　　效：补肾益精，养肝明目，固胎止泄。

## 【原文】

菟丝子，味辛，平。主续绝伤；补不足，益气力，肥健人；汁去面黚。久服明目，轻身延年。一名菟芦。生川泽。

## 【译文】

菟丝子，味辛，性平。主要功效是使极度虚损得以续补；能够补身体不足，增加气力，使人身体强健；汁能去除面部黑斑。长期服用可以明目，使人身体轻巧，延年益寿。又叫作菟芦。产于河边沼泽等水草丛杂处。

## 【集解】

《名医别录》载：菟丝子生长在朝鲜的川泽田野，蔓延于草木之上。九月采实，晒干。色黄而细的为赤网，色浅而大的为菟丝，功用相同。

花 [性味] 味辛、甘，性平，无毒。
[主治] 养肌强阴，坚筋骨。

叶 [性味] 味辛、甘，性平，无毒。
[主治] 补肝脏风虚。

子 [性味] 味辛、甘、性平，无毒。
[主治] 续绝伤，补不足，益气力。

## ○对症下药○

| 病症 | 配方 | 功效 |
|------|------|------|
| 气血不足 | 菟丝子单服。 | 补血 |
| 阴损 | 菟丝子同熟地丸。 | 养肌强阴 |
| 腰膝痛 | 菟丝子同牛膝。 | 坚筋骨补气力 |

苏颂说：现在附近路边也有菟丝子，以出自冤句的为好。夏天生苗，初如细丝，遍地生长但不能独立向上。攀缘于其他草梗则缠绕而生，其根渐渐离开地面而寄生于其他植物上。

李时珍说：菟丝子为阳草，多生长在荒园古道。其子入地，初生有根，攀附到其他草木上时，其根自断。它没有叶但有花，白色微红，香气袭人。结的果实像秕豆而细，色黄，生于梗上的尤佳，唯怀孟林中多有，入药更良。

## 子

[性味] 味辛、甘，性平，无毒。

徐之才说：菟丝子得酒良，与薯蓣、松脂相使。

[主治] 养肌强阴，坚筋骨，主茎中寒，滑精，小便余沥不尽，口苦燥渴，血寒瘀积。《名医别录》

治男女虚冷，能添精益髓，去腰疼膝冷，消渴热中。久服去面斑，悦颜色。（甄权）

补五劳七伤，治鬼交泄精，尿血，润心肺。《日华诸家本草》

补肝脏风虚。（王好古）

[发明]〔敩曰〕菟丝子禀中和凝正阳之气，一茎从树感枝而成，从中春上阳结实，故偏补人卫气，助人筋脉。

## 苗

[气味] 甘，平，无毒。

[主治] 挪碎煎汤，浴小儿，疗热痱。（弘景）

## 【百草堂】

相传从前有一个养兔成癖的财主，专门雇用了一个长工给他养兔子，并且规定：如果死掉一只兔，就要扣工钱。有一天，养兔的长工不小心将一只兔子的腰部打成重伤，害怕财主看到，便将受伤的兔子悄悄藏到了黄豆地里。奇怪的是，过了两天他发现这只受伤的兔子并没有死，而且腰伤好像还慢慢好了。他把这件怪事告诉了父亲，父亲吩咐他定要将此事探个究竟。长工便按照父亲的吩咐，又将一只受伤的兔子放进了黄豆地里。他跟随伤兔仔细观察，发现受伤的兔子很喜欢吃一种缠在豆秸上的野生黄丝藤。不久，伤兔竟又一次渐渐痊愈了。于是，长工把观察到的情况告诉了父亲，父子俩并由此断定黄丝藤可以治疗腰伤。

长工于是便用这种黄丝藤给受伤的穷苦人，果然治好了许多人的腰伤。因为黄丝藤首先治好的是兔子，其形状又如细丝，于是便将它取名为"兔丝子"。又由于"兔丝子"是味草药，后人便在"兔"字头上加上草字头，也就成了"菟丝子"，沿用至今。

# 牛膝 ▶上品 植物篇

产地分布：主产河南。

成熟周期：花期 8 ～ 9 月，果期 10 ～ 11 月。

形态特征：多年生草本。茎直立，方形，有疏柔毛，茎节膨大。叶对生，椭圆形或阔披针形，顶端锐尖，基部楔形，全缘，幼时密生毛，成长后两面有疏毛。穗状花序顶生和腋生。

功　　效：补肝肾，强筋骨，逐瘀通经，引血下行。

## 【原文】

牛膝，味苦，酸，平。主寒湿痿痹，四肢拘挛，膝痛不可屈，逐血气；伤热火烂；堕胎。久服轻身耐老。一名百倍，生川谷。

## 【译文】

牛膝，味苦，酸，性平。主治寒湿所致的痿软疼痛，四肢拘挛，膝盖疼痛不能屈伸，能够疏通血气，治疗烫伤皮肤溃烂，还能够堕胎。长期服用可使身体轻捷、抗击衰老。又叫作百倍。产于山川河谷地带。

## 【集解】

苏颂说：江、淮、闽、粤、关中都有牛膝，但不及怀庆所产的好。它在春天生苗，茎高二三尺，为青紫色，茎上有节像鹤膝及牛膝的形状。其叶尖圆如匙，两两相对。节上开花成穗，秋季结很细的果实。其中以根长达三尺而柔润的牛膝最好。茎叶也可单用。

李时珍说：到处都有牛膝，称为土牛膝，作用差，不能服用。只有北方和巴蜀地方栽种的为好。秋天收种子，到春天种植。它的苗为方茎，节粗大，叶都是对生的，很像苋叶但长且尖。秋天开花，长穗结子，像小老鼠背着虫，有涩毛，都贴茎倒生。九月末挖根。嫩苗可作蔬菜。

## 牛膝根

[修治] 李时珍说：牛膝用酒浸泡后入药。取它下行则生用，滋补则焙干用，或者用酒拌后蒸用。

[性味] 味苦、酸，性平，无毒。

[主治] 疗伤中气虚、男子生殖器萎缩、老年人小便失禁。能补中续绝，益精利阴气，填骨髓，止头发变白，除头痛和腰脊痛，治妇女月经不通，血结。《名医别录》

治阳痿，补肾，助十二经脉，逐恶血。（甄权）

治腰膝怕冷无力，破腹部结块，能排脓止痛。治产后心腹痛，下死胎。《日华诸家本草》

强筋，补肝脏风虚。（王好古）

同苁蓉泡酒服，益肾。竹木刺入肉中，将它嚼烂敷盖在上面，刺即出。（寇宗奭）

治久疟、恶寒发热、五淋、尿血、阴茎痛，下痢，喉痹口疮、牙齿疼痛，痈肿恶疮折伤。（李时珍）

[发明] 朱震亨说：牛膝能引诸药下行，筋骨痛风在下的，宜加量使用。凡是用土牛膝，春夏季节用叶，秋冬季节用根，唯叶、汁药效快。

李时珍说：牛膝是足厥阴、少阴经的

茎、叶［主治］寒湿痿痹，久疟，小便淋涩，各种疮。

根［性味］味苦、酸，性平，无毒。
［主治］寒湿痿痹，四肢痉挛、膝痛不能屈伸。

药。它主治的病症，一般酒制则能补肝肾，生用则能祛恶血。

## 牛膝茎、叶

[主治] 寒湿痿痹，久疟，小便淋涩，各种疮。功效与根相同，春夏季节可用。（李时珍）

### 【百草堂】

相传从前有一位郎中，采药行医多年，却无妻无子。于是便收了四个徒弟，一边行医，一边授徒，几个徒弟也很刻苦学习。郎中老了，想为自己找个继承人。做一名有声望的医师，精湛的医术是必需的，但更重要的是还要有高尚的医德。但徒弟们的思想品德如何，郎中心里还没个底。于是便对几个徒弟进行一番试探。

一天，郎中把四个徒弟叫到跟前，语重心长地对他们说："我现在年纪大了，身体又差，以后看来再也不能采药行医了。你们几个跟了我好几年，也都学会了一般的采药、制药，以及看病的医术，现在你们各自谋生去吧！"几个徒弟听后都低下了头。

大徒弟认为师傅一生行医应该积攒了大笔钱财。于是便把师傅接到自己家里住。可是没过多久，大徒弟便发现师傅根本不名一文，就由开始时的嘘寒问暖变成了冷言冷语。郎中于是搬到了二徒弟家，谁知二徒弟也和大徒弟一样，发现师傅没钱时也冷下脸来。无奈，师傅只得搬到三徒弟那里。岂知三徒弟更是个十足的财迷，当他知道师傅只不过是个穷郎中时，便立刻将其扫地出门了。

郎中伤心不已，无奈带着行李流落街头。小徒弟得知后，连忙把师傅请到自己家里。小徒弟对师傅关怀备至，如同亲生父母一般。后来郎中病了，小徒弟守候床前，寸步不离。病好后，郎中把小徒弟叫到跟前，解开贴身的小包，拿出一种草药对小徒弟说："这是一种补肝肾强筋骨的草药，我现在就传给你吧！"

不久，郎中去世了，小徒弟为其安葬送终。后来小徒弟就靠师傅传下的秘方，成为一个德高望重的郎中。因为这味草药没有名字，小徒弟见其茎上有棱节，很像牛的膝骨，就给它起了个药名叫"牛膝"。

○对症下药○

| 病症 | 配方 | 功效 |
|------|------|------|
| 劳疟积久不止 | 牛膝一把，生切，加水6升，煮取2升，分3次服，清晨、未发疟时及临发疟时各服1次。 | 强筋健体 |
| 妇人下血块 | 牛膝根洗净切段，焙后捣成末，用酒煎后温服，效果很好。 | 逐瘀通经，引血下行 |
| 口舌疮烂 | 用牛膝浸酒含漱，也可煎饮。 | 排脓止痛 |
| 折伤及闪挫伤 | 将杜牛膝捣碎，外敷患处。也可治无名恶疮。 | 强筋骨，通经络 |

# 茺蔚子

**上品 植物篇**

**产地分布：**产于全国各地。

**成熟周期：**秋季果实成熟时采割。

**形态特征：**初本品呈三棱形。表面灰棕色至灰褐色，有深色斑点，一端稍宽，平截状，另一端渐窄而钝尖。果皮薄，子叶类白色，富油性。无臭，味苦。

**功　　效：**活血调经，清肝明目。

## 【原文】

茺蔚子，味辛，微温。主明目，益精；除水气。久服轻身。茎，主瘾疹痒，可作浴汤。一名益母，一名益明，一名大札。生池泽。

## 【译文】

茺蔚子，味辛，性微温。主要功效为明目、益精，逐除水湿邪气。长期服用可使身体轻巧。它的茎，主治皮肤瘾疹瘙痒，可以煎成汤剂擦洗身体。又名益母、益明、大札。产于池塘沼泽等水草丛生处。

## 【集解】

李时珍说：茺蔚在近水湿处生长繁茂。初春生苗，像嫩蒿，到夏天长至三四尺高，茎是方的，像麻黄茎。它的叶子像艾叶，但叶背为青色，一梗有三叶，叶子有尖尖的分叉。此草一寸左右长一节，节节生穗，丛簇抱茎。四五月间，穗内开小花，花为红紫色，也有淡白色的。每个花萼内有细子四粒，大

叶 [性味] 性寒。
[主治] 治疹麻疹，可作汤洗浴。

子 [性味] 味辛、甘，性微温，无毒。
[主治] 明目益精，除水气，久服轻身。

茎 [性味] 性寒。
[主治] 治疹麻疹，可作汤洗浴。

小像茼蒿子，有三棱，为褐色。其草生长期间有臭气，夏至后即枯萎，根为白色。

## 子

[修治] 李时珍说：凡用，微炒香，也可以蒸熟，放烈日下晒干，舂簸去壳，取仁使用。

[性味] 味辛、甘，性微温，无毒。

[主治] 疗血逆高烧、头痛心烦。《名医别录》

治产后血胀。《日华诸家本草》

春取仁生食，能补中益气，通血脉，增精髓，止渴润肺。（吴瑞）

治风解热，顺气活血，养肝益心，安魂定魄，调妇女经脉，治非经期大出血或出血不断、产后胎前各种病。长期服用令妇女有孕。（李时珍）

[发明] 朱震亨说：茺蔚子活血行气，有补阴的作用，故名益母。

李时珍说：茺蔚子味甘微辛，性温，属阴中之阳，是手、足厥阴经的主药。茺蔚开白花的入气分，开紫花的入血分。治疗妇女经脉不调及胎产一切血气诸病，它是一种非常好的药物，但医方中很少知道应用。

## 茎、苗、叶、根

[性味] 陈藏器说：性寒。

李时珍说：茎、叶：味辛、微苦。花：味微苦、甘。根：味甘。均无毒。

镜源说：制硫黄、雌黄、砒石。

[主治] 捣汁服用，治浮肿，能利水。消恶毒疔肿、乳痈丹游等毒，都可用益母草茎叶外敷。另外，服汁可下死胎，疗产后血胀闷。将汁滴入耳内，治聤耳。捣碎外敷可治蛇虫毒。（苏恭）

用来作驻颜的药，可令人容颜光泽，除粉刺。（陈藏器）

活血破血，调经解毒。治流产及难产，胎盘不下，产后大出血、血分湿热、血痛，非经期大出血或出血不断，尿血、泄血，疳痢痔疾，跌打后内伤瘀血，大小便不通。（李时珍）

[发明] 李时珍说：益母草的根、茎、花、叶、实，都可以入药，可同用。如治手、足厥阴血分风热，明目益精，调女人经脉，则单用茺蔚子为好。如果治肿毒疮疡，消水行血，妇人胎产诸病，则适宜一同使用。因其根茎花叶专于行，而子则行中有补的作用。

## 【百草堂】

有一种中药叫益母草，种子叫茺蔚子，都是活血祛瘀的良药。传说从前有一个叫茺蔚的年轻人，他的母亲在生他时得了"月子病"多年不愈，卧床不起。懂事后的小茺蔚外出为母亲问病求药，然而历尽艰辛却未能如愿。一天，他借宿古庙，庙内老僧见他一片孝心，就送他四句诗，让他去找一种草药。

## ○对症下药○

| 病症 | 配方 | 功效 |
|---|---|---|
| 带下赤白 | 益母草开花时采，将其捣为末，每次服6克，饮前用温汤送下。 | 活血破血，调经解毒 |
| 赤白杂痢 | 二灵散：益母草（晒干）、陈盐梅（烧存性）等份，研为末，每次服9克，白痢用干姜汤送服，赤痢用甘草汤送服。 | 消恶毒、通便 |
| 痔疮便血 | 取益母草叶捣汁服。 | 活血行气 |

诗云:"草茎方方似麻黄,花生节间节生花,三棱黑子叶似艾,能医母疾效可夸。"芫蔚沿着河岸找了起来,终于找到了那种茎呈四方形、节间开满小花,结有黑色三棱形小果实的植物。母亲服用后不久竟痊愈了。

由于这种草是小芫蔚为医治母病而找到的,且又益于妇女,于是人们就把它取名为益母草,它的种子就叫芫蔚子。

# 女萎 ▶上品 植物篇

**产地分布:** 山东省泰山山谷以及丘陵。

**成熟周期:** 3月开青色的花,结圆形的果实。立春后可采摘。

**形态特征:** 其叶像竹叶,两两相对。其根横生,根黄而多须,色黄白,长一二尺。

**功　　效:** 滋阴解表。

## 【原文】

女萎(萎蕤),味甘,平。主中风;暴热不能动摇,跌筋结肉,诸不足。久服,去面黑鼾,好颜色,润泽,轻身,不老。一名左眄。生山谷。

## 【译文】

女萎(萎蕤),味甘,性平。主治伤风,热晒中暑而身体不能活动,筋肉凝结、肌肉萎缩,等体虚不足。长期服用能去掉面部黑斑,令人颜色美丽,肌肤润泽,身体轻巧、延年不老。又叫作左眄。产于山中的深谷处。

## 【集解】

《名医别录》载:萎蕤生长于泰山山谷以及丘陵,立春后采,阴干使用。

苏颂说:萎蕤茎干强直,像竹箭杆,有节。叶狭而长。根黄而多须,大小如指,长一二尺。三月开青色的花,结圆形的果实。

李时珍说:各处山中都有萎蕤。其根横生,似黄精但稍微小些,色黄白,柔软多须,难干燥。其叶像竹叶,两两相对。

可以采根来栽种,很容易繁殖。嫩叶和根都可煮淘食用。

## 萎蕤根

[修治]雷敩说:使用时不要用黄精,因二药相似。萎蕤节上有须毛,茎上有斑点,叶尖上有小黄点,这是它们的不同之处。采来萎蕤后用竹刀刮去节皮,洗净,用蜜水浸泡一夜,蒸后焙干用。

[性味]味甘,性平,无毒。

[主治]疗胸腹结气,虚热、湿毒、腰痛,阴茎中寒,及目痛、眼角溃烂流泪。《名医别录》

用于流行疾病的恶寒发热,内补不足,去虚劳发热。头痛不安,加用萎蕤,效果好。(甄权)

能补中益气。(萧炳)

除烦闷,止消渴,润心肺,补五劳七伤虚损,又治腰脚疼痛。《日华诸家本草》

服矿石药不适者,可煮萎蕤水喝。(陶弘景)

治风热自汗、发热,劳疟寒热,脾胃虚乏,男子小便频数、遗精和一切虚损。(李时珍)

［发明］李杲说：萎蕤能升能降，为阳中阴药。其功用有四：一主风邪侵袭四肢，二疗目赤溃烂流泪，三治男子湿热腰痛，四祛女子面部黑斑。

叶［性味］味甘，性平，无毒。
［主治］可消除面部黑斑，使人容光焕发，面色润泽。

花［性味］味甘，性平，无毒。
［主治］能补中益气。

根［性味］味甘，性平，无毒。
［主治］主中风发热、身体不能动弹。

李时珍说：本品性平味甘，柔润可食。我常用它治疗虚劳寒热及一切虚损，用它代替人参、黄芪，不寒不燥，大有特殊功效，不只是祛风热湿毒而已。

陈藏器说：体内有热者不宜用。

## 【百草堂】

古时的女萎，又被称为萎蕤，现在叫作玉竹。

相传，唐代有一个宫女，因不堪忍受皇帝的蹂躏逃出皇宫，躲入深山老林之中。深山之中无食充饥，于是宫女便采玉竹为食，久而久之，身体轻盈如燕，皮肤光洁似玉。后来宫女与一猎人相遇，结庐深山，生儿育女，到60岁才与丈夫子女回到家乡。家乡父老见她依然是当年进宫时的青春容貌，惊叹不已。

玉竹属滋阴养气补血之品，古人称玉竹平补而润，兼有除风热之功，故能驻颜润肤，祛病延年。

## ○对症下药○

| 病症 | 配方 | 功效 |
| --- | --- | --- |
| 目赤涩痛 | 萎蕤、赤芍、当归、黄连等份，煎汤熏洗。 | 解目痛及眼角溃烂 |
| 发热口干，小便涩 | 用萎蕤150克，煎水服。 | 清热解毒 |
| 惊痫后虚肿 | 用萎蕤、葵子、龙胆、茯苓、前胡，等份为末。每服3克，水煎服。 | 祛风热湿毒、消肿 |

# 防葵 上品 植物篇

**产地分布：**山东等地。

**成熟周期：**3月3日采，6月开花即结实。

**形态特征：**其叶似葵，每茎三叶，一本十数茎，中发一干，其端开花，如葱花、景天辈而色白。根似防风。

**功　　效：**主疝瘕，肠泄，溺不下，咳逆，温疟，癫痫，疗五脏虚气，小腹支满，除肾邪，强志。

## 【原文】

防葵，味辛，寒。主疝瘕；肠泄；膀胱热结溺不下；咳逆；温疟；癫痫，惊邪狂走。久服坚骨髓，益气轻身。一名黎盖。生川谷。

## 【译文】

防葵，味辛，性寒。主治疝瘕，肠泄，膀胱积热而小便不出，咳嗽气逆，疟疾先发热，后发冷，癫痫病，惊邪狂走等症。长期服用强健骨髓、益气轻身。又叫作黎盖。产于川泽河谷地带。

## 【百草堂】

"世上无难事，只怕有心人。"被人称为药圣的李时珍，之所以能写出《本草纲目》这样一部伟大的著作，一因为他祖上为医学世家，二因为他是有心人。

行医并不是一个简单的行业，所谓"人命关天"，稍不注意就有可能酿成大祸。因此，医者必须谨慎用心，这一点李时珍做到了。有一次，他看到有个同行给一癫狂病人开了一服药，其中有一味叫"防葵"，可病人服后很快就死了。按古籍记载，防葵是良药，不会致命。有心的李时珍经过仔细研究，发现人们把防葵和狼毒搞混了，狼毒和防葵长相极其相似，然而药性却是天南地北，防葵是良药，而狼毒却是毒药。由此李时珍决定修订药典，以正视听。看来《本草纲目》成书，防葵也功不可没。

## ○对症下药○

| 病症 | 配方 | 功效 |
|---|---|---|
| 肿病 | 用防葵研为末，每服少许，温酒送下。 | 行气散结 |
| 癫狂邪疾 | 用防葵研为末，每服少许，温酒送下。 | 除邪镇惊 |
| 伤寒动气 | 防葵散：用防葵30克，木香、黄芩、柴胡各15克。各药混合后，每取15克加水一碗半，煎至八成，温服。 | 清热通淋、益气填精 |

# 麦门冬 ▶上品 植物篇

**产地分布：** 主产浙江、四川。

**成熟周期：** 花期5～8月，果期7～9月。

**形态特征：** 多年生常绿草本。叶丛生，窄长线形；花葶比叶短，长7～15厘米；总状花序穗状，顶生，小苞片膜质；花梗略弯曲下垂，常于近中部以上有关节；花被片6，披针形，淡紫色或白色；雄蕊6，花丝极短；子房半下位，3室。果实浆果状，球形，熟后暗蓝色。

**功　　效：** 养阴生津，润肺清火。用于肺燥干咳、津伤口渴、心烦失眠、内热消渴。

## 【原文】

麦门冬，味甘，平。主心腹结气伤中，伤饱胃络脉绝，羸瘦短气。久服轻身，不老，不饥。生川谷及堤阪。

## 【译文】

麦门冬，味甘，性平。主治心腹间有邪气结聚，脏腑气伤，饱食伤胃、胃络脉有间断，身体瘦弱、体虚气短。长期服用使身轻体捷，延缓衰老，耐饥饿。产于川泽河谷地带以及池塘的堤坡。

## 【集解】

《名医别录》载：麦门冬叶像韭叶，冬夏均生长。生于山谷及堤坡肥土石间久废处。二月、三月、八月、十月采根，阴干。

苏颂说：处处都有。叶青似莎草，长

及尺余，四季不凋。根黄白色有须，根如连珠形。四月开淡红花，如红蓼花。实碧而圆如珠。江南出者叶大，有的说吴地产者尤佳。

李时珍说：古时只有野生的，现多用栽种的，在四月初采根，种于肥沃的黑沙地，每年的六、九、十一月上三次肥、耕耘，于夏至前一天挖根，洗净晒干后收藏。种子也能种，只是生长期长。浙江所产的叶片像韭叶有纵纹且坚韧的甚好。

## 麦门冬根

[修治] 李时珍说：凡入汤液中使用，以滚水润湿，少顷抽去心，或以瓦焙软，乘热去心。如入丸散剂使用，须用瓦焙热后，立即于风中吹冷，如此三四次，即易燥，且不损药效。也可以用汤浸后捣成膏和药。用来滋补，则用酒浸后擂之。

[味性] 味甘，性平，无毒。

李杲说：主降，入手太阴经气分。

徐之才说：与地黄、车前相使。恶款冬、苦瓠。畏苦参、青襄、木耳。伏石钟乳。

[主治] 疗身重目黄，胃脘部胀满，虚劳客热，口干燥渴，止呕吐，愈痿蹶。强阴益精，助消化，调养脾胃，安神，定肺气，安五脏，令人肥健，美颜色，有子。《名医别录》

去心热，止烦热，寒热体劳，下痰饮。（陈藏器）

治五劳七伤，安魂定魄，止嗽，治肺痿吐脓，时行病发热、狂躁、头痛。《日华诸家本草》

除热毒，利水，治面目四肢浮肿，泄精。（甄权）

治肺中伏火，补心气不足，主血妄行，及经闭，乳汁不下。（张元素）

长期服用轻身明目。与车前、地黄为丸服用，能去温瘴，使面部白润，夜视物清晰。（陈藏器）

治疗食欲亢盛要药。（陶弘景）

叶 [性味] 味甘，性平，无毒。
[主治] 去心热，止烦热，寒热体劳。

根 [性味] 味甘，性平，无毒。
[主治] 心腹结气，伤中伤饱，胃络脉绝。

[发明] 寇宗奭说：麦门冬治肺热之功很多，其味苦，但专泄而不专收，有寒邪的人禁服。治心肺虚热及虚劳，与地黄、阿胶、麻仁，同为润经益血、复脉通心之剂；与五味子、枸杞子，同为生脉的药。

张元素说：如用麦门冬治疗肺中伏火、脉气欲绝，须加五味子、人参，三味药组成生脉散，补肺中元气不足。

【百草堂】

据《十州记》载，相传，在秦始皇时代，有一只鸟衔来一株草，绿叶像韭菜，淡紫色花瓣，与绿叶相映，煞是雅致。秦始皇便派人问鬼谷子，此草为何？据说鬼谷子擅长养性持身，精通医术。见此草说："此乃东海瀛洲上的不死之药。人死后三天，用其草盖其身，当时即活，一株草就可救活一人。"秦始皇闻之，遂派方士徐福为使者，带童男童女数千人，乘楼船入东海，以求长生不老之药。当然，徐福只能一去不返，秦始皇寻仙药也只是梦想。而这种传说中的长生不老之药，就是麦门冬。

其实，麦门冬并不如鬼谷子所言，有那么神奇的功效。但是其所具有的养阴润肺、益胃生津、清心除烦的功效，也使其成为人们的养生佳品。

## ◦对症下药◦

| 病症 | 配方 | 功效 |
|------|------|------|
| 吐血、鼻血 | 用麦门冬（去心）500克，捣烂取汁，加蜜200毫升，调匀，分2次服下。 | 除热毒，止肺热 |
| 齿缝出血 | 用麦门冬煎汤漱口。 | 止血 |
| 咽喉生疮 | 用麦门冬30克、黄连15克，共研为末，加炼蜜做成丸子，如梧子大。每服20丸，麦门冬煎汤送下。 | 益气和血、疏散邪热 |
| 下痢口渴 | 用麦门冬（去心）90克、乌梅肉20个，搓细，加水1升，煮成700毫升，细细饮下，有效。 | 益胃生津 |

# 独活　上品 植物篇

**产地分布**：陕西南部、四川和云南。
**成熟周期**：花期7月，果期10月。
**形态特征**：根粗厚而长，叶为1～3回羽状复叶，叶轴和羽片轴几无毛至疏被微柔毛。
**功　　效**：疏风解毒，活血祛瘀，止痛。

## 【原文】

独活，味苦，平。主风寒所击；金疮止痛；贲豚；痫痓，女子疝瘕。久服轻身耐老。一名羌活，一名羌青，一名护羌使者。生川谷。

## 【译文】

独活，味苦，性平。主治风寒，能止金属创伤疼痛；小腹有气上冲心下的贲豚症，痫症抽搐，女子疝瘕症。长期服用会使身体轻巧、延缓衰老。又称为羌活、羌青、护羌使者。产于川泽河谷地带。

## 【集解】

苏颂说：独活、羌活现在以产自蜀汉的为好。它们春天生苗叶如青麻；六月开花成丛，有黄有紫。结实时叶黄的，是夹石上所生；叶青的，是土脉中所生。《神农本草经》上说二者属同一类，现在的人以紫色而节密的为羌活，黄色而成块的是独活。大抵此物有两种，产自西蜀的，黄色，香如蜜；产自陇西的，紫色，秦陇人叫作山前独活。

李时珍说：按王贶所说，羌活须用紫色有蚕头鞭节的。独活是极大羌活有臼如鬼眼的。

## 独活根

[修治] 李时珍说：去皮或焙干备用。

[性味] 味苦、甘，性平，无毒。

张元素说：独活性微温，味甘、苦、辛，气味俱薄，浮而升，属阳，是足少阴行经气分之药。羌活性温，辛苦，气味俱薄，浮而升，也属阳，是手足太阳行经风药，也入足厥阴、少阴经气分。

[主治] 疗各种贼风，全身关节风痛，新久者都可。《名医别录》

独活：治各种中风湿冷，奔喘逆气，皮肤苦痒，手足挛痛劳损，风毒齿痛。羌活：治贼风失音不语，手足不遂，口面歪斜，全身皮肤瘙痒。（甄权）

羌活、独活：治一切风证，筋骨拘挛，骨节酸疼，头旋目赤疼痛，五劳七伤，利五脏及伏水气。《日华诸家本草》

治风寒湿痹，酸痛不仁，诸风掉眩，颈项难伸。（李杲）

去肾间风邪，搜肝风，泻肝气，治项强及腰脊疼痛。（王好古）

散痈疽败血。（张元素）

[发明] 张元素说：风能胜湿，所以羌活能治水湿。独活与细辛同用，治少阴头痛。头晕目眩者，非此不能除。羌活与川芎同用，治太阳、少阴头痛，能利关节，治督脉疾病，脊强而厥。

王好古说：羌活是足太阳、厥阴、少阴经的药物，与独活不分作两种。后人因羌活气雄，独活气细，所以雄者治足太阳风湿相搏。头痛、肢节痛、一身尽痛者，

叶 [性味] 味苦、甘，性平，无毒。
[主治] 主惊痫，女子疝瘕。

花 [性味] 味苦、甘，性平，无毒。
[主治] 主外感表证，金疮止痛。

非此不能除。细者治足少阴伏风。头痛、两足湿痹、不能动止者，非此不能治，而不治太阳之证。

李时珍说：羌活、独活都能祛风湿，利关节，但二者气味有浓淡的差别。《素问》中说，从下而上者，引而去之。羌活、独活两药味苦辛，性温，为阴中之阳药，所以能引气上升，通达周身而散风胜湿。

【百草堂】

独活主治风寒，因此将独活、板蓝根、马鞭草、鸭脚草按一定比例用水煎服，对于风寒风热感冒有很好的疗效。

又因为独活性温味辛苦，祛风湿，止痛，解表。所以许多人用独活、大豆、当

归、黄酒配制成具有祛风补血功效的当归独活酒。此酒有祛风止痛、补血活血、祛湿止痹之功效，适宜产后血虚、中风口噤者服用。

## ○对症下药○

| 病症 | 配方 | 功效 |
|---|---|---|
| 下部湿热 | 同白术、苍术、秦艽、生地、苡仁、木瓜、石斛、黄柏。 | 疏风解毒 |
| 风热牙疼 | 同生地、赤芍、甘草、丹皮、石膏。 | 清热止痛 |
| 产后虚风 | 独活、白鲜皮各90克，加水3升，煮成2升，分3次服。能喝酒者可加酒同煮。 | 补血活血 |
| 历节风痛 | 独活、羌活、松节等份，用酒煮过，每天空腹饮1杯。 | 祛风止痛 |

# 车前子 上品 植物篇

**产地分布**：分布几遍全国，但以北方为多。
**成熟周期**：播种第2年秋季采收。
**形态特征**：叶子布地像匙面，连年生长的长一尺多。从中间抽出数茎，结长穗像鼠尾。穗上的花很细密，色青微红。果实为红黑色。
**功　效**：清热利尿；凉血；解毒。

## 【原文】

车前子，味甘，寒。主气癃，止痛，利水道小便；除湿痹。久服轻身耐老。一名当道。生平泽。

## 【译文】

车前子，味甘，性寒。主治气淋，能止痛，有通水道、利小便的功效，可以驱除湿痹。长期服用能使身体轻巧、延缓衰老。又叫作当道。产于水草丛杂的平地。

## ○对症下药○

| 病症 | 配方 | 功效 |
|---|---|---|
| 小便不通 | 车前草500克，加水3升，煎取1升半，分3次服。 | 通便利尿 |
| 小便尿血 | 车前草捣汁500毫升，空腹服。 | 清利湿热、滋阴降火、补益脾肾 |
| 金疮血出 | 车前叶捣烂外敷。 | 凉血止痛、解毒生肌 |
| 热痢不止 | 车前叶捣汁一盏，加蜜100毫升同煎，温服。 | 清热解毒，消荡积滞 |

## 【集解】

苏颂说：车前草初春长出幼苗，叶子布地像匙面，连年生长的长一尺多。此草从中间抽出数茎，结长穗像鼠尾。穗上的花很细密，色青微红。它结的果实像葶苈，为红黑色。如今人们在五月采苗，七八月采实，也有在园圃里种植的。蜀中一带多种植，采其嫩苗当菜吃。

## 车前子

[修治] 李时珍说：凡用须以水淘去泥沙，晒干。入汤液，炒过用；入丸散，则用酒浸泡一夜，蒸熟研烂，做成饼晒干，焙后研末。

[主治] 主男子伤中，女子小便淋沥不尽、食欲不振，能养肺强阴益精，明目，疗目赤肿痛。《名医别录》

去风毒，肝中风热，毒风冲眼，赤痛障翳，头痛，流泪。能压丹石毒，除心胸烦热。（甄权）

清小肠热，止暑湿气伤脾所致的痢疾。（李时珍）

[发明] 王好古说：车前子，能利小便而不走气，与茯苓作用相同。

## 车前草及根

[性味] 味甘，性寒，无毒。

[主治] 主金疮出血，鼻出血，瘀血，血块，便血，小便红赤，能止烦下气，除小虫。《名医别录》

叶：主泄精，治尿血，能明目，利小便，通五淋。（甄权）

## 【百草堂】

西汉时有一位叫马武的名将，在一次戍边征战中其所率部队被敌军围困。时值六月，酷热无雨。由于缺食少水，人马饥渴交加，肚子胀痛，尿痛血红，点滴艰

子 [性味] 味甘，性寒，无毒。
[主治] 能利小便，除湿痹。

根 [性味] 味甘，性寒，无毒。
[主治] 能止烦下气。

叶 [性味] 味甘，性寒，无毒。
[主治] 主金疮出血，鼻出血，瘀血。

涩。随军郎中诊断为尿血症。苦于无药束手无策。

一天，马夫张勇忽然发现他管的三匹马都不尿血了，精神也大为好转。经过观察他发现原来马啃食了附近地面上生长的牛耳形的野草。他灵机一动，心想大概是马吃了这种草治好了病，于是自己也拔了一些草，煎水一连服了几天，身体果然舒服多了，小便也正常了。

张勇把这一发现报告了马武。马武大喜，立即号令全军吃这种草。几天后，人和马的尿血症都治好了。马武问张勇："这草在什么地方采集到的？"张勇向前一指，"将军，那不是吗？就在大车前面。"

马武哈哈大笑："真乃天助我也，好个车前草！"从此，这草便被称为"车前草"了，而它结的子就叫作"车前子"。

# 木香 <sub>上品 植物篇</sub>

**产地分布：** 我国陕西、甘肃、湖北、湖南、广东、广西、四川、云南、西藏。

**成熟周期：** 秋、冬二季采挖。

**形态特征：** 本品呈圆柱形或半圆柱形，表面黄棕色至灰褐色，有明显的皱纹、纵沟及侧根痕。有放射状纹理及散在的褐色点状油室。气香特异，味微苦。

**功　　效：** 行气止痛，健脾消食。

## 【原文】

木香，味辛，温。主邪气，辟毒疫温鬼；强志，主淋露。久服不梦寤魇寐。生山谷。

## 【译文】

木香，味辛，性温。主治邪气，能驱除毒疫所导致的传染病，增强记忆力，主治被湿水浸伤。长期服用可使人睡眠安神，不做噩梦。产于山中的深谷处。

## 【集解】

《名医别录》载：木香生长在永昌川谷。

陶弘景说：此即青木香，永昌不再进献，现今多从外国而来。

苏颂说：现今只从广州舶上来，其他地方没有。它的根窠如茄子般大小，叶像羊蹄而更长更大些，也有叶如山药而根大、开紫花的。木香一年四季都可采根芽为药，以形如枯骨，味苦粘牙的为好。江淮间也有此种，名土青木香，不堪药用。

寇宗奭说：过去多从岷州到塞外，获得木香，带回西洛。它的叶像牛蒡但狭长些，茎高二三尺，花为黄色如金钱，根即为木香，生嚼味极辛香，行气作用强。

李时珍说：木香，南方各地都有。《一统志》中载，木香叶像丝瓜，冬季采根，晒干备用。

## 木香根

[修治] 李时珍说：凡入理气药使用，只生用，不宜炒。如果用来实大肠，治泻痢，宜用面煨熟用。

[性味] 味辛，性温，无毒。

[主治] 消毒，杀鬼精物，温疟蛊毒，气劣气不足，肌肤寒冷，引药之精。《名医别录》

治心腹一切气，膀胱冷痛，呕逆反胃，霍乱泄泻痢疾，健脾消食，安胎。《日华诸家本草》

治九种心痛，积年冷气，痃癖癥块胀痛，壅气上冲，烦闷消瘦，妇女瘀血痛证，将其研末用酒送服。（甄权）

散滞气，调诸气，和胃气，泄肺气。（张元素）

行肝经气。煨熟，可实大肠。（朱震亨）

治冲脉为病，逆气里急，主小便不利。（王好古）

[发明] 陶弘景说：青木香，大秦国人用来治疗毒肿、消恶气，有效。经常用它煮汁沐浴对身体有益。

寇宗奭说：木香专泄决胸腹间滞塞冷气，其他的则次之。木香与橘皮、肉豆蔻、生姜相佐使绝佳，效果更快。

李时珍说：木香为三焦气分之药，能升降诸气。诸气膹郁，皆属于肺，所以上焦气滞用之，是金郁则泄。中气不运，皆属于脾，所以中焦气滞用木香，是因脾胃喜芳香。大肠气滞则后重，膀胱气不化则癃闭淋沥，肝气郁滞则为痛，所以下焦气滞也适宜使用，取"塞者通之"的原则。

## 【百草堂】

中医记载，木香味辛、苦而温。入脾、大肠、三焦经，为临床常用的行气之药，且有治痢之功，在临床以木香为主，配伍马齿苋、白芍、黄连，作为治疗痢疾的长效方。

木香可散郁结，直达肠胃，使气滞宣通，气和则病已。根据药理实验研究，木香对伤寒杆菌、痢疾杆菌、大肠杆菌、多种真菌有一定的抑制作用，马齿苋清热解毒，白芍止痛止痢，黄连祛湿清热，凉血解毒而止大便脓血。四药合用，具有清热解毒、治泻除痢之特效。凡肠胃湿热积滞所致的痢疾，用木香配伍，尤为适宜。

木香生食可行气，煨食可治痢。但木香辛香而散，苦温而燥，血虚有热及阴虚火旺者不宜服用。

花 [性味] 味辛，性温，无毒。
[主治] 消毒，杀鬼精物，温疟蛊毒。

根 [性味] 味辛，性温，无毒。
[主治] 主邪气，辟毒疫温鬼，强志。

叶 [性味] 味辛，性温，无毒。
[主治] 治恶露淋漓。久服能安神。

## ○对症下药○

| 病症 | 配方 | 功效 |
|---|---|---|
| 胃气闷胀，不思饮食 | 青木香丸：青木香、诃子皮各600克，捣烂筛过，加糖和成梧子大的丸子，每次空腹服30丸。热盛者用牛乳送服，寒盛者用酒送服。 | 散郁结，通肠胃，解胃气闷胀 |
| 心气刺痛 | 青木香30克、皂角（炙）30克，共研为末，调糊做成梧桐子大的丸子，每次服50丸，用白开水送下。 | 行气止痛 |
| 气滞腰痛 | 青木香、乳香各6克，酒浸，饭上蒸，均以酒调服。 | 气滞宣通，行气止痛 |
| 一切痢疾 | 木香一块（方圆一寸）、黄连15克，用水半升同煎干。将黄连去掉，单取木香，切成薄片，焙干后研为末，分3次服。第一服用橘皮汤送下，第二服用米汤送下，第三服用甘草汤送下。 | 祛湿清热，解毒止痢 |

# 薯蓣 上品 植物篇

**产地分布**：原产山西平遥、介休，现分布于我国华北、西北及长江流域各省区。

**成熟周期**：花期 6 ~ 8 月，果期 8 ~ 10 月。

**形态特征**：多年生草本植物，茎蔓生，常带紫色，块根圆柱形，叶子对生，卵形或椭圆形，花乳白色，雌雄异株。

**功　效**：健脾益胃、助消化、滋肾益精、益肺止咳、降低血糖、延年益寿。

## 【原文】

薯蓣，味甘，温。主伤中，补虚羸，除寒热邪气。补中，益气力，长肌肉。久服耳目聪明，轻身，不饥，延年。一名山芋。生山谷。

## 【译文】

薯蓣，味甘，性温。主治脏腑之气受损，能补体虚羸弱，并能驱除寒热邪气。具有修补内脏、增加气力，使肌肉增长的功效。长期服用能够使人耳聪目明，身体轻巧，没有饥饿感，益寿抗衰。又叫作山芋。产于山中的深谷处。

## 【百草堂】

相传很久以前，有两个国家发生了战争。兵败一方逃进了一座大山。山下则被敌军重重包围。

兵败一方在山中被困将近一年，内无粮草，外无救兵，然而他们不但没有被饿死，反而兵强马壮。原来山中到处长着一种草，这种草夏天开白色或淡绿色的花，地下的根茎呈圆柱状或棒状。士兵们在山中以它充饥，而马就吃树叶和这种草的藤叶。将近一年时间，兵败一方在山中休整了濒于溃散的军队，喂壮了疲劳待毙的马匹。一天夜里乘敌军不备，趁黑夜杀下山

### 对症下药

| 病症 | 配方 | 功效 |
|---|---|---|
| 痰风喘急 | 用生薯蓣（捣烂）半碗，加甘蔗汁半碗，和匀，一次饮服。 | 益肺止咳 |
| 脾胃虚弱，不思饮食 | 用薯蓣、白术各 30 克，人参 22.5 克，共研为末，加水和糊做成丸子，如小豆大。每服 40~50 丸，米汤送下。 | 健脾养胃，助消化 |
| 湿热虚泄 | 用薯蓣、苍术等份，加饭做成丸子，米汤送服。 | 滋肾益精 |
| 手足冻疮 | 有薯蓣一截，磨泥敷上。 | 除寒气，长肌肉 |

去，大获全胜，夺回了失去的国土。

为了记住这种草，大家给它起了一个名字，叫作"山遇"，意思是说刚好在山里正缺粮的时候遇到了它。

之后，"山遇"就被人们逐渐食用了，

后来渐渐被写作"山芋"。在食用中人们慢慢发现，它不仅能像粮食一样，而且还有健脾胃、补肺肾的功效，吃了它可以治疗脾虚泄泻等症，于是就将"山芋"改名为山药了。

# 薏苡仁 ▶上品 植物篇

**产地分布：** 主产四川、辽宁和广西。

**成熟周期：** 夏、秋采取。

**形态特征：** 茎直立粗壮，节间中空，基部节上生根。叶鞘光滑，与叶片间具白色薄膜状的叶舌，叶片长披针形，先端渐尖，基部稍鞘状包茎，中脉明显。颖果成熟时，外面的总苞坚硬，呈椭圆形。种皮红色或淡黄色，种仁卵形。

**功　　效：** 利水消肿、健脾去湿、舒筋除痹、清热排脓。

## 【原文】

薏苡仁，味甘，微寒。主筋急拘挛，不可屈伸，风湿痹；下气；久服轻身益气。其根，下三虫。一名解蠡。生平泽及田野。

## 【译文】

薏苡仁，味甘，性微寒。主治筋拘挛急紧，不能屈伸的风湿痹痛；具有使湿气下行的作用。长期服用能使身体轻巧、补益气血。它的根，能驱除蛔虫、赤虫、蛲虫等寄生虫。又被称为解蠡。产于水草丛杂的平地及田野之中。

## 【集解】

苏颂说：薏苡到处都有，春天生苗茎，高三四尺。叶像黍叶，开红白色花，作穗，五六月结实，为青白色，形如珠子而稍长，所以称为薏珠子。小孩常用线将珠穿成串当玩具。九月、十月采其实。

李时珍说：薏苡二三月间老根生苗，叶子像初生的芭茅。五六月间抽出茎秆，

叶 [主治] 煎水饮，味道清香，益中空膈。

仁 [性味] 味甘，性微寒，无毒。
[主治] 主筋急拘挛、不能屈伸，风湿久痹，可降气。

开花结实。薏苡有两种。一种粘牙，实尖而壳薄，是薏苡。其米白色像糯米，可以用来煮粥、做饭及磨成面食用，也可以和米一起酿酒。还有一种实圆壳厚而坚硬的，是菩提子。其很少，但可以将它穿成念经的佛珠。它们的根都是白色，大小如汤匙柄，根须相互交结，味甜。

## 薏苡仁

[修治] 雷斅说：使用时，每一两加糯米一两，同炒熟，去糯米用。也有的用盐汤煮过用。

> [主治] 除筋骨麻木，利肠胃，消水肿，使人开胃。《名医别录》
>
> 煮饭或做面食，可充饥。将它煮粥喝，能解渴，杀蛔虫。（陈藏器）
>
> 治肺痿、肺气，消脓血，止咳嗽流涕、气喘。将它煎服，能解毒肿。（甄权）
>
> 可治干湿脚气。（孟诜）
>
> 健脾益胃，补肺清热，去风胜湿。做饭食，治冷气。煎饮，利小便热淋。（李时珍）

[发明] 李时珍说：薏苡仁属土，为阳明经的药物，所以能健脾益胃。虚则补其母，所以肺痿、肺痈用之。筋骨之病，以治阳明为本，所以拘挛急风痹者用之。土能胜水除湿，所以泻痢水肿用它。

## 薏苡根

[性味] 味甘，性微寒。无毒。

> [主治] 煮汁糜服，很香，驱蛔虫。（陶弘景）
>
> 煮服，可堕胎。（陈藏器）
>
> 治疗心急腹胀，胸胁痛，将薏苡根锉破后煮成浓汁服下三升即可。（苏颂）
>
> 捣汁和酒服用，能治黄疸。（李时珍）

## 薏苡叶

> [主治] 煎水饮，味道清香，益中空膈。（苏颂）
>
> 暑天煎服，能暖胃益气血。初生小儿用薏苡叶来洗浴，有益。（李时珍）

## 【百草堂】

相传，薏苡仁原产于我国和东南亚。它作为宫廷的膳食之一，药用也有两千多年的历史。据《后汉书马援传》记载：东汉大将军马援在交趾（相当于今广东、广西大部，越南北部和中部）作战时，因南方山林湿热蒸郁、瘴气流行，便经常食用薏苡仁，发现这种食物不仅能轻身，还能破除瘴症之气。在马援平定南疆胜利归来

## 对症下药

| 病症 | 配方 | 功效 |
| --- | --- | --- |
| 风湿身疼 | 麻黄杏仁薏苡仁汤：麻黄90克，杏仁20枚，甘草、薏苡仁各30克，加水4升，煮成2升，分2次服。 | 祛风胜湿 |
| 水肿喘急 | 郁李仁90克，研细，以水滤汁，煮薏苡仁饭，一天吃2次。 | 消水肿，平喘 |
| 消渴饮水 | 用薏苡仁煮粥食用。 | 解渴 |
| 肺痿咳吐脓血 | 薏苡仁300克，捣破，加水3升煎成1升，加酒少许服下。 | 补肺清热，排脓止咳 |

时，装了一车薏苡仁，作为种子以引种栽培。却不料此举被一些居心叵测之人所用，反诬他搜刮了民间大量珠宝。为此，马援气愤地当众将这一车薏苡仁倒入漓江，谣言顿时不攻自破。当地人民热爱这位廉洁奉公的将领，便将漓江边的山取名为"伏波山"，而这薏苡仁也有了"薏珠子"的美称。

# 泽泻 ▶上品 植物篇

**产地分布：** 主产黑龙江、吉林、辽宁、内蒙古、河北、山西。
**成熟周期：** 3～4月采收。
**形态特征：** 沉水叶条形或披针形；挺水叶宽披针形、椭圆形至卵形。地下茎球形或卵圆形，密生多数须根。单生叶、数片单生基部，叶片椭圆形；花丛自叶丛中生出，为大型轮生状的同锥花序，小花梗长短不一。
**功　　效：** 利小便，清湿热。

## 【原文】

泽泻，味甘，寒。主风寒湿痹；乳难；消水，养五脏，益气力，肥健，久服耳目聪明，不饥，延年，轻身，面生光，能行水上。一名水泻，一名芒芋，一名鹄泻，生池泽。

## 【译文】

泽泻，味甘，性寒。主治风寒湿痹；分娩困难；消除水液，补养心、肝、脾、肺、肾五脏，增加气力，强健体魄。长期服用能够使人耳聪目明，没有饥饿感，延年益寿，身体轻巧，容光焕发，免受水湿之气侵害。又叫作水泻、芒芋、鹄泻。产于沟渠沼泽等水草丛生处。

## 【集解】

《名医别录》载：泽泻生于汝南沼泽地，五月采叶，八月采根，九月采实，阴干。

陶弘景说：泽泻易坏、易遭虫蛀，必须密封保存。

苏颂说：现在山东、河、陕、江、淮

都有泽泻，以汉中产的为佳。泽泻春天生苗，多生长在浅水中。叶像牛舌，独茎而

根 [性味] 味甘，性寒，无毒。
[主治] 主风寒湿痹，乳汁不通，能养五脏，益气力。

41

长。秋天开白花，一丛丛的像谷精羊。秋末采根，晒干。

## 泽泻根

[修治]雷敩说：泽泻不计多少，细锉，用酒浸一夜，取出晒干，任用。

[性味]味甘，性寒，无毒。

王好古说：泽泻属阴中微阳，入足太阳、少阴经。

扁鹊说：多服，伤人眼。

徐之才说：畏海蛤、文蛤。

[主治]补虚损五劳，除五脏痞满，起阴气，止泄精消渴淋沥，逐膀胱三焦停水。《名医别录》

主肾虚遗精、滑精，治五淋，利膀胱热，能宣通水道。（甄权）

主头旋耳虚鸣，筋骨挛缩，通小肠，止尿血，主难产，补女人血海，令人有子。《日华诸家本草》

入肾经，去旧水，养新水，利小便，消肿胀，能渗泄止渴。（张元素）

利水，治心下水痞。（李杲）

渗湿热，行痰饮，止呕吐泻痢，疝痛脚气。（李时珍）

[发明]张元素说：泽泻是除湿的圣药，入肾经，治小便淋沥，去阴部潮湿。无此疾服之，令人目盲。

## 【百草堂】

作为中药中的重要药材之一，历代医家对泽泻的功效都有过论述。

《本经》把泽泻列为上品，称其味甘、寒，主治风寒湿痹，乳下难，消水、养五脏、益气力、肥健。唐代如《药性论》《日华子本草》《开宝本草》均言其具补虚损五劳。宋代苏颂《图经本草》为代表的医家却根据仲景五苓散、泽泻汤的立方之意，把泽泻定为行利停水，最为要药。明朝李时珍写《本草纲目》时，注意到了泽泻能够治疗头重目昏耳鸣，他认为泽泻能祛除脾胃湿热，湿去热消，土令得运，清气上行而发挥它养五脏、益气力之效。清朝汪昂在《本草备要》中承时珍说，同时在诠释六味地黄丸时说："六味丸有熟地之湿，丹皮之凉，山药之涩，茯苓之渗，山萸之收，泽泻之泻，补肾而兼补脾，有补而必有泻，相和相济，以成平补之功，乃平淡之神奇。"六味地黄丸祖方配伍"三补三泻"论沿用至今。

○对症下药○

| 病症 | 配方 | 功效 |
| --- | --- | --- |
| 湿热 | 五苓散：泽泻同白茯、白术、猪苓、肉桂。 | 祛除脾胃湿热 |
| 小儿行语迟、肾阴虚 | 都气汤：泽泻同山药、山萸、白茯、丹皮、生地、北味。 | 补肾真阴，补益心脾 |
| 饮痰咳嗽 | 泽泻同白茯、建兰叶、猪苓。 | 止咳化痰 |
| 水湿肿胀 | 白术、泽泻各30克，研末，每次用茯苓汤送服9克。 | 利水消肿 |

# 远志 ▶上品 植物篇

产地分布：泰山及菀句的川谷中。
成熟周期：春、秋二季采挖。
形态特征：呈圆柱形，有较密并深陷的横皱纹、纵皱纹及裂纹，略呈结节状。
功　效：安神益智，祛痰，消肿。

大葉　小葉

## 【原文】

远志，味苦，温。主咳逆伤中，补不足，除邪气；利九窍，益智慧，耳目聪明，不忘，强志，倍力。久服轻身不老。叶，名小草，一名棘菀，一名葽绕，一名细草。生川谷。

## 【译文】

远志，味苦，性温。主治咳嗽气逆，能补气虚不足，驱除邪气；通利九窍，增益智慧，使人耳聪目明，过目不忘，增强记忆力，增加体力。长期服用能够使身体轻捷、抗击衰老。它叶的名字叫小草。远志又被称为棘菀、葽绕、细草。产于川泽河谷地带。

## 【集解】

《名医别录》载：远志生长在泰山及菀句的川谷中，四月采根、叶阴干使用。

陶弘景说：现在此药从彭城北兰陵来。用的时候去心取皮，一斤只能得到三两。小草像麻黄而色青。

马志说：远志的茎叶像大青但小些。

李时珍说：远志有大叶、小叶两种。陶氏说的是小叶，马氏说的是大叶，大叶的开红花。

## 远志根

[修治] 雷敩说：使用时须将心去掉，否则令人烦闷。用甘草汤浸泡一夜，晒干或焙干用。

[性味] 味苦，性温，无毒。

徐之才说：远志、小草与茯苓、冬葵子、龙骨配伍使用，效果好。畏珍珠、藜芦、蜚蠊、齐蛤。

苏恭说：药录下卷有齐蛤的记载。

花 [性味] 味苦，性温，无毒。
[主治] 治肾积奔豚气。

叶 [性味] 味苦，性温，无毒。
[主治] 能益精补阴气，止虚损梦泄。

根 [性味] 味苦，性温，无毒。
[主治] 主咳逆伤中，补虚，除邪气。

[主治] 利丈夫，定心气，止惊悸，益精。去心下膈气，皮肤中热，面目黄。《名医别录》

煎汁饮用，杀天雄、附子、乌头的毒。（徐之才）

治健忘，安魂魄，使人头脑清醒，还可补肾壮阳。（甄权）

生肌，强筋骨，治妇人血瘀所致口噤失音，小儿客忤。《日华诸家本草》

治肾积奔豚气。（王好古）

治一切痈疽。（李时珍）

## 远志叶

[主治] 能益精补阴气，止虚损梦泄。《名医别录》

[发明] 王好古说：远志是肾经气分的药物。

李时珍说：远志入足少阴肾经，不是心经药。它的作用主要是安神定志益精，治健忘。精与志都是肾经所藏。肾精不足，则志气衰，不能上通于心，所以迷惑健忘。

## 【百草堂】

远志为远志科多年生草本植物，根和茎入药，别名"小草"。远志之所以又叫小草，据南宋刘义庆《世说新语》载，东晋大臣谢安，开始隐居东山不出，大有志向远大，高导于世外的意味，然而他后来却

又下山做了桓宣武的司马官。

当时有人给桓公送了不少中药，其中有远志，桓宣武就问谢安，这种（指远志）药又叫小草，为什么一样药又叫两个名字呢？在场的郝隆立即回答说："处则为远志，出则为小草。"以诙谐反喻的语言讥笑谢安。

### ○对症下药○

| 病症 | 配方 | 功效 |
|---|---|---|
| 惊症、心神不安 | 远志同茯神、人参、生地、枣仁、丹砂。 | 镇心定惊 |
| 脾虚健忘 | 归脾汤：远志同木香、归身、枣仁、人参、白术、茯神、甘草、圆肉。 | 健脾养心，增强记忆力 |
| 心虚、神不守舍 | 远志同人参、枣仁、柏仁、麦冬、五味、归身、茯神、茯苓、益智、生地、甘草、沉香。 | 补气安神 |

# 龙胆 上品 植物篇

**产地分布：** 多产于西南高山地区。

**成熟周期：** 2月、8月、11月、12月采根阴干。

**形态特征：** 多年生草本，暗绿色稍带紫色，圆柱状根，根稍肉质，土黄色或黄白色。

**功　　效：** 清热燥湿，泻肝胆火。

## 【原文】

龙胆，味苦，寒。主骨间寒热；惊痫邪气；续绝伤，定五脏；杀蛊毒。久服益智不忘，轻身耐老。一名陵游。生山谷。

## 【译文】

龙胆，味苦，性寒。主治病入骨间的寒热，惊痫邪气；能够接续极度损伤，安定五脏，杀灭蛊毒。长期服用可益智强心、增强记忆，身体轻捷、延缓衰老。又叫作陵游。产于山中的深谷处。

## 【集解】

《名医别录》载：龙胆生长在齐朐山谷及冤句，二月、八月、十一月、十二月采根阴干。

陶弘景说：现在以产自吴兴的为好。它的根形像牛膝，味道很苦。

苏颂说：龙胆的老根是黄白色，地下可抽根十余条，像牛膝而短。其直上生苗，高一尺多；四月生叶如嫩蒜，细茎如小竹枝；七月开花，如牵牛花，呈铃铎状，为青碧色；冬后结子，苗便枯萎，俗称草龙胆。还有一种山龙胆，味苦涩，其叶经霜雪不凋。民间用它来治四肢疼痛。这是与龙胆同类的另一品种，采摘无时。

## 龙胆根

[修治] 雷敩说：采得龙胆后阴干。要用的时候，用铜刀切去须、土、头，锉细，入甘草汤中浸一夜，漉出，晒干用。

[性味] 味苦、涩，性大寒，无毒。

雷敩说：空腹服用，令人小便不禁。

徐之才说：与贯众、小豆相使，恶地黄、防葵。

[主治] 除胃中伏热，时气温热，治热泄下痢，去肠中小虫，能益肝胆气，止惊惕。久服益智不忘，轻身耐老。《名医别录》

治小儿壮热骨热，惊痫入心，时疾热黄，痈肿口疮。（甄权）

主客忤疳气，热病狂语，明目止烦，治疮疥。《日华诸家本草》

去目中黄及目赤肿胀疼痛，瘀肉高起，痛不可忍。（张元素）

退肝经邪热，除下焦湿热之肿，泻膀胱火。（李杲）

疗咽喉痛，风热盗汗。（李时珍）

[发明] 张元素说：龙胆味苦性寒，气味俱厚，沉而降，属阴，为足厥阴、少阳经气分药。它的功用有四：一是除下部风湿；二是除下部湿热；三是止脐下至足肿痛；四是治寒湿脚气。龙胆下行的作用与防己相同；如用酒浸过则能上行；外行以柴胡为主，龙胆为使。龙胆是治眼疾必用的药物。

李时珍说：相火寄在肝胆，有泻无补，所以龙胆之益肝胆气，正是因其能泻肝胆的邪热。但是，龙胆大苦大寒，过多服用恐伤胃中生发之气，反而会助火邪，这和长期服用黄连反而从火化的道理一样。《名医别录》中久服龙胆轻身的说法，恐怕不足信。

花 [性味] 味苦、涩，性大寒，无毒。
[主治] 治小儿壮热骨热，时疾热黄，痈肿
口疮。

根 [性味] 味苦、涩，性大寒，无毒。
[主治] 主骨间寒热，惊痫邪气，续绝伤。

## 【百草堂】

龙胆是一味苦寒的中药，清代医学家江笔花将龙胆列为凉肝猛将。它的苦味就像苦胆，就连黄连也要逊色三分。唐·李珣就曾经在他的诗中写道："尝胆不苦味若饴"，就是说，在品尝了龙胆以后，再吃苦胆，它的味道就像饴糖一样甘甜了。就是因为龙胆的大苦大寒，"过服恐伤胃中生发之气"（《本草纲目》），所以《神农本草经》中的"久服益智不忘，轻身耐老"的观点并不被医学界所认同。

作为中药龙胆虽然很苦，可它的花却是山花中的一绝，是我国特有的高山花卉。"深居高山人难见"，也正因如此，龙胆花天生便具有了一种优雅脱俗的美。宋·苏颂在《本草图经》中说："四月生叶如嫩蒜，细茎如竹枝，七月开花，如牵牛花，做铃铎状。"因其叶如龙葵，味似苦胆，所以被命名为龙胆。

### 对症下药

| 病症 | 配方 | 功效 |
|---|---|---|
| 伤寒发狂 | 将草龙胆研细，加入鸡蛋清、蜂蜜，化凉开水服6克。 | 泻肝定惊 |
| 四肢疼痛 | 将山龙胆根切细，用生姜汁浸泡一夜以去其性，然后焙干，捣为末，水煎一钱匕，温服。 | 祛除寒热、止痛通络 |
| 蛔虫攻心，刺痛，吐清水 | 龙胆30克，去头锉碎，加水二盏，煮至一盏，头天晚上禁食，第二天清晨将药一次服完。 | 定五脏，杀蛊毒 |
| 一切盗汗 | 龙胆草研末，每次服3克，加猪胆汁二三滴，入温酒少许调服。 | 滋阴补益，清虚劳之热 |
| 咽喉热痛 | 龙胆磨水服。 | 散热止痛 |

# 细辛

**产地分布：**南起云南，北至陕西、吉林、黑龙江，西至西藏。
**成熟周期：**5～7月采挖。
**形态特征：**多年生草本，有细长芳香的根状茎。花单生叶腋，贴近地面，常紫色，钟形。
**功　　效：**祛风散寒，通窍止痛，温肺化饮。

## 【原文】

细辛，味辛，温。主咳逆；头痛脑动；百节拘挛，风湿痹痛死肌。久服明目，利九窍，轻身长年。一名小辛。生山谷。

## 【译文】

细辛，味辛，性温。主治咳嗽气逆；头痛眩晕；全身关节拘挛抽搐，风湿痹痛，肌肉坏死。长期服用能明目，通利九窍，

花 [性味] 味辛，性温，无毒。
[主治] 治头痛脑动，风湿痹痛死肌。

根 [性味] 味辛，性温，无毒。
[主治] 治咳逆上气。

叶 [性味] 味辛，性温，无毒。
[主治] 润肝燥，治督脉为病，脊强而厥。

使人身体轻巧，延年益寿。又叫作小辛。产于山中的深谷处。

【集解】

《名医别录》载：细辛生于华阴山谷，二月、八月采根阴干。

陶弘景说：现在用东阳临海所产的也较好，但味辛烈不及华阴、高丽所产。用的时候要去头节。

李时珍说：按沈括《梦溪笔谈》所说，细辛出自华山，极细而直，柔韧，深紫取消，味极辛，嚼之习习如椒而更甚于椒。《博物志》上说杜衡乱细辛，自古已然。大抵能乱细辛的，不止杜衡，应从根苗、色味几方面来仔细辨别。叶像小葵，柔茎细根，直而色紫，味极辛的是细辛。叶像马

蹄，茎微粗，根弯曲而呈黄白色，味也辛的是杜衡。杜衡干则作团，又叫作马蹄香。一茎直上，茎端生叶如伞形，根像细辛，微粗直而呈黄白色，味辛微苦的是鬼督邮。像鬼督邮而色黑的是及已。叶像小桑，根像细辛，微粗长而呈黄色，味辛而有臊气的是徐长卿。叶像柳而根像细辛，粗长呈黄白色而味苦的是白薇。像白薇而白直，味甘的是白前。

## 细辛根

[修治] 雷敩说：凡使细辛，切去头、土，用瓜水浸一夜，晒干用。必须将双叶的拣去。

[性味] 味辛，性温，无毒。

徐之才说：与曾青、枣根相使。与当归、芍药、白芷、川芎、丹皮、藁本、甘草同用，治妇科疾病；与决明子、鲤鱼胆、青羊肝同用，治目痛。细辛恶黄芪、狼毒、山茱萸。忌生菜、狸肉。畏消石、滑石。反藜芦。

[主治] 能温中下气，破痰利水道，开胸中滞结，除喉痹、鼻息肉，治鼻不闻香臭，风痫癫疾，下乳结，治汗不出，血不行，能安五脏，益肝胆，通精气。《名医别录》

添胆气，治咳嗽，去皮风湿痒，疗见风流泪，除齿痛，血闭，妇人血沥腰痛。（甄权）

含之，能去口臭。（陶弘景）

润肝燥，治督脉为病，脊强而厥。（王好古）

治口舌生疮，大便燥结，起目中倒睫。（李时珍）

[发明] 寇宗奭说：治头面风痛，不可缺少细辛。

张元素说：细辛性温，味大辛，气厚于味，属阳，主升，入足厥阴、少阴经血分，是手少阴引经之药。

## 对症下药

| 病症 | 配方 | 功效 |
| --- | --- | --- |
| 女子子宫冷不孕 | 细辛同芎、归、芍、丹皮、藁本、甘草、白薇。 | 暖宫 |
| 咳逆上气及筋骨疼痛 | 细辛同五味、白芍、甘草、肉桂、炮姜、黄耆、苏梗。 | 清热泄肺，解毒止痛 |
| 风湿痛 | 细辛同白芍、甘草、桂枝、木通、归身。 | 去湿解痛 |
| 虚寒呕哕饮食不下 | 细辛去叶15克，丁香7.5克，共研为末，每次用柿蒂汤送服3克。 | 益肝胆，助消化 |

李时珍说：气厚者能发热，为阳中之阳。辛温能散，所以各种风寒、风湿、头痛、痰饮、胸中滞气、惊痫者，适宜使用。口疮、喉痹、齿痛等病用细辛，取其能散浮热，则火郁亦能发之。辛能泄肺，所以风寒咳嗽上气者，也能用。辛能补肝，所以胆气不足、惊痫眼目等疾病，宜用。辛能润燥，所以能通少阴经及耳窍，便涩的人宜用。

### 【百草堂】

细辛的药用部位是根部，于初春二月或仲秋八月采集。

《本草纲目》引《本草别说》："细辛若单用末，不可过一钱。"并在细辛条附方项的治"虚寒呕哕、饮食不下"方中说："细辛去叶半两，丁香二钱半，为末。每服一钱（其中实含细辛三分之二钱），柿蒂汤下。"

而对于现代中青年妇女的多发病——偏头痛而言，细辛是一味相当不错的中药，偏头痛时，将事先准备好的细辛含在口中，每日2次，直至痊愈，复发率低。

# 石斛 ▶上品 植物篇

**产地分布：** 主产于四川。
**成熟周期：** 花期约20天。
**形态特征：** 茎丛生，直立，上部略呈回折状，稍偏，黄绿色，具槽纹。叶近革质，短圆形。总状花序，花大、白色，顶端淡紫色。落叶期开花。
**功　　效：** 益胃生津，养肝明目，强筋健骨。

### 【原文】

石斛，味甘，平。主伤中；除痹，下气；补五脏虚劳羸瘦，强阴。久服厚肠胃；轻身延年。一名林兰，生山谷。

### 【译文】

石斛，味甘，性平。主治中气损伤；驱除风痹，使胸膈之气下沉；又补五脏虚劳损伤、身体羸弱消瘦，使阴液强盛。长

## ○对症下药○

| 病症 | 配方 | 功效 |
| --- | --- | --- |
| 五脏虚劳、阴虚 | 石斛同麦冬、五味、人参、白芍、甘草、杞子、牛膝、杜仲。 | 理伤中、补虚劳、强阴益精 |
| 胃热四肢软弱 | 石斛同麦冬、白茯、陈皮、甘草。 | 健肠胃、强身体 |
| 口干舌燥，腿脚发软 | 石斛专一味，夏月代茶。 | 生津润喉，健足力 |

期服用可增强肠胃功能，身体轻巧，延年益寿。又叫作林兰，产于山中的深谷处。

### 【集解】

《名医别录》说：石斛生长在六安山谷水旁的石上。七八月采茎，阴干。

经年不死，俗称千年润。

李时珍说：石斛丛生于石上，根纠结在一起。干的色白柔软。它的茎叶生的时候为青色，干后变为黄色。石斛开红色的花，节上生根须。人们也将它折下，用砂石栽种，或用物盛装挂在屋下，频浇水，经年不死，所以叫千年润。石斛短而茎中实，木斛长而茎中虚，很容易分别。石斛到处都有，以四川产的为好。

[修治] 雷敩说：将石斛去掉根头，用酒浸泡一夜，晒干，用酥拌蒸，从巳时至酉时，再徐徐焙干，用入补药有效。

李时珍说：味甘、淡、微咸。

徐之才说：与陆英相使，恶凝水石、巴豆，畏雷丸、僵蚕。

[主治] 补虚损，平胃气，长肌肉，逐皮肤邪热痱气，疗脚膝疼痛、冷痹、软弱，定志除惊，轻身延年。《名医别录》

益气除热，治男子腰脚软弱，健阳，逐皮肌风痹，骨中久冷，补肾益力。（甄权）

壮筋骨，暖肾脏，益智清气。《日华诸家本草》

治发热自汗，痈疽排脓内塞。（李时珍）

[发明] 寇宗奭说：石斛治胃中虚热效果好。

李时珍说：石斛性平，味甘、淡、微咸，属阴中之阳，主降，是足太阴脾、足少阴右肾的药。深师说，男子阴囊潮湿精少，小便余沥的，宜加用石斛。一法：用石斛二钱，加生姜一片，水煎代茶饮，能清肺补脾。

### 【百草堂】

相传南极仙翁为玉皇大帝的大将青龙和王母娘娘的侍女金凤所生。两人为了自由和爱情，不顾冒犯天规，毅然下凡到人间，隐居于寿仙谷。后来生下了南极仙翁。

南极仙翁自幼吸收谷中之灵气，聪慧过人，超凡脱俗，而又心地善良，长大后精通医术，常不畏艰险，腰系缆绳，飞渡百丈深谷，采集悬崖上饱浴云雾雨露之滋润、受天地之灵气、吸日月之精华的石斛，并且用它来治病救人、驱瘟辟邪，为民造福。因广积善德，千年之后，羽化成仙，被玉帝册封为主管人间健康长寿的老寿星——南极仙翁。

寿仙谷一带的百姓历来长寿，不知是否与吃了南极仙翁采摘的石斛有关呢？

# 巴戟天 ▶上品 植物篇

产地分布：主产广东、广西。

成熟周期：花期 4 ~ 6 月，果期 7 ~ 11 月。

形态特征：根呈扁圆柱形，略弯曲。表面灰黄色或暗灰色，具纵纹及横裂纹。

功　　效：补肾阳，强筋骨，祛风湿。

## 【原文】

巴戟天，味辛，微温。主大风邪气；阴痿不起；强筋骨。安五脏，补中；增志，益气。生山谷。

## 【译文】

巴戟天，味辛，性微温。主治严重的风邪症，阳痿不举，强筋健骨。能安定五脏，补中益气，增强记忆力。产于山中的深谷处。

## 【集解】

《名医别录》载：巴戟天长在巴郡以及下邳的山谷中，二月、八月采根阴干用。

陶弘景说：现在也用建平、宜都所产的，根形如牡丹而细，外红里黑，用时打去心。

苏恭说：巴戟天的苗俗称三蔓草。叶似茗，冬天也不枯萎。根如连珠，老根为青色，嫩根为白紫色，一样使用，以连珠多肉厚的为好。

## 巴戟天根

[修治] 雷敩说：凡是使用巴戟天，必须先用枸杞子汤浸泡一夜，泡软后滤出，再用酒浸泡一伏时，滤出，同菊花熬至焦黄，去掉菊花，用布拭干用。

李时珍说：现在的制法是，用酒浸泡一夜，锉碎焙干后入药。如果急用，只用温水浸软去心也可。

[性味] 味辛、甘，性微温，无毒。

徐之才说：与覆盆子相使，恶雷丸、丹参、朝生。

[主治] 疗头面游风，小腹及阴部疼痛。能补五劳，益精，助阳利男子。《名医别录》

治男子梦遗滑精，强阴下气，疗麻风。（甄权）

治一切风证，疗水肿。《日华诸家本草》

《仙经》中用巴戟天来治脚气，去风疾，补血海。（李时珍）

### ○对症下药○

| 病症 | 配方 | 功效 |
| --- | --- | --- |
| 阴痿 | 巴戟天同五味、苁蓉、山茱萸、鹿茸、伯仁、杞子、补骨脂。 | 补肾阳，强筋骨 |
| 遗精 | 巴戟天同鹿角、伯仁、天冬、远志、莲须、覆盆、黄柏。 | 补肾益精 |
| 肾阳虚衰，腰膝酸软，下肢无力 | 巴戟天酒：巴戟天、淮牛膝各等量。用约 10 倍的白酒浸泡。每次饮 1 ~ 2 小杯。 | 补肾壮阳、强筋骨 |

[发明] 王好古说：巴戟天，是肾经血分药。

甄权说：病人虚损，宜加量使用巴戟天。

【百草堂】

巴戟天具有补肾助阳、祛风除湿的功效，用于阳痿、冷痛、腰膝痹弱等症。

用巴戟天、牛膝、石斛、羌活、当归、生姜、酒配置而成的巴戟天酒具有补肾壮阳、活血通经、舒筋利关节的功效，历来被列为养生佳品。

此酒内补肝肾筋骨，外祛风寒湿邪、中介活血通经，主治腹部瘀结冷痛，折伤闪挫，腰膝痹痛，足痿无力，肢节不利、四肢拘挛，肾虚阳痿。

# 白英 ▶上品 植物篇

产地分布：甘肃、陕西、山东及长江以南各省。

成熟周期：花期 7 ~ 8 月，果期 9 ~ 10 月。

形态特征：多年生草质藤本。茎、叶密生有节的长柔毛。叶多为琴形，叶柄长约 3 厘米。聚伞花序顶生或腋外生，花疏生；花冠蓝色或白色。浆果球形，直径约 8 毫米，成熟后红色。

功　　效：清热解毒，祛风利湿，化瘀。用于湿热黄疸、风热头痛、白带过多、风湿性关节炎。

【原文】

白英，味甘，寒。主寒热；八疸；消渴；补中益气。久服轻身延年。一名谷菜。生山谷。

【译文】

白英，味甘，性寒。主治身体的恶寒发热，八种黄疸，消渴症，具有补中益气的功效。长期服用使人身体轻巧、益寿延年。又叫作谷菜。产于山中深谷处。

【百草堂】

白英又叫作白毛藤、毛风藤、毛葫芦、毛秀才。

白英具有清热解毒，祛风利湿，化瘀的功效。用于湿热黄疸、风热头痛、白带过多、风湿性关节炎等症。

白英花为蓝色或白色，在山坡或路旁

叶 [主治] 感冒发热、黄疸型肝炎、胆囊炎、胆石症、白带。

根 [主治] 清热利湿、解毒消肿、祛风湿。

经常可以看到它可爱的身影。

日常生活中如果遇到风热感冒，可以用等量的一枝黄花和白英一起用水煎服，据说具有不错的疗效。

# 白蒿 ▶上品 植物篇

**产地分布**：东北、华北及甘肃、陕西、豫西等地。

**成熟周期**：花期 8 ~ 9 月，果期 9 ~ 10 月。

**形态特征**：二年生草本。茎被白毛，多分枝。单叶耳生；有柄；头状花序半球形，有梗，下垂，排成圆锥状花序；总苞片密被白毛，最外列者线形，灰黄绿色；小花皆为管状，黄色，表面有腺点，全部结实，花托有毛，毛几与小花等长。瘦果小，狭长倒卵形，具纵纹，黄褐色。

**功　效**：治风寒湿痹，黄疸，热痢，疥癞恶疮和病毒感染（俗称上火）等。

## 【原文】

白蒿，味甘，平。主五脏邪气；风寒湿痹；补中益气；长毛发令黑；疗心悬，少食常饥。久服轻身，耳目聪明不老。生川泽。

## 【译文】

白蒿，味甘，性平。主治五脏内的邪气，风寒湿痹之症；具有补中益气的作用；还能使人增长毛发、头发乌黑；治疗心悸不安，饭量小而常有饥饿感。长期服用使人身体轻巧，耳聪目明，延缓衰老。产于山川沼泽。

## 【百草堂】

白蒿，学名茵陈蒿，别称茵陈或绵茵陈。菊科。多年生草本植物。多生于田间、地头、路边、沟边，尤其撂荒地里居多。

白蒿是山区里地道的野菜，生长在山坡上。常被山里人当作菜肴拿来食用，最普遍的做法就是油炸白蒿和白蒿窝头。

油炸白蒿是先将从山上采来的白蒿用清水洗干净并控干水，然后打两个鸡蛋放到面粉里就着水和成面浆，把油烧烫，白蒿粘上面浆之后下油锅炸，直到呈现出微微金黄就可以起锅了；白蒿窝头是将白蒿嫩茎叶去杂洗净，切碎，掺进玉米面，拌匀和好，蒸窝头。

这两种食物不仅做法简单、美味可口，而且具有防病治病的功效。因为这种被拿来当作野菜的白蒿是味中药，具有祛风除湿、利尿消肿、凉血止血、补中解毒、益肺的功效。

关于白蒿的记载，最早见于《诗经》，《诗》云："呦呦鹿鸣，食野之苹。"诗中所说的苹即陆生皤蒿，鹿所食的九种解毒之草，白蒿就是其中之一。

赤箭

上品 植物篇

产地分布： 陈仓山谷、雍州及太山、少室山。

成熟周期： 3月、4月、8月采根。

形态特征： 天麻长圆扁稍弯，点状环纹十余圈，头顶茎基鹦哥嘴，底部疤痕似脐圆。

功　　效： 定风补虚，平肝息风。

【原文】

赤箭，味辛，温。主杀鬼精物，蛊毒恶气。久服益气力，长阴，肥健，轻身增年。一名离母，一名鬼督邮。生川谷。

【译文】

赤箭，味辛，性温。主治鬼迷心窍、精神失常，能杀灭蛊毒恶气。长期服用能使人增长气力，增长阴液，强健身体，并能使人身轻体巧、延年益寿。又叫作离母、鬼督邮。产于川泽河谷地带。

【集解】

《名医别录》载：赤箭生长在陈仓山谷、雍州及太山、少室山，三月、四月、八月采根晒干用。

苏恭说：赤箭属于芝类，茎似箭杆，红色，顶端开花，叶子为红色，远看就像箭上插了羽毛。它四月开花，结的果实像苦楝子，核有五六个棱，里面有白面一样的肉，被太阳晒就会枯萎。其根皮肉汁，非常像天门冬，只不过茎是空的。根下五六寸的地方，有十几个子长在周围，就像芋一样，可以生吃。

苏颂说：赤箭春天长苗，刚长出的时候像芍药，独发一茎，高三四尺，像箭杆的形状，青赤色，所以叫赤箭芝。茎中空，在茎干上部，贴着茎干长有少量的尖小叶。梢头长穗，开花结子如豆大，其子到了夏天也不脱落。其根形状如黄瓜，连生一二十枚。大的有半斤或五六两重，根皮黄白色，叫龙皮。根肉名天麻，在二月、三月、五月、八月里采。

李时珍说：在上品五芝以外，补益药物属赤箭为第一。世人被天麻的各种说法迷惑了，只知可用来治风病，实在是可惜。沈括的说法虽然正确，但天麻的根、茎都可入药用。天麻子从茎中落下，俗名还筒子。其根晒干后，肉白坚实，如羊角的颜色，叫作羊角天麻；蒸后发黄有皱纹如干瓜的，俗称酱瓜天麻，都可入药用。

雷敩说：凡用天麻时不要用御风草，这两种药物近似。只是叶、茎不同。御风草根茎上有斑点，叶背面发白有青点。用御风草就不要用天麻。如果二药合用，会使人得肠结的疾病。

［修治］雷敩说：加工后的天麻十两，锉碎放入瓶中。取蒺藜子一镒，缓火熬焦，盖在天麻上，用三重纸封住，从晚上九时至凌晨一时，然后取出。取蒺藜炒过，方法同前，共七遍。用布擦去上面的水蒸气，劈开焙干，单独捣碎用。

李时珍说：这是用来治风痹，所以这样炮制。如果用来治肝经风虚，只是洗净后用湿纸包裹，放在糠火中煨熟，取出切片，用酒浸一夜，焙干用。

赤箭

《日华诸家本草》载：味甘，性温。

王好古说：性平，味苦，为阴中阳药。

[主治] 消痈肿，下肢肿胀，寒疝便血。《名医别录》

天麻：主治各种风湿麻痹，四肢拘挛，小儿风痫惊气，利腰膝，强筋骨。久服益气轻身长年。《开宝本草》

治寒湿痛痹，瘫痪不遂，语多恍惚，善惊失志。（甄权）

助阳气，补五劳七伤，通血脉，开窍，服用没有禁忌。《日华诸家本草》

疗眩晕头痛。治风虚眩晕头痛。（张元素）

[发明] 李杲说：肝虚不足的人，宜用天麻、川芎来补益。其功用有四：一治成人风热头痛，一疗小儿癫痫惊悸，三治各种风邪所致麻痹不仁，四治风热语言不遂。

李时珍说：天麻是肝经气分的药。《素问》上说，诸风掉眩，皆属于肝。所以天麻入厥阴经而治诸风眩晕一类的疾病。罗天益说，眼黑头眩，风虚内动，非天麻不能治。天麻乃是定风草，所以是治风的妙药。今有久服天麻引起遍身发出红疹的人，这是天麻祛风的验证。

## 还筒子（天麻子）

[主治] 定风补虚，功效和天麻相同。（李时珍）

【百草堂】

赤箭以"其茎如箭杆"，赤色而得名。在《本草纲目》里称为"定风草"，得名于"赤箭钻天，有风不动能定风，无风自动可驱风"的药谚。亦名赤箭芝、独摇芝、离母、合离草、神草、鬼督邮。后来被称为天麻，传说是因为这是天神所赐，所以就叫作"天麻"了。药农有"天麻、天麻，天生之麻，神仙播种，凡人采挖"的传说。

一株只长一个天麻的，叫独麻；一株长一窝天麻的，叫窝麻。天麻的籽很小，用肉眼根本看不见，古人说："深山天麻真是奇，神仙播种地下生，果实成熟见其踪，凡人无法能栽种。"所以称它为"神药"。

天麻作为珍贵名产，身价可与茅台酒齐名；作为地道药材，名气堪与人参媲美。

## ○对症下药○

| 病症 | 配方 | 功效 |
| --- | --- | --- |
| 心烦头晕、肢节疼痛、偏正头痛 | 天麻丸：天麻15克，川芎60克，共研为末，炼蜜做成丸子，如芡子大，每次饭后嚼服1丸，用茶或酒送服。 | 消风化痰，清利头目，宽胸利膈 |
| 痰厥头痛 | 天麻同半夏、黄芩、前胡、陈皮、白茯 | 消咳止痛 |

# 菴䕡子  上品 植物篇

**产地分布：** 广东、江苏、浙江、安徽及东北等地。

**成熟周期：** 花期 7 ~ 8 月。

**形态特征：** 多年生草本。叶互生；基部叶有柄，叶片阔卵形，叶基楔形，边缘有大小不等的缺刻状粗锯齿；茎生叶几无柄，倒卵形；小花梗生于茎上部叶腋间，集成总状圆锥花丛；中间小花两性，均为管状，淡黄色，两性小花花柱分枝先端为披针形突渐尖。瘦果长约 2 毫米。

**功　效：** 行瘀，祛湿。治妇女血瘀经闭，产后停瘀腹痛，跌打损伤，风湿痹痛。

## 【原文】

菴䕡子，味苦，微寒。主五脏瘀血，腹中水气，腹张，留热；风寒湿痹，身体诸痛。久服轻身延年不老。生川谷。

## 【译文】

菴䕡子，味苦，性微寒。主治五脏内有瘀血，腹中有水汽聚集，腹部胀满，长时间发热不退，风寒湿痹，全身各处疼痛。长期服用使身体轻巧，延年益寿。产于川泽河谷地带。

## 【百草堂】

为菊科植物菴䕡的果实。苦辛，温。

关于菴䕡子的性状古代医书的记载略有差异。《吴普本草》中说："苦，小温，无毒。"李当之《药录》称："温。"《本草经疏》："辛。"

《圣惠方》中有菴䕡子酒的制法：菴䕡子一斤，桃仁二两，大麻仁二升，捣碎浸入酒中，密封。五天后，每服暖饮三合，渐加至五合，日三服。治妇人夙有风冷，留血结聚，月水不通。

菴䕡子虽然是妇科良药，但是却除"五脏瘀血，腹中水汽"，因此孕妇忌服。

# 菥蓂子  上品 植物篇

**产地分布：** 我国大部分地区均有分布。产江苏、浙江、湖南等地。

**成熟周期：** 5 ~ 6 月间果实成熟。

**形态特征：** 属十字花科一年生草本，茎直无毛，叶倒披针形，开白色花，短角果倒卵形，种子黄褐色。

**功　效：** 清肝明目，清热利尿。

## 【原文】

菥蓂子，味辛，微温。主明目，目痛泪出；除痹；补五脏，益精光。久服轻身不老。一名蔑菥，一名大戢，一名马辛。生川泽及道旁。

## 【译文】

菥蓂子，味辛，性微温。主要功效是使眼睛明亮，治疗目痛流泪，能除痹痛，调补五脏，使眼睛瞳子增添灵光。长期服用可使身轻体捷，延缓衰老。又叫作蔑菥、大戟、马辛。产于河边泽畔水草丛杂处及道路两旁。

## 【百草堂】

菥蓂子又叫作遏蓝菜，或称大荠。江、浙地区当作败酱草。属十字花科一年生草本，茎直无毛，叶倒披针形，开白色花，短角果倒卵形，种子黄褐色，嫩苗作野菜，可食。种子榨油及药用。清热解毒明目利尿。以籽粒饱满、黑色、干燥、无灰土杂质者为佳。

菥蓂子治疗眼睛热痛十分有效，既可外用又可内服。

外用的方法是将菥蓂子捣筛为末，睡前点入眼中；内服的方法是将菥蓂子炒研细末，用米汤送服。

# 蓍实 ▶上品 植物篇

**产地分布：** 新疆、内蒙古及东北。欧洲、非洲北部、伊朗、蒙古也有广泛分布。

**成熟周期：** 花果期 6 ~ 8 月。

**形态特征：** 多年生草本，具细的匍匐根茎。茎直立，有细条纹。叶无柄，披针形、矩圆状披针形或近条形。头状花序多数，密集成复伞房状；总苞矩圆形或近卵形，疏生柔毛。边花 5 朵，舌片近圆形，白色、粉红色或淡紫红色；盘花两性，管状，黄色，外面具腺点。瘦果矩圆形，淡绿色，有狭的淡白色边肋，无冠状冠毛。

**功　　效：** 发汗、祛风。

## 【原文】

蓍实，味苦，平。主益气，充肌肤，明目，聪慧先知。久服不饥；不老轻身。生山谷。

## 【译文】

蓍实，味苦，性平。主要功效是增补气力，使肌肤充实，眼睛明亮，增加智慧、提高洞察力。长期服用能够没有饥饿感，延年益寿，身体轻巧。产于山中的深谷处。

## 【百草堂】

在古书的记载中蓍是一种长寿而有灵性的草，班固在《白虎通》载孔子云："蓍之为言者也。老人历年多，更事久，事能尽知也。"陆佃《埤雅》云："草之多寿者，

实 [性味] 味苦，平。
[功效] 明目，充肌肤。

故字从耆。"《博物志》中说："蓍千岁而三百茎,其本已老,故知吉凶。"

《史记·龟策传》云:"龟千岁乃游于莲叶之上。蓍百茎共一根。所生之处,兽无虎狼,虫无毒螫。"徐广注云:"刘向言龟千岁而灵,蓍百年而一本生百茎也。"褚先生云:"蓍满百茎,其下必有神龟守之,其上常有青云覆之。"传云:"天下和平,王道得而蓍茎长丈,其丛生满百茎。方今

取蓍者,八十茎已上,长八尺者,即已难得。但得满六十茎以上,长六尺者,即可用矣。今蔡州所上,皆不言如此。则此类亦神物,故不常有也。"时珍曰:"蓍乃蒿属,神草也。故《易》曰:蓍之德,圆而神。天子蓍长九尺,诸侯七尺,大夫五尺,士三尺。"

蓍是草中寿星、人间祥瑞,因此蓍实的神奇功效自然也令世人深信不疑了。

# 赤芝 ▶上品 植物篇

**产地分布:**《本草纲目》里记载:赤芝生霍山。即湖北、河南、安徽三省交界处的大别山区的赤芝最好。

**成熟周期:** 采收季节在6月至8月。

**形态特征:** 菌伞肾形,半圆形或近圆形,表面红褐色,有漆样光泽,分为有菌柄和无菌柄两种,有菌柄与菌伞同色或较深。

**功　　效:** 主胸中结、益心气。补中,增慧智,不忘。久食轻身不老。

## 【原文】

赤芝,味苦,平。主胸中结;益心气,补中,增慧智不忘。久食轻身不老,延年神仙。一名丹芝。生山谷。

## 【译文】

赤芝,味苦,性平。主治胸中的郁结不舒,具有增益心气、补充内脏、增长智慧、增强记忆力的作用。长期服用使身体轻巧、延缓衰老,飘飘欲仙。又叫作丹芝。产于山中的深谷处。

## 【集解】

李时珍说:芝的种类很多,也有开花结实的。本草唯以六芝标明,但对其种属不能不知道。《神农本草经》载,吸收山川云雨、四时五行、阴阳昼夜精华而生长的

五色神芝,是供圣王用的。《瑞应图》说,芝草常在六月生长,春青,夏紫,秋白,冬黑。葛洪《抱朴子》说,芝有石芝、木芝、肉芝、菌芝等,品种有数百种。时珍我常疑惑,芝乃是腐朽余气所生,就像人生瘤赘。而古今都认为芝是瑞草,又说吃了芝能成仙,实在是迂腐荒谬。

## 【百草堂】

灵芝在医书中被分为赤、黑、青、紫、白、黄六种,每种有其不同的功效,但同样都被称为仙草。

灵芝的来历最早见于《山海经》:炎帝有一个小女儿,名叫瑶姬,长得是聪明伶俐,貌美如花,炎帝将其视为掌上明珠。然而这位美丽的姑娘却没有美好的宿命,瑶姬刚到出嫁之年就意外夭折。传说这位满怀热情的少女将精气飘荡到"姑瑶之山,

化为瑶草"。有趣的是，谁要吃了这"瑶草"，谁就能和自己思念的人在梦中相会。

据晋人习凿齿《襄阳耆旧传》和唐人余知古《渚宫旧事》中记载，后来，玉帝哀怜瑶姬的早逝，封她为巫山云雨之神，也就是我们三峡上那位著名的巫山神女！这女神美丽婀娜变幻莫测，每天清晨化作一片朝云，自由轻闲地徜徉在群峰之间。到了黄昏，又化作一阵暮雨，将她的一腔幽怨倾泻在千里长江之中。她的精魂散则为气，聚则为物。据《渚宫旧事》中说："精魂为草，实乃灵芝。"后来，人们便把瑶姬谐音为灵芝。也因为灵芝有这么一段神奇的故事而被人们称为仙草。

# 黑芝 ▶上品 植物篇

**产地分布**：福建、广东、云南、海南、广西、西藏等地。

**成熟周期**：夏、秋采收。

**形态特征**：表面灰褐色或褐色，有细微绒毛，并有放射状深皱纹和不明显的环纹，边缘锐，波状，多瓣裂。管口面类白色或黑褐色。纵剖面可见菌管单层。菌柄偏生，圆柱形，弯曲，下部有假根，与菌盖同色，有细微绒毛。木栓质。气微，味淡。

**功　　效**：益肾、利尿、通九窍、聪察、消积；主治急性肾炎、慢性肾炎、消化不良。

## 【原文】

黑芝，味咸，平。主癃，利水道，益肾气，通九窍，聪察。久食，轻身不老，延年神仙。一名玄芝。生山谷。

## 【译文】

黑芝，味咸，性平。主治小便不通，具有通利水道，补益肾气，通畅九窍，使人聪慧洞察的作用。长期服用可以使人身体轻巧、长生不老、飘飘欲仙。又叫作玄芝。产于山中的深谷处。

## 【百草堂】

在中国数千年的历史长河中，关于灵芝的种种神奇传说绵延不绝。灵芝的神秘色彩、环绕它的扑朔迷离的光环，仅从其诸多的近乎玄秘的称谓即可略见一斑。上古时期称为"瑶草"，屈原的《九歌·山鬼》称为"三秀"，《尔雅》称为"瑞草"（明代李时珍也说："古人皆以为瑞草"），《神农本草》称为"神芝"，秦始皇时代称为"还阳草"、东汉张衡的《西京赋》称为"灵草"，这些称谓均指灵芝。"灵芝"这一如今家喻户晓的称谓，在药学著作中始见于《滇南本草》，"灵芝"初见载籍则是三国大文学家曹植的《灵芝篇》，在明代"灵芝"这一称谓就已固定下来，《西游记》及《本草纲目》中都有据可考。

而作为灵芝一种的黑芝，又被称为玄芝。依采芝图记载，黑芝生山谷之阴，黑盖赤理，黑茎、味咸苦。因此被称为黑芝。

# 青芝  ▶上品 植物篇

产地分布：生山谷。
主　　治：肝气不足，头昏眼花。
形态特征：表面具革质菌盖，表面有短绒毛。
功　　效：明目、补肝气、安精魂。

## 【原文】

青芝，味酸，平。主明目，补肝气，安精魂；仁恕。久食轻身不老，延年神仙。一名龙芝。生山谷。

## 【译文】

味酸，性平。有明目、补益肝气、使人精神安宁、心平气和的作用。久食可令人身体轻捷、延年不老、神气清爽。青芝又叫龙芝。

## 【百草堂】

青芝又被称为龙芝。传说龙芝生长在悬崖、峭壁或者是毒蛇出没的山洞深处等常人难以企及的地方，传说它三千年一开花，六千年一结果，九千年生出精魂，变成小人模样，四处行走。

龙芝常年吸收天地灵气，同时散发出的气息又恩泽万物，在龙芝生长之地周围，草木都长得旺盛无比，甚至周围的蝼蚁也比平常地方的健硕，平常人若能吃到一棵三千年的龙芝，便一生健康无灾、长命百岁。

当然这只是传说而已，不过龙芝的养生和保健作用还是不容小觑的。

# 紫芝  ▶上品 植物篇

产地分布：多生于阔叶树木桩旁地上或松木上，或生于针叶树朽木上。产于河北、山东、江苏、浙江、江西、福建、台湾、广东、广西。
成熟周期：夏、秋采收。
形态特征：菌盖木栓质，多呈半圆形至肾形，少数近圆形，表面黑色，具漆样光泽，有环形同心棱纹及辐射状棱纹。菌肉锈褐色。菌管口与菌肉同色，管口圆形。菌柄侧生，黑色，有光泽。孢子广卵圆形，内壁有显著小疣。
功　　效：增强人体免疫，保肝、解毒，延缓细胞衰老。

## 【原文】

紫芝，味甘，温。主耳聋，利关节，保神益精，坚筋骨，好颜色。久服轻身不老延年。一名木芝。生山谷。

## 【译文】

紫芝，味甘，性温。主治耳聋，具有通利关节，保养精神、增益精气，强健筋骨、容光焕发的功效。长期服用可以使人身体轻巧、增寿延年。又叫作木芝。产于山中的深谷处。

## 【百草堂】

紫芝能养心安神，补气益血。用于虚劳，头晕失眠，食欲不振，咳嗽气喘。

关于紫芝有动人的传说也有美丽的诗歌。

秦末，四皓先生隐居九里沟，所作《紫芝歌》："莫莫高山，深谷透迤，烨烨紫芝，可以疗饥，唐虞世远，吾将安归，驷马高盖，其忧将入，富贵之留人，不知贫贱而肆忘。"

传说芙蓉峡的中心点是神仙的种芝田、尝紫芝的地方，故名紫芝坞。明吴观有诗云"山中白云多，坞内紫芝少；紫芝不可寻，白云为谁好。"李淑又云"不见菇芝人，只闻紫芝坞。我来醉白云，枕石歌芳杜。"

关于紫芝史书中也有记载：大历八年，庐江县紫芝生，高一丈五尺。

# 黄芝 ▶上品植物篇

**产地分布**：生山谷。
**主　治**：大风癞疮，脾胃虚弱，体倦乏力。
**形态特征**：菌伞肉质多汁，新鲜标本常可达数斤重。
**功　效**：补肝明目，益脾气，延年益寿。

## 【原文】

黄芝，味甘，平。主心腹五邪，益脾气，安神忠信和乐；久食轻身不老，延年神仙。一名金芝。生山谷。

## 【译文】

黄芝，味甘，性平。主治心腹的各种邪病，具有增补脾气，使人精神安和的作用。长期服用可令人身体轻捷、延年不老、飘飘欲仙。又叫作金芝。产于山中深谷处。

## 【百草堂】

相传从前有一个龙宫中住着一位美丽的龙女，其母长年卧病在床，龙女甚为担忧，常把山上的当归、香兰采回来给龙母治病。

附近的山下岩屋里住着个年轻的采药人。一天，采药人到深山老林里采药，邂逅了龙女，两人一见钟情。采药人得知龙女的母亲得了重病，需要一味灵芝草做药，可是却苦寻不到。于是便答应小姐一定将灵芝找来给她。采药人终于在一个陡崖上找到了灵芝草，可是却被护卫灵芝草的毒蛇咬伤了。他滚下了陡崖，昏死了过去。龙女按约定的时间来到约定的地点，却不见采药人，知道出了事，于是便沿着他留下的脚印找到了他。采药人只有一口气了，可手里还紧紧拿着那棵灵芝草。龙女感动得热泪盈盈，把他背到山下，放在岩屋里休息。她拿了灵芝草赶忙回到龙宫。

灵芝草治好了龙母的病，龙母非常感激，要重谢采药人。采药人不要任何财宝，只要娶龙女，龙王哪里肯把女儿嫁给采药人？就把女儿打入了冷宫，不准他们再相见。

后来，那个采药人也因苦苦思念龙女，化作一座山峰。

# 白芝 ▶上品 植物篇

产地分布：新疆、西藏等地。
主　　治：咳逆上气。
形态特征：菌肉质白，如马蹄状。
功　　效：益肺气，通利口鼻，强志意，安魄。

## 【原文】

白芝，味辛，平。主咳逆上气，益肺气，通利口鼻，强志意勇悍，安魄。久食轻身不老，延年神仙。一名玉芝。生山谷。

## 【译文】

白芝，味辛，性平。主治咳嗽、气喘，能够补益肺气，使口鼻通畅，精神旺盛、勇猛强健，安定神魄。长期服用可令人身体轻巧、长生不老，延年益寿、飘飘欲仙。又叫作玉芝。产于山中的深谷处。

## 【百草堂】

在民间传说《白蛇传》中，"盗仙草"的故事一直广为流传。

传说故事的主人公白素贞是苦修千年得以人形的白蛇。与其妹青蛇邂逅书生许仙于断桥，萌生恋情，青蛇从中传情达意，白蛇与许仙终成眷属。适逢端午节，白素贞不慎喝下克制蛇虫的雄黄酒，现出原形，许仙恐惧至极，猝死。为了救活相公，白蛇与青蛇大战护山仙童以求仙草。许仙服用千年灵芝后得以生还。

# 卷柏 ▶上品 植物篇

产地分布：分布于东北、华北、华东、中南及陕西、四川。
成熟周期：全年均可采收。
形态特征：主茎直立，下着须根。各枝丛生，直立，干后拳卷，密被覆瓦状叶。侧叶披针状钻形，基部龙骨状，先端有长芒，远轴的一边全缘，宽膜质，近轴的一边膜质缘极狭，有微锯齿。
功　　效：活血、止血。

## 【原文】

卷柏，味辛，温。主五脏邪气；女子阴中寒热痛；症瘕；血闭绝子。久服轻身，和颜色。一名万岁。生山谷石间。

## 【译文】

卷柏，味辛，性温。主治五脏受邪气侵袭，女子阴部冷热疼痛；腹内气血郁结所致的症瘕；闭经、不孕症。长期服用能够使身体轻巧，调和气色。又叫作万岁。

产于山中的深谷处。

## 【集解】

《名医别录》载：卷柏生于常山山谷石间，五月、七月采摘，阴干用。

陶弘景说：现在近处也有，丛生于石上，细叶似柏，弯曲如鸡足，青黄色。使用时，去掉下面近沙石的部位。

苏颂说：老根呈紫色，多须。春天生苗，似柏叶而细，高三五寸。没有花、子，大多生于石上。

[主治] 止咳逆，治脱肛，散淋结。治头中风眩，痿蹶，养阴益精，令人好容颜。《名医别录》

通月经，治尸疰鬼疰腹痛，惊恐啼泣。（甄权）

镇心，除头风，暖肾脏。生用破血，炙用止血。《日华诸家本草》

## 【百草堂】

卷柏也叫还魂草、万年青，是一种多年生的草本植物，生长在岩隙中。枝叶很像柏树，它在旱季里会卷屈、枯萎成一团，看似毫无生机，但只要一场雨露，就会伸展开枝叶，流露出醉人的绿色。卷柏的生命力极其顽强，它专门生长在光溜溜的石灰岩崖壁上，靠须根死死地扒住一点点可怜的泥土，又因为平日枯槁，遇水而荣，枯荣相继，长年如此，于是便有了"九死还魂草"美称。

卷柏只生活在远离尘嚣、空气清新的

茎叶 [性味] 辛，平，无毒。
[主治] 咳血吐血，风湿痛，经闭痛经，跌扑损伤。

大山上，如果周围的自然环境受到些许的工业污染，它就会真的死去，永远不再还魂。人们常拿它当作自然环境中的"指示剂"，哪里有卷柏，就证明那里的环境好，如果卷柏死了，那里的环境就有可能受到了污染。

正是因为卷柏生命的神奇，古代医家们赋予了它很高的期望。除《神农本草经》中说它能驱"五脏邪气，久服轻身"外，《名医别录》也称其能"强阴益精"，《药性本草》则更出奇，说它"治尸疰鬼疰"，使"百邪鬼魅啼泣"。

现实生活中卷柏的作用其实很单纯，那就是：生卷柏活血化瘀，卷柏炭止血外出。卷柏炭还可用于汤剂中，对各种出血证，如便血、尿血、鼻出血等效果显著。

### ○对症下药○

| 病症 | 配方 | 功效 |
|------|------|------|
| 大肠下血 | 卷柏、侧柏、棕榈等份，烧存性为末。每次用酒送服9克。也可用饭做成药丸服用。 | 补气摄血，补中益气 |
| 远年下血 | 卷柏、地榆焙等份。每用30克，加水一碗，煎数十沸，通口服。 | 暖肾脏，破血止血 |

# 蘼芜 ▶上品 植物篇

产地分布：生川泽。

主　　治：治头风头眩，流泪、多涕唾、泄泻、咳逆等。

形态特征：双子叶植物药伞形科植物川芎的苗叶。

功　　效：祛风止眩，补肝明目，除涕止唾。

## 【原文】

蘼芜，味辛，温。主咳逆，定惊气；辟邪恶；除蛊毒；鬼疰；去三虫。久服通神。一名薇芜。生川泽。

## 【译文】

蘼芜，味辛，性温。主治咳嗽气逆，能够惊悸安定，并能辟除邪恶鬼魅，解除蛊毒，治疗鬼疰，除灭蛔虫、赤虫、蛲虫等寄生虫。长期服用能使人神志清醒、洞明通达。产于河边泽畔水草丛生处。

## 【百草堂】

蘼芜也叫作薇芜、蕲茝、江蓠。《本草纲目·草部三》中说："其茎叶靡弱而繁芜，故以名之。当归名蕲，白芷名蓠。其叶似当归，其香似白芷，故有蕲茝、江蓠之名。"

蘼芜在古代被认为是一种神奇的草药，同时似乎还有一种淡淡的哀伤之情，因而也经常出现在古诗词当中。古乐府《上山采蘼芜》中就有"上山采蘼芜，下山逢故夫"的诗句。清代大词人纳兰性德也有《天仙子·梦里蘼芜青一剪》的词，词中写道："梦里蘼芜青一剪。玉郎经岁音书远。"

# 蓝实 ▶上品 植物篇

产地分布：辽宁、河北、山东、陕西等地。朽木上，产于河北、山东、江苏、浙江、江西、福建、台湾、广东、广西。

成熟周期：花期7月，果期8～9月。

形态特征：一年生草本。须根细，多数。茎圆柱形，具显明的节，单叶互生；叶片椭圆形或卵圆形，先端钝，基部下延，全缘，干后两面均蓝绿色。穗状花序，顶生或腋生；苞片有纤毛；花小，红色。瘦果，具3棱，褐色，有光泽。

功　　效：解毒、解热与杀菌。

## 【原文】

蓝实，味苦，寒。主解诸毒，杀蛊、蚑、疰鬼、螫毒。久服头不白，轻身。生平泽。

## 【译文】

蓝实，味苦，性寒。主要功效是解除多种毒，能够杀蛊毒、灭蚑虫，驱除鬼疰邪，解除蝎螫虫咬之毒。长期服用能够头发不白、身体轻巧。产于水草丛生的湿地处。

## 【百草堂】

蓝实能"解诸毒，杀蛊、蚑、疰鬼、螫毒"，在古人的著作中多有记载。其中刘禹锡的《传信方》就著有"取大蓝汁一碗，入雄黄、麝香二物少许，以点咬处，仍细服其汁，神异之极也。"的验方。

传说张荐员外住在剑南。有一天，张员外在延赏手下判官时，忽然被一只斑蜘蛛咬了头。过了一夜，被咬处出现了两道赤红色的印迹，如同筷子粗细，从胸前延伸到心下。经过两晚上之后，头部和面部开始肿胀疼痛，头变得如大碗一般，肚子也渐渐肿胀起来，几乎无法医治了。

张荐的父亲于是拿出数百上千的家财作为重赏，寻找能够医治此病的人。有一天，忽然有一个人来应召，说自己能治这种怪病。张父将信将疑，想要验证他的药方。那个人说："我不会吝惜自己的药方，只要能救人我可以把药方给你看。"于是取来一大碗蓝汁，把蜘蛛投入其中，蜘蛛立刻就死了。又取来一碗蓝汁加入麝香、雄黄，再投入一只蜘蛛，蜘蛛转眼化成了水。张父对此十分惊奇，于是赶忙让他将药点在被咬处。两天后症状就消除了，伤口也变成小疮那样愈合了。

# 黄连 ▶上品 植物篇

**产地分布：** 目前主要产地为湖北省利川市及重庆市石柱县。
**成熟周期：** 栽种 2～4 年的黄连均开花结果，采收季节为每年夏季。
**形态特征：** 多年生草本，根茎有分枝，形如鸡爪。叶基生，有长柄；叶片卵状三角形，三全裂，中央裂片棱形，羽毛深裂，边缘有锯齿。花葶 1～2 条，顶生，聚伞花序有 3～8 花。
**功　　效：** 清热燥湿，泻火解毒。

## 【原文】

黄连，味苦，寒。主热气目痛，眦伤泣出，明目；肠澼，腹痛下痢；妇人阴中肿痛。久服令人不忘。一名王连。生川谷。

## 【译文】

黄连，味苦，性寒。主治热邪目痛，眼角损伤流泪，具有明目的功效；能够治疗腹泻、腹痛、痢疾；妇女阴中肿痛。长期服用能够增强记忆力。又叫作王连。产于河谷地带。

## 【集解】

《名医别录》载：黄连生长在巫阳川谷及蜀郡太山的向阳处，二月、八月采根用。

苏颂说：现在江、湖、荆、夔等州郡也产黄连，而以宣城产的九节坚实、相击有声的质优，施、黔产的次之，东阳、歙州、处州产的又次之。黄连的苗高一尺余，叶像甘菊，四月开黄色花，六月结实像芹子，也是黄色。江左产的根若连珠，苗经冬不凋，叶如小雉尾草，正月开花作细穗，淡白微黄色，六七月根紧致密时，才可以采摘入药。

苏恭说：蜀地所产的黄连粗大，味极浓苦，治口渴最好。江东产的节如连珠，治痢疾特效。澧州产的药力更大。

李时珍说：黄连，汉末李当之本草只

取蜀地所产黄而肥大、坚实的为好。唐朝时以澧州产的为好。现在虽然吴、蜀均产黄连，但只以雅州、眉州所产的为好。黄连有二种：一种根粗无毛有连珠，像鹰爪、鸡爪的形状而坚实，色深黄；另一种是无珠多毛而中空，淡黄色。二者各有所宜。

## 黄连根

[修治] 雷敩说：黄连入药时须用布拭去肉毛，入浆水中浸泡两昼夜，滤出后放在柳木火上焙干。

李时珍说：五脏六腑皆有火，平则治，动则病，所以有君火相火之说，其实是同一种气。黄连入手少阴心经，为治火主药：治本脏之火宜生用；治肝胆实火，用猪胆汁浸炒；治肝胆虚火，用醋浸炒；治上焦之火，用酒炒；治中焦之火，用姜汁炒；治下焦之火，用盐水或朴消研末调水和炒；治气分湿热之火，用茱萸汤浸炒；治血分伏火，用干漆末调水炒；治食积之火，用黄土研细调水和炒。各种方法不仅只是作引经药使用，更是辛热的药物能制约黄连的苦寒之性，咸寒的药物能制约黄连的燥性，使用时须仔细斟酌。

[性味] 味苦，性寒，无毒。

徐之才说：与黄芩、龙骨、理石相使，恶菊花、玄参、白鲜皮、芫花、白僵蚕，畏款冬、牛膝，胜乌头，解巴豆毒。

[主治] 主五脏冷热，久下泄痢脓血，止消渴大惊，除水湿，利关节，调胃厚肠益胆，疗口疮。《名医别录》

治五劳七伤，能益气，止心腹痛，惊悸烦躁，润心肺，长肉止血，疗流行热病，止盗汗及疮疥。用猪肚蒸后做成丸，治小儿疳气，杀虫。《日华诸家本草》

治体虚消瘦气急。（陈藏器）

治郁热在中，烦躁恶心，兀兀欲吐，心下痞满。（张元素）

主心病逆而盛，心积伏梁。（王好古）

除心窍恶血，解服药过量所致的烦闷及巴豆、轻粉毒。（李时珍）

[发明] 张元素说：黄连性味苦寒，气味俱厚。可升能降，是阴中之阳药，入手少阴心经。它的功效有六：一是泻心脏之火；二是祛中焦湿热；三是治各种疮痛；四是去风湿；五是能治目赤；六是能止中部出血。张仲景治疗九种心下痞满的五种泻心汤中都有使用黄连。

成无己说：苦入心经，寒能胜热，所以黄连、大黄之苦寒，可导心下虚热。蛔虫得甘则动，得苦则安，所以黄连、黄檗之苦能安蛔。

刘完素说：古方以黄连为治痢之最。治疗痢疾宜用味辛苦、性寒凉的药物，因辛能发散开通郁结，苦能燥湿，寒能胜热，使气平和。各种苦寒药多能导泄，只有黄连、黄檗性寒而燥，能降火祛湿止泻痢，所以治痢疾以黄连为君药。

寇宗奭说：现在多用黄连治疗痢疾，是取苦能燥湿的作用。医术不精的人只要见到肠虚泄泻，微似有血，便用黄连治疗，也不管寒热的多少，只是大剂量使用，因此多导致危证。如果是气实初病、热多血痢者，服用少量的黄连便止，不必大量服用。体虚兼寒者，慎勿轻易使用。

李时珍说：黄连是治疗目疾、痢疾的要药。古方治疗痢疾：香连丸，用黄连、木香；姜连散，用干姜、黄连；变通丸，用黄连、吴茱萸；姜黄散，用黄连、生姜。治消渴，用酒蒸黄连；治伏暑，用酒煮黄连；治下血，用黄连、大蒜；治肝火，用黄连、吴茱萸；治口疮，用黄连、细辛。以上配伍使用，均是一寒一热，一阴一阳，寒因热用，热因寒用，君臣相佐，阴阳相济，最得制方之妙，所以有效又无偏胜之害。

【百草堂】

相传很早以前，在四川石柱县凤凰山上住着一位姓陶的医生，家里雇请了一位名叫黄连的帮工为他种花栽药。

有一年春天，陶医生的独生女儿陶雯姑娘外出踏青，看见郊外山上长着开绿色叶［性味］味苦，性寒，无毒。
［主治］主心病逆而盛，心积伏梁。

花［性味］味苦，性寒，无毒。
［主治］治五劳七伤，能益气，止心腹痛。

根［性味］味苦，性寒，无毒。
［主治］主热气，治目痛眦伤流泪，能明目。

小花的野草，十分好看，便拔了几棵带回家种在园子里。那帮工每天给园里种植的各种中草药上肥浇水，对这株野花更是关爱有加。

一年夏天，陶医生外出给人治病，十多天没回家。其间，陶姑娘却突然患病，卧床不起。陶医生的几位同行好友熬费苦心想方设法，陶姑娘的病仍不见好转。于是那帮工便在园里拔下陶姑娘带回的野草，用来熬水，让陶姑娘喝下，希望奇迹可以出现。

说来也怪，陶姑娘喝下这种草熬的水后不久，病竟然好了。她对帮工说："这是一味好药，就是味太苦了点。"

可是过了不久，那个叫黄连的帮工因病死在了陶家。为了纪念这个帮工，陶医生便把这种具有清热解毒、味道极苦的中药，取名为黄连。

## ○ 对症下药 ○

| 病症 | 配方 | 功效 |
|---|---|---|
| 痧疹已透烦躁不止 | 黄连同西河柳、黄芩、黄柏、石膏、知母、甘草。 | 解毒、缓解心火亢盛 |
| 火症盗汗 | 同当归、枣仁、圆肉、生地、黄芩、黄柏、黄耆。 | 清热燥湿，泻火解毒 |
| 各种赤白痢疾，里急后重、腹痛 | 香连丸：宣黄连、青木香等份，捣碎后筛过，加白蜜调和做成丸子，如梧子大，每次空腹服二三十丸，每日2次，其效如神。 | 止痛止痢 |
| 眼睛突然红痛 | 用黄连和冬青叶煎汤洗眼。 | 明目止眼痛 |

# 络石 ▶上品 植物篇

**产地分布**：黄河以南各省都有分布。
**成熟周期**：花期4~5月。
**形态特征**：常绿藤本。初夏5月开白色花，花冠高脚碟状，裂片偏斜呈螺旋形排列，芳香。常见栽培的还有花叶络石，叶上有白色或乳黄斑点，并带有红晕；小叶络石，叶小狭披针形。
**功　效**：主治风热灼伤、肌肉麻木；口干舌燥，喉舌肿胀。

## 【原文】

络石，味苦，温。主风热死肌；痈伤，口干舌焦，痈肿不消；喉舌肿，水浆不下。久服轻身明目，润泽好颜色，不老延年。一名石鲮。生川谷。

## 【译文】

络石，味苦，性温。主治风热灼伤、肌肉麻木；外伤导致的痈肿；口干舌燥，痈肿不能消散；喉咙口腔肿痛、喉舌肿胀，汤水不能下咽。长期服用能够使身体轻巧、肌肤润泽、容光焕发，延年益寿。又叫作石鲮。产于山川河谷地带。

### 【百草堂】

络石又叫石龙藤，为夹竹桃科的常绿藤本，长有气生根，常攀缘在树木、岩石墙垣上生长。在我国黄河以南各省都有分布，喜半阴湿润的环境。在我国中部和南部地区的园林中栽培较为普遍，多作地被。

作为中药，络石具有治疗"痈伤，口干舌焦，痈肿不消；喉舌肿，水浆不下"的功效。对于小便白浊的患者，用络石、人参、茯苓各二两，龙骨一两，共研为末，每服二钱，空心服，米汤送下。一天服二次，有很好的效果；喉痹肿塞，喘息不通者，用络石草一两，加水一升，煎成一大碗，细细饮下；痈疽热痛通常用络石茎叶一两，洗净晒干，皂荚刺一两，新瓦上炒黄，甘草节半两，大栝楼一个（取仁，炒香），乳香、没药各三钱，各药混合后，每取二钱，加水一碗、酒半碗，慢火煎成一碗，温服。

# 蒺藜子
### ▶上品 植物篇

产地分布：分布于海南、云南。
成熟周期：5～8月采收。
形态特征：全株被绢丝状柔毛。托叶披针形，叶为偶数羽状复叶；先端尖或钝，表面无毛或仅沿中脉有丝状毛，背面被以白色伏生的丝状毛。果实为离果，五角形或球形，背面有短硬毛及瘤状突起。
功　　效：祛风和血。

### 【原文】

蒺藜子，味苦，温。主恶血，破癥结积聚；喉痹；乳难。久服长肌肉；明目；轻身。一名旁通，一名屈人，一名止行，一名豺羽，一名升推。生平泽，或道旁。

### 【译文】

蒺藜子，味苦，性温。主治瘀滞死血，能破除症瘕淤积；喉痹肿痛，女子难产。长期服用能够增长肌肉，眼睛明亮，身体轻巧。又叫作旁通、屈人，止行、豺羽、升推。产于水草丛杂的平地或道路两旁。

### 【集解】

《名医别录》载：蒺藜子生于冯翊平泽或道路旁，七月、八月采实，晒干。

苏颂说：冬天也有采的，黄白色。郭璞《尔雅注疏》上说，布地蔓生，细叶，子有三角，刺人，就是它了。还有一种白蒺藜，今生于同州的沙苑，牧马草地上最多，路旁也有。绿叶细蔓，七月开黄紫色花，像豌豆花而略小些。九月结果实成荚，子便可采。它的果实味甜而微腥，褐绿色，与蚕种子有点像但差别大。又与马薸子非常像，但马薸子微大，不能入药，须仔细分辨。

寇宗奭说：白蒺藜的子是补肾药，现在的人经常使用。祛风只用刺蒺藜。

李时珍说：蒺藜叶像初生的皂荚叶，整齐可爱。刺蒺藜像赤根菜子和细菱，三角四刺，果实有仁。白蒺藜结荚长一寸左右，里面的子大如芝麻，外形像羊肾而带绿色，现在人们叫它沙苑蒺藜，据此来区分。

# 蒺藜子

[修治]《日华诸家本草》载：蒺藜子入药用，丸剂、散剂都可，炒去刺用。

徐之才说：与乌头相使。

[主治] 治身体风痒，头痛，咳逆伤肺肺痿，止烦下气。小儿头疮，痈肿，阴溃，可做摩粉用。《名医别录》

治各种风病、瘰疬，疗吐脓，去燥热。（甄权）

治奔豚肾气，肺气胸膈满，能催生堕胎，益精，疗肾冷，小便多，止小便淋沥、遗精、尿血肿痛。《日华诸家本草》

治痔漏，阴部潮湿，妇人乳房疮痈，带下。（苏颂）

治风邪所致的大便秘结，及蛔虫心腹痛。（李时珍）

【百草堂】

郭璞注《尔雅》说："布地蔓生，细叶，子有三角，刺人，是也。"蒺藜子周身有刺，古代的兵家根据它的形状做成了兵器"铁蒺藜"。

李时珍说："蒺，疾也；藜，利也；茨，刺也。其刺伤人，甚疾而利也。"可见其对于疾病的治疗是十分有益的。

蒺藜子还具有救荒的作用，古人用刺蒺藜炒黄去刺，磨面作饼，或蒸食，可以救荒。

《神仙秘旨》中说："服食法蒺藜子一石，七八月熟时收取，日干，春去刺，杵为末。每服二钱，新汲水调下，日三服，勿令中绝，断谷长生。""服之一年以后，冬不寒，夏不热。二年，老者复少，发白复黑，齿落更生。服之三年，身轻长生。"

花 [主治] 阴干为末，每次用温酒送服二三钱，治白癜风。

## 对症下药

| 病症 | 配方 | 功效 |
|---|---|---|
| 腰脊引痛 | 用蒺藜子捣成末，加蜜做成如胡豆大的丸子，每次用酒送服 2 丸，1 日 3 次。 | 祛风止痛 |
| 通身浮肿 | 用杜蒺藜每天煎汤洗。 | 活血消肿 |
| 大便风秘 | 蒺藜子（炒）30 克、猪牙皂荚（去皮、酥炙）15 克，共研为末。每次用盐茶汤送服 3 克。 | 润肠通便 |
| 月经不通 | 杜蒺藜、当归等份，研为末。每次用米汤送服 9 克。 | 通经调经 |
| 白癜风 | 用白蒺藜子 180 克，生捣为末。每次用白开水送服 6 克，1 日 2 次。1 个月后断根。服至半个月时，白处见红点，即预示有效。 | 补益肝肾，活血祛风 |

# 黄芪 ▶上品 植物篇

**产地分布：**主产于山西、黑龙江、辽宁、河北等省。

**主　治：**气虚乏力，食少便溏，中气下陷，便血崩漏，表虚自汗，气虚水肿，血虚萎黄。

**形态特征：**黄芪为多年生草本。茎直立，具棱；被长毛。叶互生。托叶披针形。总状花序生茎上部叶腋。花淡黄色，蝶形花冠，旗瓣倒卵形。子房有柄，花后荚果膨胀，长圆形，果外被短毛，内有种子 3 ~ 8 粒。

**功　效：**补气固表、利尿。

## 【原文】

黄芪，味甘，微温。主痈疽久败疮，排脓止痛；大风痫痫；五痔鼠瘘；补虚小儿百病。一名戴糁。生山谷。

## 【译文】

黄芪，味甘，性微温。主治长期痈疽形成的破损伤烂，能够排脓止痛；并能治疗严重风邪所致的皮肤病、各种痔疮以及鼠瘘；具有补虚损及治疗多种小儿疾病的功效。又叫作戴糁。产于山中的深谷处。

## 【集解】

苏颂说：今河东、陕西州郡多有生长。八月中旬采挖它的根，其皮柔韧折之如绵，叫作绵黄芪。黄芪有白水芪、赤水芪、木芪几种，功用都差不多，但以白水芪力强。木芪短且纹理横生。现在的人多用苜蓿根来充当黄芪，折皮也似绵，颇能乱真，但苜蓿根坚硬而脆，黄芪很柔韧，皮是微黄褐色，肉为白色。

李时珍说：黄芪叶似槐叶但稍微要尖小些，又似蒺藜叶但略微宽大些，青白色。开黄紫色的花，大小如槐花。结尖角样果实，长约一寸。根长二三尺，以紧实如箭杆的为好。嫩苗可食用。收取它的果实，在十月下种，像种菜法也可以。

[修治]雷敩说：使用时不要用木耆草，二者极相似，只是木耆叶短而根横长。使用黄芪，须去头上皱皮，蒸半天，掰细在槐砧上锉碎用。

李时珍说：现在的人将黄芪捶扁，用蜜水炙数次，以熟为度。也有用盐汤浸润透，盛在器皿中，在汤瓶内蒸熟切片用的。

花 [性味] 味甘，性微温，无毒。
[主治] 月经不调，痰咳，头痛，热毒赤目。

叶 [性味] 味甘，性微温，无毒。
[主治] 疗渴以及痉挛，痈肿疽疮。

## 黄芪根

[性味] 味甘，性微温，无毒。

《名医别录》载：白水耆性寒主补。

张元素说：黄芪味甘，性温或平。气薄味厚，可升可降，属阴中阳药，入手足太阴经气分，又入手少阳、足少阴命门。

徐之才说：与茯苓相使，恶龟甲、白鲜皮。

[主治] 治妇人子官邪气，逐五脏间恶血，补男子虚损，五劳消瘦，止渴，腹痛泄痢。可益气，利阴气。《名医别录》

治虚喘，肾虚耳聋，疗寒热，治痈疽发背，内补托毒。（甄权）

益气壮筋骨，生肌补血，破症癖。治瘰疬瘿瘤，肠风血崩，带下，赤白下痢，产前后一切病，月经不调，痰咳，头痛，热毒赤目。《日华诸家本草》

治虚劳自汗，补肺气，泻肺火心火，固卫表，养胃气，去肌热及诸经疼痛。（张元素）

主治太阴疟疾，阳维的寒热病，督脉的气逆里急。（王好古）

[发明] 陶弘景说：黄芪产于陇西的温补，产于白水的冷补。又有红色的用作膏药，消痈肿。

张元素说：黄芪甘温纯阳，功用有五：

一补各种虚损；二益元气；三健脾胃；四去肌热；五排脓止痛，活血生血，内托阴疽，为疮家圣药。又说：黄芪补五脏虚损，治脉弦自汗，泻阴火，去虚热，无汗用之发汗，有汗用之则止汗。

朱震亨说：用黄芪补元气，肥胖多汗者适宜，面黑形瘦的人服用会致胸满，应用三拗汤泻之。

寇宗奭说：防风、黄芪，世人多相须配用。

李杲说：防风能制黄芪，黄芪与防风同用则功效愈大，这是相畏而相使的配伍。

## 黄芪茎叶

[主治] 疗渴以及筋挛，痈肿疽疮。《名医别录》

### 【百草堂】

相传古时有一位善良的老人，姓戴名糁，善针灸术，为人厚道，待人谦和，一生乐于救助他人，后因救坠崖儿童而献身。

因为老人形瘦，面肌淡黄，人们以尊老之称而敬呼之"黄耆"，老人去世后，墓旁长出一种味甜，具有补中益气、止汗、利水消肿、除毒生肌作用的草药，人们为纪念他，将这种草药称为"黄芪"，并用它救治了很多病人，在民间广为流传应用。

### 对症下药

| 病症 | 配方 | 功效 |
|---|---|---|
| 小便不通 | 绵黄芪6克，水二盏，煎成一盏，温服，小儿减半。 | 利尿通便 |
| 气虚所致小便混浊 | 盐炒黄芪15克，茯苓30克，共研为细末，每服3克，白开水送服。 | 益气壮筋骨，生肌补血 |
| 阴汗湿痒 | 用黄芪酒炒后研为细末，切熟猪心蘸着吃。 | 逐恶血，除邪气 |
| 吐血不止 | 黄芪7.5克，紫背浮萍15克，研为细末，每服3克，姜蜜水送下。 | 补肺气，养脾胃 |
| 胎动不安下黄水，腹中作痛 | 黄芪、川芎各30克，糯米100毫升，水1升，煎成半升，分次服用。 | 安胎止痛 |

# 肉苁蓉 上品·植物篇

产地分布：主产内蒙古、甘肃、新疆、青海。
成熟周期：2~8月采挖。
形态特征：扁圆柱形，稍弯曲。表面棕褐色或灰棕色，密被覆瓦状排列的肉质鳞片。
功　　效：补肾阳，益精血，润肠通便。

## 【原文】

肉苁蓉，味甘，微温。主五劳七伤补中，除茎中寒热痛；养五脏，强阴，益精气，多子；妇人症瘕。久服轻身。生山谷。

## 【译文】

肉苁蓉，味甘，性微温。主治身体的五种劳损七种损伤，能驱除阴茎发寒发热的疼痛症状；具有调养五脏，益养阴精，使人精气强旺，多生子嗣；还可以治疗妇女症瘕。长期服用能够使身体轻巧。产于山中的深谷处。

## 【集解】

吴普说：肉苁蓉生河西山阴地，呈丛生状，二至八月采挖。

陶弘景说：生时像肉，用来做羊肉羹补虚乏非常好，也可以生吃。河南有很多，现在以陇西生长的为最好，形扁柔润，多花而味甘；其次是北方生长的，形短而少花；巴东、建平一带也有，但不好。

陈嘉谟说：如今的人将嫩松梢用盐润后来假冒肉苁蓉，不能不辨别。

[修治] 雷敩说：使用肉苁蓉，须先用清酒浸一夜，到天明的时候用棕刷去沙土浮甲，从中心劈开，去掉一重像竹丝草样的白膜后，放入甑中从午时蒸至酉时，取出又用酥炙就好了。

[主治] 除膀胱邪气及腰痛，止痢。《名医别录》

能益髓，使面色红润，延年益寿。大补有壮阳之功，并疗女子血崩。（甄权）

治男子阳衰不育；女子阴衰不孕。能滋五脏，生肌肉，暖腰膝。疗男子遗精遗尿，女子带下阴痛。《日华诸家本草》

[发明] 王好古说：命门相火不足的人，用肉苁蓉补之，因其为肾经血分药。凡是服用肉苁蓉来治肾，必妨心。

苏颂说：西部的人多将肉苁蓉当作食物，只刮去鳞甲，用酒浸洗去黑汁，切成薄片，和山芋、羊肉一起做羹，味道非常好，有益人体，胜过服用补药。

寇宗奭说：将肉苁蓉洗去黑汁，则气味都没有了。只有嫩的才可以用来做羹，老的味苦。

## 【百草堂】

肉苁蓉属多年生寄生草木，别名甜大芸、肉松蓉、苁蓉、地精。

传说中，肉苁蓉是天神派神马赐给成吉思汗的神物。历史上著名的"十三翼之战"是铁木真（成吉思汗）统一蒙古草原各部时的一次重要战役，金明昌元年，铁木真的结拜兄弟札木合，因嫉恨铁木真的强大，联合泰赤乌等十三部共三万人，进攻铁木真。铁木真得报后，集结部众三万人，组成十三翼迎敌。双方大战，铁木真失利，

茎 [性味] 味甘，性微温，无毒。
[主治] 主五劳七伤，补中，除阴茎寒热痛。

花 [性味] 味甘，性微温，无毒。
[主治] 治妇女腹内积块，久服则
轻身益髓。

被围困于长满梭梭林的沙山，饥渴难耐，筋疲力尽。札木合当众残忍地将俘虏分七十大锅煮杀，激怒了天神，天神派出神马，神马一跃到成吉思汗面前后，仰天长鸣，将精血射向梭树根，然后用蹄子刨出了像神马生殖器一样的植物根块，这便是肉苁蓉，成吉思汗将肉苁蓉的根块分给将士们食用，立即神力涌现，冲下沙山，一举击溃了札木合部落，为统一蒙古奠定了基础，从此，成吉思汗开启了征服欧亚大陆的时代。

## 对症下药

| 病症 | 配方 | 功效 |
| --- | --- | --- |
| 妇人不孕 | 肉苁蓉同白胶、杜仲、地黄、当归、麦冬。 | 滋阴补肾 |
| 阳痿及老人阳衰、一切肾虚腰痛 | 同人参、鹿茸、牡狗茎、白胶、杜仲、补骨脂。 | 补肾壮阳 |
| 汗多便秘 | 同沉香、脂麻丸。 | 调养五脏，润肠通便 |
| 肾虚小便混浊 | 肉苁蓉、鹿茸、山药、白茯苓等份，研为末，加米糊调和做成梧子大的丸子，每次用枣汤送服30丸。 | 补肾养身 |

# 防风　上品 植物篇

**产地分布**：野生于丘陵地带山坡草丛中，或田边、路旁、高山中、下部。分布于东北、内蒙古、河北、山东、河南、陕西、山西、湖南等地。

**成熟周期**：花期8～9月，果期9～10月。

**形态特征**：多年生草本，高30～80厘米，全体无毛，羽状复叶，叶片狭长，开白色小花。根粗壮，茎基密生褐色纤维状的叶柄残基。茎单生，二歧分枝。基生叶三角状卵形；顶生叶简化，具扩展叶鞘。

**功　效**：祛风解表，胜湿止痛，止痉。

## 【原文】

防风，味甘，温。主大风头眩痛，恶风；风邪目盲无所见；风行周身骨节疼痹，烦满。久服轻身。一名铜芸。生川泽。

## 【译文】

防风，味甘，性温。主治严重风邪导致的头痛眩晕，怕风；风邪所致的眼盲视物不清，因风行全身而使骨骼关节疼痛麻痹，胸中烦闷。长期服用能够使身体轻巧。又叫作铜芸。产于河流沼泽等水草丛生的地方。

## 【集解】

苏颂说：现在汴东、淮浙各州郡都有防风生长。它的茎叶为青绿色，茎色深而花［主治］治四肢拘急，不能走路，经脉虚羸，骨节间痛，心腹痛。

子［主治］治风证力强，可调配食用。

叶［主治］中风出热汗。

叶色淡，像青蒿但短小些。防风初春时呈嫩紫红色，江东人采来当菜吃，很爽口。它五月开细白花，中心攒聚成大房，像莳萝花；果实像胡荽子但大些；根为土黄色，与蜀葵根相似，二月、十月采挖。关中所产的防风在三月、六月采挖，但质轻空虚不如齐州所产的好。又有石防风，出自河中府，根像蒿根而色黄，叶青花白，五月开花，六月采根晒干，能治头痛眩晕。

李时珍说：江淮一带所产的大多是石防风，生长在山石之间。二月采其嫩苗做菜，味辛甘而香，称作珊瑚菜。它的根粗、外形丑，子可作种子。吴绶说，凡入药以黄色润泽的防风为好，白的多沙条，不堪用。

张元素说：防风味辛而甘，性温，气味俱薄，浮而升，属阳，是手、足太阳经的本药。

王好古说：防风又行足阳明、太阴二经，为肝经气分药。

李杲说：防风能制约黄芪，黄芪配上防风同用，其功效愈大，这是相畏相使的配伍。

徐之才说：防风与葱白同用，能行全身气血；与泽泻、藁本同用，能治风病；与当归、芍药、阳起石、禹余粮同用，能治疗妇人子宫虚冷。防风畏萆薢，能解附子毒，恶藜芦、白敛、干姜、芫花。

［主治］疗胁痛，肝风，头风，四肢挛急，破伤风。《名医别录》

治三十六种风病，男子一切劳伤，能补中益神，治疗目赤肿痛，遇风流泪及瘫痪，通利五脏关脉，治五劳七伤，羸损盗汗，心烦体重，能安神定志，匀气脉。《日华诸家本草》

治上焦风邪，泻肺实，散头目中滞气，经络中留湿。主上部出血证。（张元素）

能疏肝理气。（王好古）

# 防风叶

[主治] 中风出热汗。《名医别录》

# 防风花

[主治] 治四肢拘急，不能走路，经脉虚羸，骨节间痛，心腹痛。（甄权）

# 防风子

[主治] 治风证力强，可调配食用。（苏恭）

[发明] 张元素说：防风，治风通用。治上半身风证，用防风身；治下半身风证，用防风梢。防风是治风祛湿的要药，因风能胜湿。它还能泻肺实，如误服会泻人上焦元气。

李杲说：防风治周身疼痛，药效较弱，随配伍引经药而至病所，是治风药中的润剂。如果补脾胃，非防风引用不可。凡项背强痛，腰痛不能转身，为手足太阳证，正应当用防风。凡疮在胸膈以上，虽然没有手足太阳证，也应当用防风。因防风能散结，祛上部风邪。病人身体拘挛者，属风邪所致，各种疮痛见此证也须用防风。

钱仲阳泻黄散中重用防风，意在土中泻木。

## 【百草堂】

防风，古代名"屏风"（见《名医别录》），喻御风如屏障也。其味辛甘，性微温而润，为"风药中之润剂"。

防风，能发汗，又能止汗；能止泻，又能通便；能止血，又能通经。在同一味中药身上具有如此截然相反的性状，这在药材当中是非常少见的。这除了与防风本身的形状有关外，更重要的是因为配伍的不同导致的。

《施今墨对药临床经验集》中说"若属外感证，用麻桂嫌热、嫌猛；用银翘嫌寒时，荆防用之最宜"，可见荆芥与防风相配有达腠理、发汗散邪之效，二者相辅相成；张元素治四时外感，表实无汗用防风配羌活等；刘河间治三焦实热用防风配荆芥、硝、黄等。前者乃解表兼除湿热之剂，后者乃表里双解之剂。

防风配柴胡、羌独活等，能散风胜湿，升清止泻；防风配枳实（壳）能通便。

《经验后方》中说"防风，去芦头，炙赤、为末，治崩中"；而配伍厚朴、砂仁、陈皮、九香虫、制香附等，治妇女抑郁隐曲之疾。

## ○对症下药○

| 病症 | 配方 | 功效 |
|---|---|---|
| 自汗不止 | 防风（去芦）研为末，每次用浮小麦煎汤送服6克。 | 益气固表止汗 |
| 老年人便秘 | 防风、枳壳（麸炒）各30克，甘草15克，共研为末，每次用白开水送服6克，饭前服。 | 消风顺气，润肠通便 |
| 偏正头痛 | 防风、白芷等份，研为末，蜜调制成弹子大的丸子，每次嚼服1丸，用清茶送服。 | 散滞气，通经络，安神定志 |
| 妇人崩漏 | 独圣散：将防风去芦头，炙赤后研为末。每次服用3克，用面糊酒调服。 | 行气散寒，止血通经 |

# 蒲黄 ▶上品 植物篇

**产地分布：** 分布于东北、华北、华东及陕西、甘肃、新疆、四川等地。
**成熟周期：** 夏季采收。
**形态特征：** 根茎匍匐，须根多。叶狭线形。花小，单性，雌雄同株。
**功　　效：** 止血、祛瘀、利尿。

## 【原文】

蒲黄，味甘，平。主心、腹、膀胱寒热，利小便，止血；消瘀血。久服轻身，益气力，延年神仙。生池泽。

## 【译文】

蒲黄，味甘，性平。主治心胸、腹部、膀胱等部位的发冷或发热，能通利小便，止血，并消除瘀血。长期服用可使人身体轻巧、气力增加、延年益寿，神清气爽。产于沟渠沼泽等水草丛生处。

## 【集解】

苏恭说：香蒲即甘蒲，可用来编织草垫子。它春天生苗，取白色鲜嫩的制成腌菜，也可以蒸来食用。山南人称其为香蒲，称菖蒲为臭蒲。蒲黄即香蒲的花粉。

李时珍说：蒲丛生于水边，似莞但狭小，有脊而柔软，二三月生苗。采其嫩根，煮后腌制，过一夜可食。也可以炸食、蒸食及晒干磨粉做成饼吃。八九月收叶制席，也可以制成扇子，软滑且温暖。

## 蒲蒻（又名蒲笋、蒲儿根）

**[性味]** 味甘，性平，无毒。
李时珍说：性寒。

**[主治]** 能去热燥，利小便。（宁源）
生吃，可止消渴。（汪颖）
能补中益气，和血脉。《饮膳正要》
捣成汁服，治孕妇劳热烦躁，胎动下血。（李时珍）

## 蒲黄

**[修治]** 雷敩说：使用的时候，不要用松黄和黄蒿。这两种和蒲黄非常相似，只是味不正会使人呕吐。真蒲黄须隔三层纸焙干至黄色，蒸半日，冷却后再焙干备用。

《日华诸家本草》载：破血消肿者，生用；补血止血者，炒用。

**[性味]** 味甘，性平，无毒。

**[主治]** 治痢血、鼻血、吐血、尿血等血证。能利水道，通经脉，止女子崩漏。（甄权）

治妇人带下，月经不调，血气心腹痛，孕妇流血或流产。能排脓，治疮疖游风肿毒，下乳汁，止泄精。《日华诸家本草》

能凉血活血，止心腹诸痛。（李时珍）

**[发明]** 李时珍说：蒲黄是手足厥阴血分主药，所以能治血治痛。蒲黄生用则行血，熟用则能止血。它与五灵脂同用，能治一切心腹诸痛。

## 【百草堂】

蒲黄为香蒲科水生草本植物狭叶香蒲，或香蒲属其他植物的花粉。采收花序上的雄花，晒干碾压，筛取粉末，生用或炒用。

唐以后，一些文人雅士把食花看作是一种情趣高雅的生活享受，留下许多"秀色可餐"的佳话。宋代大文学家苏东坡采集蒲黄、松花、槐花、杏花入饭共蒸，密封数日成酒，并挥毫作歌曰："一斤松花不可少，八两蒲黄切莫炒，槐花杏花各五钱，两斤白蜜一起捣，吃也好，浴也好，红白容颜直到老"，此歌道出了食花养生之功效。

白居易在苏州做官时，夜闻贾常州与崔湖州在顾渚山上的境会亭茶宴，曾寄诗一首，其中也有对蒲黄酒的记述："青娥递舞应争妙，紫笋齐尝各斗新。自叹花前北窗下，蒲黄酒对病眠人。"

## 对症下药

| 病症 | 配方 | 功效 |
|---|---|---|
| 吐血咳血 | 蒲黄末 60 克，每天用温酒或冷水送服 9 克。 | 补中益气，和血脉 |
| 热毒下痢 | 蒲根 60 克，粟米 200 毫升，加水煎服，1 日 2 次。 | 清热止痢 |
| 产后血瘀 | 蒲黄 90 克，加水 3 升，煎取 1 升，一次服下。 | 肺热鼻出血 |
| 乳汁不通及乳痈 | 将蒲黄草根捣料外敷患处，同时煎汁服汤吃渣。 | 下乳汁，通血脉 |

# 香蒲 ▶上品 植物篇

**产地分布：**广泛分布于全国各地。
**成熟周期：**花期 6 ~ 7 月，果期 7 ~ 8 月。
**形态特征：**为多年生宿根性沼泽草本植物。根状茎白色，长而横生，节部处生许多须根，老根黄褐色。茎圆柱形，直立，质硬而中实。叶扁平带状。花小，无花被，有毛。果序圆柱状，褐色，坚果细小，具多数白毛。内含细小种子，椭圆形。
**功　　效：**坚齿，明目，聪耳。

## 【原文】

香蒲，味甘，平。主五脏、心下邪气，口中烂臭；坚齿；明目；聪耳。久服轻身耐老。一名睢。生池泽。

## 【译文】

香蒲，味甘，性平。主治五脏和胃部有邪气，导致口中溃烂的恶臭之气，具有坚固牙齿、明亮眼睛、增强听力的功效。长期服用能够使身体轻巧，延缓衰老。又叫作睢。产于沟渠沼泽等水草丛生处。

## 【集解】

苏颂说：香蒲到处都有生长，但以生于泰州的为好。春初生嫩叶，没出水面时为红白色。取其中心白色根茎，大如匕柄的生吃，甜脆。又可醋浸，像吃笋那样，味美。《周礼》中称为蒲菹，现在很少有人吃了。到夏天从丛叶中抽出茎梗，花在茎的顶端，像棒杵，故民间称它为蒲槌，也叫蒲厘花。蒲黄也就是花中蕊屑，细如金粉。在花欲开时采集。

## 【百草堂】

香蒲，别名有蒲草、蒲菜。因其穗状花序呈蜡烛状，故又称水烛。为香蒲科香蒲属多年生挺水或沼生植物。其肉穗花序奇特可爱，不仅为良好的插花材料，而且盆栽观赏价值也较高，因此除作药用之外，更是优良的水生观赏植物。

香蒲叶绿穗奇常用于点缀园林水池、湖畔，构筑水景。宜做花境、水景背景材料。也可盆栽布置庭院。蒲棒常用于切花材料。

当然香蒲的功用不止于此。其全株也是造纸的好原料；叶称蒲草可用于编织；花粉入药称蒲黄；蒲棒可用以照明；雌花序上的毛称蒲绒，常可作枕絮；嫩芽称蒲菜，其味鲜美，可食用，为有名的水生蔬菜。由此可见，香蒲全身是宝的说法名不虚传。

叶 [性味] 味甘，性平，无毒。
[主治] 能固齿，明目聪耳。

根 [性味] 味甘，性平，无毒。
[主治] 除五脏心下邪气，口中烂臭。

# 续断 ▶上品 植物篇

产地分布：主产于四川、湖北、湖南、贵州。
成熟周期：3月以后生苗，4月开花，8～10月采挖。
形态特征：多年生草本。根圆锥形，有数条并生，外皮黄褐色。茎直立，多分枝，生细柔毛，棱上有疏刺毛。叶对生。头状花序近球形。瘦果椭圆楔形，通常外被萼片，有四棱，浅褐色。
功　　效：补肝肾，强筋骨，续折伤，止崩漏。

## 【原文】

续断，味苦，微温。主伤寒；补不足；金疮痈；伤折跌，续筋骨；妇人乳难。久服益气力。一名龙豆，一名属折。生山谷。

## 【译文】

续断，味苦，性微温。主治伤于风寒；能够补益虚损，治疗被金属创伤而感染形成的痈疮，跌打损伤，能够续接筋骨，还能治疗妇人生产困难。长期服用能够增益气力。又叫作龙豆、属折。产于山中的深谷处。

## 【集解】

苏恭说：各处山谷都有续断，现在用的，叶像苎而茎是方的，根像大蓟，为黄白色。

苏颂说：续断三月以后生苗，茎干有四棱，像苎麻，叶两两对生。四月开红白色花，像益母花。根像大蓟，为赤黄色。市面上卖的有好几种，很少人能辨好坏。医生以节节断、皮黄皱的为真口。

李时珍说：续断，各家说法不一。考究其实，则苏恭、苏颂所说，似乎与桐君所说相符，应当是正确的。今人所用的，以产自四川、红色细瘦、折断有烟尘冒起的为好。

## 续断根

[修治] 雷敩说：采来根，横切锉开，去掉硬筋，用酒浸泡十天，焙干，入药用。

徐之才说：与地黄相使，与雷丸相恶。

[主治] 主治妇人崩中漏血，金疮内出血，能止痛生肌肉，治跌伤恶血腰痛，关节缓急。《名医别录》

能祛各种温毒，宣通血脉。（甄权）

能益气，补五劳七伤，破癥结瘀血，消肿毒，治肠风痔瘘、乳痈瘰疬，妇人产前产后一切病，胎漏、子宫冷，面黄虚肿，能缩小便，止遗精尿血。《日华诸家本草》

## 【百草堂】

相传从前村里有个年轻人发高烧死了，老父恸哭欲绝。刚好村里来了位郎中，得知年轻人只死了一个时辰，他便把药葫芦打开，倒出两粒药丹，又让人撬开青年的牙关，用水灌下去。过了一会儿，青年竟然奇迹般地活了过来。郎中用的这味药叫还魂丹。此事一下子就传遍了全村。这村有个山霸，开了一座药铺。要郎中跟他合伙配药牟取暴利，郎中为人正直，一心只想治病救人，于是便严词拒绝了。山霸恼羞成怒，派人痛打郎中，这样郎中的腿被打断了。可一个月后，郎中又走乡卖药了。

叶 [性味] 味苦，性微温，无毒。
[主治] 治金疮痈痔、跌打损伤。

根 [性味] 味苦，性微温，无毒。
[主治] 主伤寒，补不足。

### ○对症下药○

| 病症 | 配方 | 功效 |
| --- | --- | --- |
| 胎不安 | 续断同杜仲、枣肉丸。 | 安胎 |
| 产后诸疾、血晕、心闷烦热、气接不上、心头硬、乍寒乍热 | 用续断皮一把，加水3升，煎取2升，分3次服。 | 补益虚损 |
| 跌打损伤 | 用接骨草叶捣烂外敷。 | 止痛生肌肉 |

原来郎中受伤后吃了一味草药，于是便很快痊愈了。山霸岂肯罢休，又一次找来打手。这次，打手们打得更凶更狠，郎中奄奄一息，这时来了个砍柴的小伙子，郎中打着手势，让小伙子背着他走上山坡，又用手指了指一种叶子像羽毛、开着紫花的野草，小伙子将野草挖来，又把郎中背回家，把药草煎给郎中吃。两个月过去，郎中的伤又好了。郎中想要离开这是非之地，于是把这味接骨药传给了小伙子，并让他传给乡亲。因为其能将断了的骨头续接上，乡亲们并给取名"续断"。

# 漏芦 上品 植物篇

**产地分布：**黑龙江、吉林、辽宁、内蒙古等地。
**成熟周期：**祁州漏芦花期 5 ~ 7 月，果期 6 ~ 8 月；禹州漏芦花期 7 ~ 9 月，果期 10 月。
**形态特征：**圆锥形或扁片块状，多扭曲。表面暗棕色、灰褐色或黑褐色，粗糙，具纵沟及菱形的网状裂隙。外层易剥落，根头部膨大，有残茎及鳞片状叶基，顶端有灰白色绒毛。
**功　　效：**清热解毒，消痈，下乳，舒筋通脉。

## 【原文】

漏芦，味苦，寒。主皮肤热；恶疮，疽、痔；湿痹；下乳汁。久服轻身益气，耳目聪明，不老延年。一名野兰。生山谷。

## 【译文】

漏芦，味苦，性寒。主治皮肤发热，顽固性恶疮，疽、痔，湿邪导致的痹症，能够下乳汁。长期服用能使身体轻巧、气力增加，耳聪目明，延缓衰老、益寿延年。又叫作野兰。产于山中的深谷处。

## 【百草堂】

漏芦有"主恶疮，疽、痔；湿痹；下乳汁"的功效。对于疮痈初起红肿热痛，常与连翘、大黄等配合应用；对于乳房红肿疼痛欲成痈肿者，常与瓜蒌、蒲公英、贝母等配合应用。漏芦能通乳汁，与通草、王不留行等配伍，又可用于乳汁不下。又可用于各种肿瘤。如用于肝肿瘤，常与半枝莲、半边莲、石见穿等配合应用。

花 [性味] 苦、凉，无毒。
[主治] 疫热，毒热，心热。

根 [性味] 苦，寒。归胃经。
[主治] 乳痈肿痛，痈疽发背，瘰疬疮毒，乳汁不通，湿痹拘挛。

# 天名精 ▶上品 植物篇

**产地分布：**全国。
**成熟周期：**花果期 6 ~ 10 月。
**形态特征：**茎直立，有细软毛，嫩时较多，老时渐脱落，上部多分枝。基部叶宽椭圆形，花后凋落，下部叶互生，稍有柄，顶端尖或钝，全缘或有不规则的锯齿，表面绿色较深，光滑或略粗糙，背面有细软毛和腺点，上部叶长椭圆形，无柄，向上逐渐变小。
**功　　效：**吐痰止疟，治牙痛口紧喉痹。

## 【原文】

天名精，味甘，寒。主瘀血血瘕欲死下血，止血；利小便；久服轻身耐老。一名麦句姜，一名蛤蟆蓝，一名豕首。生川泽。

## 【译文】

天名精，味甘，性寒，主治瘀血导致血瘕症将终结散尽时的下部出血，具有止血、通利小便的作用。长期服用能够使身体轻巧、延缓衰老。又叫作麦句姜、蛤蟆蓝、豕首。产于河边沼泽的水草丛生处。

## 【集解】

韩保昇说：地菘的叶像山南菘菜，夏秋季节抽条，很像薄荷，花是紫白色，味辛而香。

李时珍说：天名精的嫩苗是绿色，像皱叶菘芥，微有狐气，淘净后炸熟也可食用。长则抽茎，开小黄花，像小野菊花。它结的果实像蒿子，最粘人的衣服，狐气更重。但炒熟后则香，所以人们都说其味辛而香。它的根是白色，像短牛膝。

## 天名精叶、根

[性味] 味甘，性寒，无毒。李时珍说：味微辛、甘，有小毒。生汁使人呕吐。

[主治] 除小虫，去痹，除胸中结热，止烦渴，消水肿。《名医别录》

能破血生肌，止鼻出血，杀寄生虫，除各种毒肿、疔疮、瘘痔，刀枪内伤。身体瘙痒不止者，用它擦拭，立即止痒。《新修本草》

地菘：主金疮，能止血，解恶虫蛇螫毒，用它外敷。《开宝本草》

吐痰止疟，治牙痛口紧喉痹。（李时珍）

### ○对症下药○

| 病症 | 配方 | 功效 |
| --- | --- | --- |
| 男女吐血 | 将天名精晒干研为末，每次用茅花泡汤调服 3~6 克，1 日 2 次。 | 破血，除烦热 |
| 疔疮肿毒 | 天名精叶和浮在表面的酒糟一起，捣烂后敷患处。 | 清热解毒 |
| 发背初起 | 天名精捣汁 1 升，每日服 2 次，直至病愈。 | 解毒化瘀血 |

[发明]李时珍说：天名精，是指根和苗一起。地菘、埊松，都是指它的苗叶。鹤虱，是说它的子。它的功用只是消痰止血杀虫解毒，所以搉汁服能止痰疟，用来漱口能止牙疼，外敷治蛇咬伤，也能治猪瘟病。

## 鹤虱（天门精实）

[性味]味苦，性平，有小毒。

[主治]杀蛔虫、蛲虫，将其研为末，用肥肉汁调服一方寸匕，也可以入丸散剂使用。《新修本草》

虫心痛，用淡醋和半匕服，即刻有效。《开宝本草》

杀五脏虫，止疟，外敷治恶疮。《日华诸家本草》

[发明]苏颂说：鹤虱是杀虫药方中最重要的药物。《古今录验》有方：治蛔虫钻心疼痛，取鹤虱十两，捣后筛过加蜜做丸如梧子大，用蜜汤空腹吞四五十丸。忌酒肉。

### 【百草堂】

天名精，即鹿活草。《别录》中叫作天蔓菁，南方人叫作地菘，其叶与蔓菁、菘菜相类，因此有了此名。天名精味甘辛，故也有人把它叫作姜。形状像蓝，而蛤蟆喜欢住在底下，因此叫作蛤蟆蓝。香气似兰，所以又叫作蟾蜍兰。

传说宋元嘉年间，青州有个叫刘炳的人，射到一头鹿。他剖去鹿的五脏，把鹿活草塞进去，那鹿就像跌倒了似的，又站起来了。刘炳感到十分奇怪，于是将草取出，鹿便又倒下了，如是再三，证明了这种草的功效。于是刘炳秘密地收取此草栽种它，治好很多断折之伤。因而鹿活草俗称"刘炳草"。

# 决明子 ▶上品 植物篇

**产地分布**：分布于广西、广东、福建、台湾、云南、山东、河北、浙江、安徽。

**成熟周期**：花期7~9月，果期10月。

**形态特征**：羽状复叶有小叶6片，叶柄无腺体，在叶轴2小叶之间有1腺体；花通常2朵聚生，腋生，总花梗极短；荚果线形，种子多数菱形，淡褐色，有光泽。

**功　效**：清肝明目、降压、润肠。

### 【原文】

决明子，味咸，平。主青盲；目淫肤赤白膜，眼赤痛、泪出。久服益精光；轻身。生川泽。

### 【译文】

决明子，味咸，性平。主治眼睛外观正常，但看不见东西，眼球上生有红色、白色翳膜，目赤疼痛、流泪不止。长期服用则目光明亮，身体轻巧。产于河流池泽等水草丛生处。

### 【集解】

李时珍说：决明有两种，一种是马蹄决明，茎高三四尺，叶比苜蓿叶大而叶柄小，叶尖开叉，白天张开，夜晚合拢，两两相贴。它在秋天开淡黄色的花，花有五瓣。结的角像初生的细豇豆，长五六寸。角中有子数十颗，不均匀相连接，形状像马蹄，青绿色，是治眼疾的最佳药物。另一种是茳芒决明，即《救荒本草》中的山扁豆。它的苗和茎都像马蹄决明，但叶柄小，末端尖，像槐叶，夜晚不合拢。秋天开深黄色的花，花为五瓣，结的角大小如小手指，长二寸左右。角中子排成列，像黄葵子而扁，褐色，味甘滑。这两种的苗叶都可以作酒曲，俗称独占缸。但茳芒的嫩苗及花、角子，都可食用或泡茶饮，而马蹄决明的苗和角都苦、硬，不能吃。

徐之才说：与蓍实相使，恶大麻子。

[主治] 治唇口青。《名医别录》

助肝气，益精。用水调末外涂，消肿毒。熏太阳穴，可治头痛。贴印堂，止鼻洪。作枕头，可治头风且有明目的作用，效果比黑豆好。《日华诸家本草》

治肝热风眼赤泪。（甄权）

益肾、解蛇毒。（朱震亨）

叶当蔬菜食用，利五脏，明目，效果好。

[发明] 李时珍说：《物类相感志》载，在园中种决明，蛇不敢入。丹溪说决明解蛇毒即源于此。

【百草堂】

从前，有个老秀才，不到六十岁便得了眼病，人们都叫他"瞎秀才"。

有一天，一个南方药商从他门前过，见门前有几棵野草，就问这个草苗卖不卖？老秀才问价钱，药商说多少钱都买，老秀才觉得这几棵草值钱，于是就没卖。

过了两天，南方药商又来买那几棵草。这时瞎秀才门前的草已经长到三尺多高，茎上已经结满了金黄色花，老秀才见药商又来买，越发觉得这草有价值，更加舍不得卖。

一晃到了秋天，这几棵野草结了菱形、灰绿色有光亮的草籽。老秀才觉得草籽味香，觉得准是好药，就抓了一小把，每天用它泡水喝。结果喝了一段时间，眼病居然好了。

又过了一个月，药商第三次来买野草。见没了野草，就问老秀才草哪儿去了。老秀才就将事情的原委说了。药商听后告诉他："这草籽是良药，叫'决明子'，又叫'草决明'，能治各种眼病，长服能明目。"

从此后，老秀才常饮决明子泡的茶，一直到八十多岁还眼明体健，并吟诗一首："愚翁八十目不瞑，日数蝇头夜点星，并非生得好眼力，只缘长年饮决明。"

花 [性味] 味咸，性平，无毒。
[主治] 治结膜炎，白内障。

子 [性味] 味咸，性平，无毒。
[主治] 治视物不清，眼睛混浊。

# 丹参 上品 植物篇

产地分布：陕西、河东州郡及随州。

成熟周期：5月采根。

形态特征：叶如野苏而尖，青色有皱毛。小花成穗像蛾形，中间有
细子，根皮红而肉色紫。

功　效：活血，通心包络，治疝气痛。

## 【原文】

丹参，味苦，微寒。主心腹邪气，肠鸣幽幽如走水，寒热积聚；破症除瘕；止烦满；益气。一名郤蝉草。生川谷。

## 【译文】

丹参，味苦，性微寒。主治胸腹有邪气，肠中发出幽幽的声音，好像有水在流动，寒热之气积聚不散，能够破除症瘕，止消烦闷，增加气力。又叫作郤蝉草。产于山川河谷地带。

## 【集解】

萧炳说：丹参治风湿脚软，用药后可追奔跑的马，所以叫奔马草，我曾经用此药治过病人，确实有效。

《名医别录》载：丹参生于桐柏山川谷及泰山，五月采根晒干用。

苏颂说：现在陕西、河东州郡及随州都有，二月生苗，高一尺多。茎方有棱，为青色。它的叶不对生，如薄荷而有毛，三至九月开花成穗，花为紫红色，像苏花。根红色，如手指般大，长一尺多，一苗多根。

苏恭说：丹参冬季采挖的好，夏季采挖的虚恶。

李时珍说：丹参各处山中都有。一枝上长五叶，叶如野苏而尖，青色有皱毛。小花成穗像蛾形，中间有细子，根皮红而肉色紫。

## 丹参根

徐之才说：畏碱水，反藜芦。

[主治] 养血，除心腹痼疾结气，能强腰脊治脚痹，除风邪留热。久服对人体有益。《名医别录》

泡酒饮用，疗风痹脚软。（陶弘景）

主治各种邪气所致的脘腹胀痛、腹中雷鸣，能定精。（甄权）

养神定志，通利关节血脉，治冷热劳，骨节疼痛，四肢不遂，头痛赤眼，热温狂冈，破瘀血，生新血，安生胎，堕死胎，止血崩带下。治妇人月经不调，血邪心烦，疗恶疮疥癣，瘿瘤肿毒丹毒，排脓止痛，生肌长肉。《日华诸家本草》

活血，通心包络，治疝气痛。（李时珍）

[发明] 李时珍说：丹参色赤味苦，性平而降，属阴中阳品，入手少阴、厥阴经，是心与心包络的血分药。按《妇人明理论》所说，四物汤治妇科疾病，不问胎前产后，月经多少，都可通用。只有一味丹参散，主治与它相同，是因丹参能破宿血，补新血，安生胎，堕死胎，止崩中带下，调经的作用大致与当归、地黄、川芎、芍药相似的缘故。

## 【百草堂】

相传很久以前，有个渔村住着一个渔霸。一天，渔霸的老婆患了重病，遍寻名

叶 [性味] 性微寒，无毒。
[主治] 治心腹疼痛，肠鸣。

医却久治不愈，后来听说东海中有个无名岛，岛上生长着一种草药能治老婆的病，可是这岛暗礁林立，而且海上风猛浪大，水流湍急，船难靠岸，被人称为"鬼门关"，无人敢去。渔霸左思右想，终于想起了一个叫阿明的青年。阿明自幼丧父，从小在风浪中长大，练就了一身好水性，人称"小蛟龙"。

当时阿明的母亲也卧病在床，阿明不肯弃母而去。渔霸逼阿明，如果不去就不许他们再打鱼，饿死他们母子。阿明无奈，转念一想，也可以为母亲采药就答应了。

第二天阿明就驾船出海了，凭着高超的水性和勇敢的精神，闯过"鬼门关"，登上了无名岛。上岸后，他找到了开着紫花，根也是紫色的药草，迅速连根挖出来，弄了一大捆藏在船舱里。临走时，阿明拔了些野草用来应付渔霸。

船靠岸，渔霸就派人把他采来的"野草"抢走了，立即叫人给老婆煎服。谁知他老婆吃了药后，病情反而加重，没过几天就命归黄泉了。而阿明的母亲吃了药后病很快就痊愈了。阿明知道渔霸不会善罢甘休，就把剩下的药草分给同村的渔民们，自己和母亲远走他乡。人们都敬佩阿明不畏艰险、不畏强暴，采药救济母亲的高尚情操，就给这种药取名"丹心"。后来在流传过程中，慢慢谐音为"丹参"了。

## ○对症下药○

| 病症 | 配方 | 功效 |
|---|---|---|
| 月经不调，胎动不安，产后恶露不净；冷热劳，腰脊痛，骨节烦疼 | 丹参散：取丹参洗净切片，晒干研细。每次用温酒送服6克。 | 通利关节血脉，破瘀血，生新血 |
| 胎漏下血 | 用丹参360克、酒5升，煮取3升。每次温服1升，1日3次。也可以用水煎服。 | 安胎 |
| 寒疝腹痛，小腹和阴部牵引痛，自汗 | 用丹参30克研末，每次热酒送服6克。 | 通心包络，活血止痛 |
| 小儿惊痫发热 | 丹参摩膏：丹参、雷丸各15克，猪油60克，同煎沸，滤去渣，取汁收存。用时，摩小儿身体表面，每日3次。 | 镇惊祛热 |

# 飞廉 ▶上品 植物篇

**产地分布**：新疆天山、准噶尔阿拉套、准噶尔盆地。

**成熟周期**：花期5～7月。

**形态特征**：二年生草本。茎直立，具纵棱，棱有绿色间歇的三角形刺齿状翼。叶互生。花全为管状花，两性，紫红色。瘦果长椭圆形，先端平截，基部收缩；冠毛白色或灰白色，呈刺毛状，稍粗糙。

**功　效**：祛风，清热，利湿，凉血散瘀。

## 【原文】

飞廉，味苦，平。主骨节热，胫重酸痛。久服令人身轻。一名飞轻。生川泽。

## 【译文】

飞廉，味苦，性平。主治骨头关节发热，小腿胫骨沉重酸痛。长期服用能使身体轻巧。又叫作飞轻。产于河流池泽的水草丛生处。

## 【百草堂】

关于飞廉医书中多有记载，《唐本草》："飞廉有两种，一是陶证，生平泽中者；其生山冈上者，叶颇相似，而无疏缺，且多毛，茎亦无羽，根直下，更无旁枝，生则肉白皮黑，中有黑脉，日干则黑如玄参，用茎、叶及根，疗疳蚀杀虫，与平泽者俱有验。今俗以马蓟、以苦芺为漏卢，并非是也。"《中医别录》中说："飞廉生河内川泽，正月采根，七月、八月采花，阴干。"陶弘景说："极似苦芺，惟叶多刻缺，叶下附茎，轻有皮起似箭羽，其花紫色。俗方殆无用，而道家服其枝茎，可得长生，又入神枕方。"李时珍称："飞廉，神禽之名也。其状鹿身豹文，雀头蛇尾，有角，能致风气。此草附茎有皮如箭羽，复疗风邪，故有飞廉、飞雉、飞轻诸名。"

茎叶［主治］风热感冒，头风眩晕，风热痹痛，皮肤刺痒。

# 五味子 ▶上品植物篇

**产地分布：** 东北三省，河北，山西、宁夏，山东，陕西等省区。
**成熟周期：** 花期 5 ~ 7 月，果熟期 9 ~ 10 月。
**形态特征：** 茎长 4 ~ 8 米，小枝灰褐色，叶倒卵形至椭圆形，生于老枝上的簇生，在幼枝上的互生。开乳白色或淡红色小花，单性，雌雄同株或异株，有细长花梗。夏秋结浆果，球形，聚合成穗状，成熟时呈紫红色。
**功　　效：** 收敛固涩，益气生津，补肾宁心。

## 【原文】

五味子，味酸，温。主益气；欬逆上气；劳伤羸瘦，补不足；强阴，益男子精。一名会及。生山谷。

## 【译文】

五味子，味酸，性温。主要功效为益

气；能够治疗咳嗽气喘，身体劳损、形体瘦弱，补充不足，具有补虚强阴的功效，增益男子精液。又叫作会及。产于山中的深谷处。

## 【集解】

苏颂说：五味子春初生苗，引赤蔓附于高木，长六七尺。叶尖圆像杏叶。三四月开黄白花，像莲花。七月结实，丛生于茎端，如豌豆样大，生时为青色，熟则变为红紫色，入药生晒不去子。

李时珍说：五味子有南北之分。南方产的五味子色红，北方产的色黑，入滋补药必用北方产的为好。也可以取根种植，当年即生长旺盛；如果是二月下种子，在第二年才生长旺盛，须搭架引蔓。

[修治] 李时珍说：入补药熟用，入治嗽药生用。

李时珍说：酸咸入肝而补肾，辛苦入心而补肺，甘入中宫益脾胃。

徐之才说：与肉苁蓉相使。恶萎蕤。胜乌头。

[主治] 养五脏，除热，生阴中肌。《名医别录》

治中下气，止呕逆，补虚劳，令人体悦泽。（甄权）

明目，暖肾脏，壮筋骨，治风消食，疗反胃霍乱转筋，痃癖奔豚冷气，消水肿心腹气胀，止渴，除烦热，解酒毒。《日华诸家本草》

生津止渴，治泻痢，补元气不足，收耗散之气，瞳子散大。（李杲）

治喘咳燥嗽，壮水镇阳。（王好古）

[发明] 李杲说：收肺气，补气不足，主升。酸以收逆气，肺寒气逆，宜用五味子与干姜同治。五味子收肺气，为火热必用之药，故治咳嗽以它为君药。但有外邪者不可立即使用，恐闭其邪气，必先发散然后再用为好。有痰者，与半夏相佐；气

果实 [性味] 温；酸、甘；归肺、心、肾经。
[主治] 久嗽虚喘，遗尿尿频，久泻不止，盗汗，津伤口渴，心悸失眠。

藤茎 [性味] 辛、苦，温。
[主治] 风湿骨痛，跌打损伤，胃痛，月经不调，肾炎。

喘者，与阿胶相佐。

【百草堂】

五味子是木兰科五味子属植物的泛称，因其果实有甘、酸、辛、苦、咸五种滋味而得名，有南北之分。产于北部的叫"北五味子"，别名山花椒，果实为深红色；产于中部的叫"华中五味子"，果实为红色。李时珍谓"五味今有南北之分，南产者色红，北产者色黑，入滋补药必用北产者乃良。"

○对症下药○

| 病症 | 配方 | 功效 |
| --- | --- | --- |
| 夏月困乏无力 | 五味子同黄芪、麦冬、黄柏 | 益气补虚劳 |
| 痰嗽并喘 | 五味子同白矾末，猪肺蘸服 | 化痰止咳 |
| 肝虚泄精，阳事不起 | 五味子专为末 | 强阴益精 |

# 旋花 ▶上品 植物篇

**产地分布：**我国东北、华北、华东、中南及陕西、宁夏、甘肃、新疆、四川、贵州等省区。

**成熟周期：**花期5～7月，果期7～8月。

**形态特征：**多年生草本，全株无毛。茎缠绕，有棱，多分枝。叶柄较叶片略短。花单生叶腋，花梗长，有棱，蒴果球形，无毛，种子卵状三棱形，无毛。

**功　　效：**益气；养颜；涩精。主遗精；遗尿。

## 【原文】

旋花，味甘，温。主益气；去面皯黑色，媚好。其根，味辛，主腹中寒热邪气，利小便。久服不饥，轻身。一名筋根花。一名金沸。生平泽。

## 【译文】

旋花，味甘，性温。主要功效是益气；能够去掉面部黑气，使皮肤容颜靓丽，它的根，味道辛涩，主治腹中的寒热邪气，具有使小便通畅的作用。长期服用可使人没有饥饿感，身体轻巧。又叫作筋根花、金沸。产于水草丛生的平地。

## 【百草堂】

旋花就是鼓子花，古诗中经常提及。

唐代皮日休的诗句有："鼓子花明白石岸，桃枝竹覆翠岚溪。"郑谷："重来兼恐无寻处，落日风吹鼓子花。"宋代郑刚中有："鼓子花堪爱，疏葩淡碧时。未陪葵向日，且伴菊当篱。"

关于鼓子花《稗史类编》中还有这样一则趣谈。长乐年间的状元马铎，年轻的时候做过一个梦，梦中有人对他说："雨打无声鼓子花。"马铎当时不明所以，后来和同郡的林志一起中了进士。林志在乡试和会试当中都是第一，到了殿试时忽然梦见有一匹马踩在自己头上，因此一直闷闷不

乐。考试时皇上说："朕有一副对联，对得好的就是状元。'风吹不动铃儿草。'"马铎立刻记起了自己年轻时的梦，对道："雨打无声鼓子花。"而林志肠思枯竭，对不上来，马铎于是中了状元。

**种子**［性状］种子黑褐色，长约4mm，表面有小疣。

**花**［性状］花冠通常白色或有时淡红色或紫色，漏斗状。

［主治］益气；养颜；涩精。主面；遗精；遗尿。

# 兰草 ▶上品 植物篇

蘭草

产地分布：江浙地带。

成熟周期：花期为一年的 2 ~ 3 月。

形态特征：多年生草本植物。根肉质肥大，无根毛，有共生菌。叶线形或剑形，革质，直立或下垂，花单生或成总状花序，花梗上着生多数苞片。花两性，具芳香。种子细小呈粉末状。

功　　效：生血，调气，生津止渴，滋润肌肤。

## 【原文】

兰草，味辛，平。主利水道；杀蛊毒，辟不祥。久服益气，轻身，不老，通神明，一名水香。生池泽。

## 【译文】

兰草，味辛，性平。主要功效是通利水道，能够杀灭蛊毒，避除不祥晦气。长期服用能够增添气力，使身体轻巧，延缓衰老，使神志通明。又叫作水香。产于沟渠沼泽等水草丛生处。

## 【集解】

马志说：此草的叶像马兰，故名兰草。它的叶上有分枝，俗称燕尾香。当地人用它煮水洗浴，以御风邪，故又名香水兰。

陈藏器说：兰草生长在湖泽河畔，妇人用它调油来抹头，故称兰泽。盛弘《荆州记》上记载：都梁有山，山下有水清浅，水中生长着兰草，所以名都梁香。

李时珍说：都梁即如今的武冈州，另外临淮的盱眙县也有都梁山，产此香。兰是一种香草，能辟秽气。古人称兰、蕙都为香草，如零陵香草、都梁香草。后人将其省略，通呼为香草。近世只知道兰花却不知道兰草。只有虚谷方回经考订，说古代的兰草也就是如今的千金草，俗名孩儿菊。

《名医别录》载：兰草生长在太吴池塘湖泊，四月、五月采挖。

李时珍说：兰草、泽兰为一类植物的两个品种。两者都生长在水边低湿处，二月老根发芽生苗成丛，紫茎素枝，赤节绿叶，叶子对节生，有细齿。但以茎圆节长，叶片光滑有分叉的是兰草；茎微方，节短而叶上有毛的是泽兰。它们鲜嫩时都可摘来佩戴，八九月后渐渐长老，高的有三四尺，开花成穗状，像鸡苏花，呈红白色，中间有细子。

## 兰草叶

[性味] 味辛，性平，无毒。

[主治] 可除胸中痰饮。《名医别录》

能生血，调气，养营。（雷敩）

兰草气味清香，能生津止渴，滋润肌肤，治疗消渴、黄疸。（李杲）

煎水用来洗浴，可疗风病。（马志）

能消痈肿，调月经，水煎服可解中牛、马肉中毒。（李时珍）

主恶气，其气芳香润泽，可作膏剂用来涂抹头发。（陈藏器）

## 【百草堂】

兰草既是一味良药，又是文人墨客所钟爱的高雅花卉，素有花中君子之称。

相传清朝乾隆年间，浙江绍兴会稽山有位叫宋锦旋的富商。宋锦旋虽是商人，然而却宅心仁厚、生活俭朴，同时更是一位风雅之士，尤其嗜好采兰、养兰，常常花［性味］味辛，性平，无毒。
［主治］能生血，调气。

叶［性味］味辛，性平，无毒。
［主治］能利水道，杀蛊毒，辟秽邪。

为了得到一盆好兰而不惜花费重金。每有余闲便亲自上山寻觅，然而多年却未曾寻到一株好兰。

有一年初春夜晚，宋锦旋独自躺在床上，想着明早要上山觅兰花去，不觉头脑发蒙，睡意上来。朦胧之中，恍惚看到一个头发花白的老婆婆，领着一个十五六岁长得异常清秀的少女，老婆婆说女孩是个无依无靠的孤儿，自己是她的邻居，听说宋锦旋心肠好，要将女孩托给宋家当奴婢，以帮她找条生路。宋锦旋听后当即点头答应收养这女孩为义女。忽然一声春雷轰隆作响，把宋锦旋惊醒，才知道原来是一场春梦。

第二天，宋锦旋仍旧上山采兰。然而找了一天却毫无收获。就在他失望地拖着疲惫的双腿往回走时，忽然被一块石头绊倒，而在他摔倒的不远处猛然看到一小丛兰草在微风中轻轻抖动，那兰草的叶子刚柔相济，中间还长着个花蕊，散发出清幽的香味。他小心挖出，回家忙栽在盆里。

半个月后，兰蕊抽长开花了，袅娜多姿、幽香阵阵，确是兰中珍品。宋锦旋如获至宝，这时他突然想起了半个月前的那个梦，他明白了：楚楚动人的兰草正是梦中所见的那个女孩，那老婆婆定是送兰花的仙子了，看他如此爱兰才将如此珍品赐予的。

# 蛇床子 ▶上品 植物篇

**产地分布**：河北、浙江、江苏、四川。

**成熟周期**：花期4~7月，果期6~8月。

**形态特征**：一年生草本。茎直立，有分枝，表面有纵沟纹，疏生细柔毛。基生叶有长柄，柄基部扩大成鞘状。复伞形花序顶生或腋生；花白色，花柱基短圆锥形。双悬果宽椭圆形，果棱具翅。

**功　　效**：温肾壮阳、燥湿，祛风、杀虫。用于阳痿、寒湿带下；外治外阴湿疹、妇人阴痒。

## 【原文】

蛇床子，味苦，平。主妇人阴中肿痛；男子阴痿；湿痒；除痹气，利关节；癫痫；恶疮。久服轻身。一名蛇米。生川谷及田野。

## 【译文】

蛇床子，味苦，性平。主治妇女阴部内肿痛，男子阳痿，阴部湿痒，能够逐除痹气，通利关节，还可以治疗癫痫、恶疮。长期服用能使身体轻巧。又叫作蛇米。产于山川河谷地带或田野上。

## 【集解】

《名医别录》载：蛇床生长在临淄川谷及田野，五月采实阴干用。

苏颂说：蛇床三月生苗，高二三尺，叶青碎，成丛状像蒿枝。每枝上有花头百余，结为同一窠，像马芹。蛇床四五月开白花，呈伞状。它的子为黄褐色，像黍米，非常轻虚。

李时珍说：蛇床的花像碎米攒成一簇。其子由两片合成，像莳箩子而细小，也有细棱。凡花、实像蛇床的有当归、川芎、水芹、藁本、胡萝卜。

[修治] 雷敩说：使用蛇床，须将其用浓蓝汁和百部草根汁，同浸一昼夜，漉出晒干。再用生地黄汁拌和后蒸，蒸好后取出晒干。

徐之才说：恶牡丹、贝母、巴豆。伏硫黄。

[主治] 能温中下气，令妇人子宫热，治男子阳痿。久服润肤，令人有子。《名医别录》

治男女虚湿痹，毒风阴痛，去男子腰痛，外洗男子阴器能祛风冷，助阳事。（甄权）

暖丈夫阳气，助女人阴气，治腰胯酸疼，四肢顽痹，缩小便，去阴汗湿癣齿痛，治赤白带下，小儿惊痫，跌打损伤瘀血，煎汤外洗用于皮肤瘙痒。《日华诸家本草》

## 【百草堂】

从前，有个村里流行一种怪病。病人汗毛孔长鸡皮疙瘩，奇痒难耐，使人坐卧不安。这种病传染极快，没过几天全村人都患上了此病。有一位郎中路过该村，了解详细情况后对村民们说："在百里之外有一个海岛，岛上有一种药草，长着羽毛般的叶子，开着伞一样的小白花。用它的种子熬水洗，可治此病。但岛上毒蛇遍地，无人敢去。"

村上有个叫王福的青年听了，挺身而出，带着村上几个青年一同直奔海岛，同时四处寻找捕蛇人。在一个山寨遇见了一位头发苍白的老翁。王福向老人说明来意后，老人告诉他："毒蛇虽凶恶，却怕雄黄，你在端午节这天午时上岛，见毒蛇就洒雄黄水，毒蛇闻到此气味，便一动也不动。"王福谢过老翁，带领村民，背上干粮，备足雄黄酒，划船出海。端午节正午时到达了海岛，岛上毒蛇遍地。只见大毒蛇盘住开伞一样的小白花的草，昂头翘尾，一动不动。他们忙洒雄黄水，毒蛇闻到气味，缩着不动，他们乘机从毒蛇身下挖采了很多药草，满载而归。王福带领村民们用草药的种子煎水，供病人洗澡，连洗几天，大家的奇痒病全好了。

后来他们把种子播种在空地上，用它来治疗疮、湿疹等病。因为这种草是从毒蛇身底下挖采出来的，所以叫"蛇床"，它的种子就叫"蛇床子"。

### ○对症下药○

| 病症 | 配方 | 功效 |
|---|---|---|
| 阳事不起 | 蛇床子、五味子、菟丝子等份，共研为末，炼蜜调成梧子大的丸子，每次用温酒送服30丸，1日3次。 | 温肾益阳 |
| 妇人阴痒 | 用蛇床子30克，白矾6克，煎汤频洗。 | 除痹气，散寒止痒 |
| 男子阴肿胀痛 | 将蛇床子研为末，用鸡蛋黄调匀敷患处。 | 除痹气，散寒消肿 |
| 痔疮肿痛不可忍者 | 用蛇床子煎汤熏洗患处。 | 通行经络，消肿止痛 |
| 风虫牙痛 | 用蛇床子煎汤，乘热含漱。 | 祛风止痛 |

# 地肤子 ▶上品 植物篇

产地分布：分布遍及全国。

成熟周期：花期7～9月，果期8～10月。

形态特征：茎直立，多分枝；分枝与小枝散射或斜升，淡绿色或浅红色，幼时有软毛，后变光滑。叶片线形或披针形，两端均渐狭细，全缘，无毛或有短柔毛；无柄。花无梗；花被5裂，下部联合，结果后，背部各生一横翅。胞果扁球形，包在草质花被内。

功　　效：主膀胱热，能利小便，补中益精气。

## 【原文】

地肤子，味苦，寒。主膀胱热，利小便；补中益精气。久服耳目聪明，轻身耐老。一名地葵。生平泽及田野。

## 【译文】

地肤子，味苦，性寒。主治膀胱结热，能通利小便，具有补内脏、益精气的作用。长期服用能够使耳聪目明，身体轻巧、延缓衰老。又叫作地葵。产于水草丛生处或田野上。

## 【集解】

苏颂说：四川、关中一带到处都有地肤。它初生时贴地，长五六寸，根的形状像蒿，茎赤叶青，大小像荆芥。地肤三月开黄白色花，结青白色的子，八九月采实。

李时珍说：地肤的嫩苗可以作蔬菜食用，一棵数十枝，攒簇团团直上，性最柔弱，老时可做成扫帚，耐用。

[主治] 能去皮肤中热气，使人肌肤润泽。可散恶疮、疝瘕，能滋阴。《名医别录》

治阴卵诸疾，去热风，可煮水用来洗浴。与阳起石一同服用，治男子阳痿，能补气益力。（甄权）

治邪热丹毒肿胀。《日华诸家本草》

种子 [主治] 利水、通淋，除湿热；外用治皮癣及阴囊湿疹。

花 [性味] 味苦，寒。

[主治] 赤白痢，泄泻，热淋，目赤，雀盲，皮肤风热赤肿。

嫩茎叶 [性味] 苦，寒，无毒。

[主治] 小便数多，或热痛酸楚，手足烦疼。

## 地肤苗、叶

李时珍说：味甘、苦。将其烧灰煎霜，制砒石、粉霜、水银、硫黄、硇砂。

[主治] 捣汁服用，治赤白痢疾，烧灰也可以。煎汤洗眼睛，可除眼热、涩痛、视物不清。《名医别录》

主大肠泄泻，有和气，涩肠胃，解恶疮毒的作用。（苏颂）

煎水每天服用，治手足烦疼，利小便和各种淋症。（李时珍）

【百草堂】

地肤子有很多别名：地葵、地麦、落帚、独帚、王蔧、王帚、扫帚、益明、涎衣草、白地草、鸭舌草、千心妓女。

为什么会有这么多的名字呢？李时珍解释说："地肤、地麦，因其子形似也。地葵，因其苗味似也。鸭舌，因其形似也。妓女，因其枝繁而头多也。益明，因其子功能明目也。子落则老，茎可为帚，故有帚、蔧诸名。"

### 对症下药

| 病症 | 配方 | 功效 |
|---|---|---|
| 风热赤目 | 地肤子（焙）1升、生地黄250克，取汁和成饼，晒干研为末，每次空腹服9克，酒送下。 | 祛热解毒，明目聪耳 |
| 血痢不止 | 地肤子150克，地榆、黄芩各30克，同研末。每服方寸匕，温水调下。 | 和气，涩肠胃 |
| 治胁痛 | 六、七月取地肤子，阴干，末。服方寸匕，日五六服。 | 补中益气止痛 |

# 景天 ▶上品 植物篇

**产地分布：**原产北温带和热带地区。
**成熟周期：**花期7~10月。
**形态特征：**多年生肉质草木。有节，微被白粉，茎柱形粗壮，呈淡绿色。叶灰绿色，卵形或卵圆形，扁平肉质，叶上缘有时微具波状齿。
**功　效：**祛风利湿，活血散瘀，止血止痛。

【原文】

景天，味苦，平。主大热，火疮，身热烦；邪恶气。花，主女人漏下赤白；轻身，明目。一名戒火，一名慎火。生川谷。

【译文】

景天，味苦，性平。主治热毒高烧，火烧伤所致的火疮，身体燥热烦闷，能驱除邪恶之气。它的花，主治妇女的赤白带下；具有轻身、明目的功效。又叫作戒火、慎火。产于山川河谷地带。

## 【百草堂】

据记载,清代康熙年间,我国西部的巢望阿拉布坦发动叛乱,企图分裂祖国。为了平息叛乱,康熙御驾亲征。由于西部高原干旱,环境恶劣,加上官兵们长途跋涉,队伍劳顿,士气低落。由于人参"造热",不宜使用,在这样的情况下,部队战斗力大大减弱,屡屡战败。幸好有一位老药农,将草药红天给兵士们泡酒服用。结果大家体力恢复,士气大振,一鼓作气打败了叛军。

康熙于是为景天取名"仙赐草"。

茎叶[主治]疗疮痈肿,跌打损伤,鸡眼,烧烫伤,毒蛇咬伤。

# 茵陈蒿 ▶上品 植物篇

**产地分布：** 主产陕西、山西、安徽。此外，分布于山东、江苏、湖北、河南、河北、福建。

**成熟周期：** 春季幼苗高约三寸时采收。

**形态特征：** 表面有纵条纹，紫色，多分枝，老枝光滑，幼嫩枝被有灰白色细柔毛。花枝上的叶无柄，羽状全裂，裂片呈线形或毛管状。头状花序多数，密集成圆锥状。

**功　效：** 清热利湿。治湿热黄疸，小便不利，风痒疮疥。

## 【原文】

茵陈蒿，味苦，平。主风湿、寒热邪气；热结黄疸。久服轻身益气，耐老。生丘陵阪岸上。

## 【译文】

茵陈蒿，味苦，性平。主治风湿和寒热的邪气，湿热郁结导致的黄疸病。长期服用能够使身体轻巧、增添气力，延缓衰老。产于大小土丘或坟地、高坡上。

## 【集解】

《名医别录》载：茵陈生长在太山及丘陵的坡岸上，五月及立秋时采，阴干后用。

陶弘景说：现在到处都有茵陈。它像蓬蒿但叶片紧细些。秋后茎枯萎，经冬不死，到了春天又生长。

李时珍说：以前的人多种植茵陈蒿来当蔬菜，所以入药用的叫山茵陈，以与人工种植的相区别。山茵陈二月生苗，茎像艾。它的叶子像淡色的青蒿而背面为白色，叶柄紧细而扁平。九月开小花，为黄色，结的果实大小像艾子。花和果实都与庵（䕲）的花、果实相似，也有不开花，不结果实的。

## 茵陈蒿茎叶

**［性味］** 味苦，性平、微寒，无毒。

## ［主治］
治通身发黄，小便不利，除头热，去伏瘕。《名医别录》

通关节，去滞热，疗伤寒。（陈藏器）

石茵陈：治天行时疾热狂，头痛头昏，风眼疼，瘴疟。女人下腹结块胀痛和闪损乏绝。《日华诸家本草》

## ［发明］
王好古说：张仲景用茵陈栀子大黄汤治疗湿热，用栀子蘗皮汤治疗燥热。如禾苗遇涝成湿黄，遇旱则成燥黄一样。有湿邪则渗泻它，有燥邪则滋润它。以上两个方子都是治阳黄的。韩祗和、李思训治疗阴黄，用茵陈附子汤。方中用茵陈为主药，佐以大黄、附子，各随寒热性质而用。

## 【百草堂】

传说有位病人得了黄疸病，去找华佗救治，可是当时还没有治疗黄疸的办法，华佗也无能为力。

病人见神医华佗也不能治他的病，无可奈何地回家等死。

可是半年后，华佗又碰见那个病人。病人不但没死，反而变得身强体壮，满面红光的了。华佗大惊忙问缘由。病人说自己因为春荒没粮，吃了一个月野草，并带华佗去找那种草。

华佗认出这种野草是青蒿，心想青蒿也许能治黄疸病，于是回去给那些黄疸病人服用。可是连试用了几次，病人却不见好转。华佗又去问先前的那位病人是不是认错草了，病人说没错。华佗问他吃的是几月的青蒿子，病人说是三月的。

于是第二年开春，华佗又采了许多三月间的青蒿试着给黄疸病的人吃。病人的黄疸病果然全都好了。

之后华佗经过反复试验，发现只有幼嫩的茎叶可以入药治黄疸病。为了使人们容易区别，华佗便把这种幼嫩青蒿取名叫"茵陈"，又叫"茵陈蒿"。并还编了四句话留给后人："三月茵陈四月蒿，传与后人要记牢。三月茵陈能治病，四月青蒿当柴烧。"

## 对症下药

| 病症 | 配方 | 功效 |
|------|------|------|
| 酒疸 | 茵陈同川莲、干葛、黄柏、苡仁、北味。 | 清利湿热，解酒毒 |
| 谷疸 | 茵陈同二术、茯苓、泽泻、车前、木通、陈皮、神曲、红曲。 | 清热化湿，化解胃中谷气 |
| 女劳疸 | 茵陈同生地、石斛、木瓜、牛膝、黄柏。 | 滋补肾阴，化湿解表 |

# 杜若 ▶上品 植物篇

**产地分布：** 中北部中低海拔阔叶林下潮湿处。
**成熟周期：** 花期 6 ~ 7 月，果期 8 ~ 10 月。
**形态特征：** 多年生直立或上升草本，有细长的横走根茎。叶常聚集于茎顶，暗绿色，背面有细毛。顶生圆锥花序常由轮生的聚伞花序组成，花红色。果圆球形，成熟时暗蓝色。
**功　　效：** 理气治痛、疏风消肿。

## 【原文】

杜若，味辛，微温。主胸胁下逆气；温中，风入脑户，头肿痛，多涕泪出。久服益精明目，轻身，一名杜蘅。生川泽。

## 【译文】

杜若，味辛，性微温。主治胸胁下有向上的逆气，能温补内脏，并且能够祛风宣窍，治疗头部肿痛，鼻涕、眼泪俱下。长期服用能够补益精气、增强视力，使身体轻巧。又叫作杜蘅。产于河流池泽等水草丛生处。

## 【百草堂】

关于杜若，宋代沈括《梦溪笔谈·补笔谈卷三·药议》中说："杜若，即今之高良姜，后人不识，又别出高良姜条，如赤箭再出天麻条……诸药例皆如此，岂杜若也。后人又取高良姜中小者为杜若，正如用天麻、芦头为赤箭也。又有用北地山姜为杜若者。杜若，古人以为香草，北地山姜，何尝有香？高良姜花成穗，芳华可爱，土人用盐梅汁淹以为菹，南人亦谓之山姜花，又曰豆蔻花。《本草图经》云：'杜若苗似山姜，花黄赤，子赤色，大如棘子，中似豆蔻，出峡山、岭南北。'正是高良姜，其子乃红蔻也，骚人比之兰、芷。"

杜若花极小，纤巧的蝶形，杜若只存于山涧间，以山为父，以水为母，有令人闻之忘忧的香气。因此在古人的诗歌中用它来隐喻君子，屈原的《九歌·山鬼》就有"被石兰兮带杜衡""山中人兮芳杜若"的诗句。

# 沙参 ▶上品 植物篇

产地分布：黄河流域河谷及冤句、般阳、续山。

成熟周期：2月、8月采根。

形态特征：生长在沙地上，长一尺多，生于黄土地的则短而小，根和茎上都有白汁。

功　　效：养阴润肺，益胃生津。

## 【原文】

沙参，味苦，微寒。主血积；惊气；除寒热；补中益肺气。久服利人。一名知母。生川谷。

## 【译文】

沙参，味苦，性微寒。主治瘀血，惊恐不安，能祛除发冷、发烧的症状，具有补内脏、益肺气的功效。长期服用对人体有益。又叫作知母。产于山川河谷地带。

## 【集解】

陶弘景说：此与人参、玄参、丹参、苦参组成五参，它们的形态不尽相同，而主治相似，所以都有参名。此外还有紫参，即牡蒙。

李时珍说：沙参色白，宜于沙地生长，故名。其根多白汁，乡人俗呼为羊婆奶。沙参无心味淡，但《名医别录》载：一名苦心，又与知母同名，道理不清楚。铃儿草，是因其花形而得名。

《名医别录》载：沙参生于黄河流域河谷及冤句、般阳、续山，二月、八月采根

叶 [性味] 味苦，性微寒，无毒。
[主治] 补虚，止惊烦，益心肺。

花 [性味] 味苦，性微寒，无毒。
[主治] 补中，益肺气。

根 [性味] 味苦，性微寒，无毒。
[主治] 治惊风及血瘀，能除寒热。

曝干。

李时珍说：各处的山谷平原都有沙参，二月长苗，叶像初生的小葵叶，呈团扁状，不光滑，八九月抽茎，高一二尺。茎上的叶片，尖长像枸杞叶，但小而有细齿。秋季叶间开小紫花，长二三分，状如铃铎，五瓣，白色花蕊，也有开白色花的。所结的果实大如冬青实，中间有细子。霜降后苗枯萎。根生长在沙地上，长一尺多，大小在一虎口间。生于黄土地的则短而小，根和茎上都有白汁。八、九月采摘的，白而坚实；春季采摘的，微黄而空虚。不法药商也常将沙参紧蒸压实后当人参卖，以假乱真。但沙参体轻质松，味淡而短，由此可以区别出来。

## 沙参根

[性味] 味苦，性微寒，无毒。

徐之才说：恶防己，反藜芦。

[主治] 疗胃痹心腹痛，热邪头痛，肌肤发热，安五脏。久服对人有益。又说：羊乳：主头痛眩晕，益气，长肌肉。《名医别录》

祛风邪，治疝气下坠，疗嗜睡，养肝气，宣五脏风气。（甄权）

补虚，止惊烦，益心肺。治一切恶疮疥癣及身痒，排脓，消肿毒。《日华诸家本草》

清肺火，治久咳肺痿。（李时珍）

[发明] 王好古说：沙参味甘微苦，为厥阴经之药，又为脾经气分药。微苦补阴，甘则补阳，所以洁古老人取沙参代人参。这是因人参性温，补五脏之阳；沙参性寒，补五脏之阴。虽说补五脏，仍须各用本脏药相佐。

李时珍说：人参甘苦性温，其体重实，专补脾胃元气，因而益肺与肾，所以内伤元气的病人适宜使用。沙参甘淡而性寒，其体轻空虚，专补肺气，因而益脾与肾，所以金能受火克的人适宜使用。人参、沙参二者一补阳而生阴，一补阴而制阳，不可不辨。

## 【百草堂】

沙参有南沙参、北沙参之分。沙参在古代医学文献中，只有一种，即南沙参。至清代《本草纲目拾遗》《本经逢原》两书问世以后，始将沙参分为南、北两种。南沙参与北沙参虽是不同科属的两种植物药材，但一般认为两药共用相似。南沙参偏于清肺祛痰，而北沙参偏于养胃生津。

《粥谱·粥品六》中说："沙参粥，补脏阴，疗肺热。"在煮粥时南北沙参可辨证选用。北沙参味甜微苦，功专补肺阴，清虚火，并可养胃阴；粳米味甘，益气养胃，可培土生金、健脾补肺；冰糖中益气，和胃润肺。三味共煮为粥，补肺胃、润肺而止咳，养胃而生津，所以对肺胃阴虚、津伤干咳、舌燥口渴，均有较好的治疗效果。

### ◦对症下药◦

| 病症 | 配方 | 功效 |
| --- | --- | --- |
| 肺热咳嗽 | 用沙参15克，水煎服。 | 清肺热，止咳平喘 |
| 突然患疝痛，小腹及阴中绞痛 | 沙参捣筛研末，酒送服方寸匕。 | 止痛润肺补胃 |
| 妇女白带增多 | 用沙参研细，每次服6克，米汤送下。 | 止带，补阴 |

# 云实 上品 植物篇

**产地分布：** 长江流域以南各省。

**成熟周期：** 花期 5 月，果期 8 ~ 10 月。

**形态特征：** 落叶攀缘灌木，密生倒钩状刺。总状花序顶生，花冠不是蝶形，黄色，有光泽；雄蕊稍长于花冠，花丝下半部密生绒毛。荚果长椭圆形。

**功　　效：** 发表散寒、活血通经、解毒杀虫。

---

## 【原文】

云实，味辛，温。主泄痢肠澼；杀虫、蛊毒，去邪恶；结气，止痛；除寒热，花，主见鬼精物。多食令人狂走。久服轻身，通神明。生川谷。

## 【译文】

云实，味辛，性温。主治泻泻、痢疾；具有杀虫、灭蛊毒，祛除邪恶之气；能疏通结气，具有止痛、解除恶寒发热的作用。它的花，主治产生幻觉、精神失常。服用过量会使人精神失常四处狂奔。长期服用能使身体轻巧，神智清楚。产于山川河谷地带。

## 【百草堂】

云实又叫作百鸟不停、老虎刺尖、倒钩刺、黄牛刺、马豆、牛王刺、药王子。

《本草纲目》："主骨哽及咽喉痛，研汁咽之。"《草木便方》："益精，治虚弱，崩淋。"如果被毒蛇咬伤，用云实根一两，竹叶椒叶一两，娃儿藤根一两。白酒一斤，浸三至五天。每次服五钱至一两。

种子 [性味] 辛，温，有毒。
[主治] 痢疾，钩虫病，蛔虫病。

叶（又名四时青）[性味] 苦、辛；凉。
[主治] 皮肤瘙痒，口疮，痢疾，跌打损伤，产后恶露不尽。

# 徐长卿 ▶上品 植物篇

产地分布：泰山山谷及陇西。

成熟周期：3 月采挖。

形态特征：表面淡黄白色至淡棕黄色，具微细的纵皱纹，并有纤维的须根。

功　　效：祛风化湿，止痛止痒。

## 【原文】

徐长卿，味辛，温。主鬼物百精；蛊毒疫疾邪恶气；温疟。久服强悍，轻身。一名鬼督邮。生山谷。

## 【译文】

徐长卿，味辛，性温。主治鬼邪和各种精魅，能治疗蛊毒等恶性疾病，祛除邪恶秽浊之气，可治疗温疟。长期服用能使强身健体。又叫作鬼督邮。产于山中的深谷处。

## 【集解】

陶弘景说：鬼督邮的名字有很多。现在所用的徐长卿，根像细辛短小而扁，二者气味也相似。现在狗脊散中所用的鬼督邮，取其强筋骨治腰脚的功效，所以知道是徐长卿，而不是鬼箭、赤箭。

《名医别录》载：徐长卿生长在泰山山谷及陇西，三月采。

苏恭说：川泽中都有徐长卿。它的叶似柳，两叶相当，有光泽。根像细辛，微粗长，色黄而有臊气。今俗以它来代鬼督邮，是不对的。鬼督邮自有本条。

李时珍说：鬼督邮、及己与杜衡相混，它们的功效、苗形都不相同。徐长卿与鬼督邮相混，它们的根苗不同，功效相似。杜衡与细辛相混，它们的根苗、功效都相似，因二者极相近而非常混乱，不能不仔细分辨。

## 徐长卿根

[性味] 味辛，性温，无毒。

《名医别录》载：石下长卿味咸，性平，有毒。

花 [性味] 味辛，性温，无毒。
[主治] 主疫疾邪恶气，温疟。

叶 [性味] 味辛，性温，无毒。
[主治] 主鬼物百精蛊毒。

李时珍说：治鬼病之药多有毒，当从《名医别录》所说。

[修治] 雷敩说：凡采得粗杵，拌少许蜜，用瓷器盛，蒸三伏时，晒干用。

[发明] 李时珍说：《抱朴子》上记载，上古时辟瘟疫有徐长卿散，效果好。现在的人不知道用此方。

## 【百草堂】

相传在唐代贞观年间，李世民外出打猎，不慎被毒蛇咬伤，病情十分严重。御医们束手无策，只得张榜招贤。民间医生徐长卿看见榜文，便揭榜进宫为皇帝治病。

徐长卿把自己采来的"蛇痫草"取三两煎好，一日两次让李世民服下，余下的药液用于外洗。三天后症状完全消失。李世民十分高兴，并询问草药的名称，可是之前因为李世民被蛇咬伤后，下了一道圣旨，凡是带"蛇"字的都要忌讳，谁说了带"蛇"字的话就要治罪。所以徐长卿这时急忙跪下，吞吞吐吐地答不上话。情急之下，站在一旁的丞相魏征连忙为他解围说此药无名，徐长卿也忙说："这草药生于山野，尚无名字，请皇上赐名。"李世民因徐长卿救了他的性命，随即将这味草药赐名为"徐长卿"。

# 石龙刍 ▶上品 植物篇

**产地分布：**生长于水田中及潮湿地区。分布广西、浙江等地。

**成熟周期：**花期为夏季。

**形态特征：**多年生草本，根茎横走。茎圆筒状，细长，下部有茶褐色鳞片状叶，聚伞花序侧生于茎的一面。由多数小花缀成，花淡绿色，具短柄；蒴果，内含种子多数。

**功　　效：**利水，通淋。治淋病，小便不利。

## 【原文】

石龙刍，味苦，微寒。主心腹邪气，小便不利，淋闭；风湿；鬼疰；恶毒。久服补虚羸，轻身，耳目聪明，延年。一名龙须，一名草续断，一名龙珠。生山谷。

## 【译文】

石龙刍，味苦，性微寒。主治腹内有邪气，从而导致小便不利，形成癃闭；能够治疗风湿、鬼疰、恶毒等症。长期服用能够补益羸弱身体，使身体轻巧，耳聪目明，延年益寿。又叫作龙须、草续断、龙珠。产于山中的深谷处。

## 【百草堂】

石龙刍又名龙须。李时珍称："刘草包束曰刍。此草生水石之处，可以刘束养马，故谓之龙刍。"

而之所以叫作龙须，传说是因为当年的圣君黄帝，因为得道成仙，于是乘龙欲向天空飞去。这时黄帝的群臣也想追随黄帝成仙，于是攀附住龙须，想要同黄帝一同成仙，谁知龙须不堪重负，断裂坠地。而在龙须坠地的地方生出一株草，人们于是将其命名为"龙须"。

# 王不留行 ▶上品 植物篇

**产地分布：**主产河北。

**成熟周期：**夏季果实成熟、果皮尚未开裂时采割。

**形态特征：**茎直立，上部叉状分枝，节稍膨大。叶对生，粉绿色，卵状披针形或卵状椭圆形，基部稍连合而抱茎。聚伞花序顶生，花梗细长；蒴果卵形，包于宿萼内。种子球形，黑色。

**功　　效：**活血通经，下乳消肿。

## 【原文】

王不留行，味苦，平。主金疮止血，逐痛出刺；除风痹；内寒。久服轻身耐老增寿。生山谷。

## 【译文】

王不留行，味苦，性平。主治金属创伤有瘀血，能消除疼痛，具有拔刺的功效，并能驱除风痹，治疗内寒。长期服用能使身体轻巧，延年益寿。产于山中的深谷处。

## 【集解】

韩保昇说：王不留行到处都有。它的叶像菘蓝；花为红白色；子壳像酸浆，子壳中的果实圆黑像菘子，大如黍粟。三月收苗，五月收子，根、苗、花、子都通用。

李时珍说：王不留行多生长在麦地中。苗高的有一二尺。三四月开小花，像铎铃（形如钟的古代乐器），红白色。结实像灯笼草子，壳有五棱，壳内包一实，大小如豆。实内有细子，像菘子，生白熟黑，正圆如细珠可爱。

## 苗、子

**[性味]**味苦，性平，无毒。

**[主治]**止心烦鼻衄，痈疽恶疮瘘乳，妇人难产。《名医别录》

治风毒，通血脉。（甄权）

疗游风风疹，妇人月经先后不定期，颈背部长疮。《日华诸家本草》

下乳汁。（张元素）

利小便，出竹木刺。（李时珍）

**[发明]**张元素说：王不留行，用来催乳引导，取其利血脉的作用。

李时珍说：王不留行能走血分，是阳明

### ○对症下药○

| 病症 | 配方 | 功效 |
|---|---|---|
| 妇人气郁乳少 | 涌泉散：王不留行、穿山甲、龙骨、瞿麦穗、麦门冬等份，研末。用热酒调服，服药后再吃猪蹄汤，并用木梳梳乳。 | 利血脉通乳止痛 |
| 头风白屑 | 王不留行、香白芷等份，研为末干撒头皮上，第二天清晨梳去。 | 治风毒，通血脉 |
| 鼻血不止 | 用王不留行连茎、叶阴干，煎成浓汁温服。 | 止血、活血通经 |

冲任的药物。民间有"穿山甲、王不留，妇人服了乳长流"的说法，可见其性行而不住。

## 【百草堂】

传说王不留行这种药是药王邳彤在自己家乡发现的，经实验具有很好的舒筋活血、通乳止痛的作用。可是却不知起个什么名字好。邳彤想起当年叛将王郎曾来过这里的事。

当年王郎率兵追杀主公刘秀，黄昏时来到邳彤的家乡，宣称刘秀是冒充汉室的孽种，要老百姓给他们送饭送菜，并让村民腾出房子给他们住。然而这村里的老百姓知道他们是祸乱天下的奸贼，根本不理

睬他们。

天黑了，王郎见百姓还不把饭菜送来，不由心中火起，便带人进村催要，走遍全村，家家关门锁户，没有一缕炊烟。王郎气急败坏，扬言要踏平村庄，斩尽杀绝。此时一参军进谏道："此地青纱帐起，树草丛生，庄稼人藏在暗处，哪里去找。再说就是踏平十个村庄也解不了兵将的饥饿，不如赶紧离开此地。另作安顿，也好保存实力，追杀刘秀。"王郎听了，才传令离开了这个村庄。

邳彤想到这段历史，就给那草药起了个名字叫"王不留行"，就是这个村子不留王郎食宿，借此让人们记住"得人心得天下"的道理。

子 [性味] 味苦，性平，无毒。
[主治] 主逐痛出刺，除风痹内寒。

# 松脂 ▶上品 植物篇

**产地分布：** 松树全国均有分布。

**成熟周期：** 松树2月开花，6月成熟。

**形态特征：** 松树树皮多为鳞片状，叶子针形，花单性，雌雄同株，结球果，卵圆形或圆锥形，有木质的鳞片。

**功　　效：** 安益五脏，常服能轻身，不老延年。

## 【原文】

松脂，味苦，温。主痈、疽、恶疮、头疡、白秃、疥瘙风气；安五脏，除热。久服轻身，不老延年。一名松膏，一名松肪。生山谷。

## 【译文】

松脂，味苦，性温。主治痈、疽、恶疮、头部生疮溃疡、白秃病、疥疮瘙痒有风邪，具有安定五脏，驱除热邪的作用。长期服用能够身体轻巧，延缓衰老、益寿

仁 [性味] 味甘，性小温，无毒。

[主治] 主骨节风、头眩，去死肌。

延年。又叫作松膏、松肪。产于山中的深谷处。

【集解】

孙思邈说：松脂以衡山的为佳。衡山以东五百里，满山遍野所生长的，与其他地方所产的皆不同。

苏轼说：镇定的松脂也很优良。《抱朴子》记载，老松树皮中自然凝聚的脂是最好的，胜于凿取和煮成的。若根下有伤痕，又在阴暗处的脂是阴脂，尤其好。老松树余气结为茯苓，千年松脂变化成琥珀。

苏颂说：凡是取用松脂，须先经炼制。用大釜加水放入瓦器中，用白茅垫在瓦器底部，又在茅上加黄沙，厚一寸左右。然后把松脂散布于上，用桑树发火来烧，汤变少时频加热水。等到松脂全部进入釜中再取出来，然后投入冷水里，冷凝后又蒸热，如此两次。其白如玉，再拿来使用。

【百草堂】

松脂又叫作松香，是一种古老中药。晋代医学家葛洪在其所著的《抱朴子》中记载了一则松香治癞的有趣故事：上党有个名叫赵瞿的人，患了麻风病多年，有垂死之危。外人都说此病传染，如果不赶快送病人离家，将会殃及子孙。家属无奈便带上粮食送置病人于野外一山穴中。赵瞿昼夜悲叹涕泣。一个多月后的一天，有一仙人路经穴前，拿出个药囊给他，并教以服法，便飘忽而去。赵瞿如言服用百余日，身疮竟然尽悉痊愈，且肤色丰悦玉泽。后仙人又过此地，赵瞿跪谢再三，并乞问所授囊中何药。仙人告曰：乃松脂耳。汝炼之服，可以长生不死。赵瞿再谢而后归家，此后，他长服松脂，"身体转轻，气力百倍，登危越险，终日不极。且年百七十岁，齿不堕，发不白"。

# 菌桂　上品 植物篇

产地分布：云南、广西、广东、福建。
成熟周期：花期6~8月，果期10月至次年2~3月。
形态特征：常绿乔木。树皮灰褐色。叶互生或近对生，革质，长椭圆形至近披针形。具叶柄。圆锥花序腋生。浆果紫黑色，椭圆形，具浅杯状果托。
功　效：补火助阳，引火归源，散寒止痛，活血通经。

【原文】

菌桂，味辛，温。主百病。养精神，和颜色，为诸药先聘通使。久服轻身不老，面生光华，媚好，常如童子。生山谷。

【译文】

菌桂，味辛，性温。主治多种疾病。能调养精神，使面色和悦，是引导药物直达病所的向导和使者。长期服用能够使身体轻巧、延缓衰老，容光焕发，妩媚娇艳，好像儿童的面容一样。产于山中的深谷处。

【集解】

李时珍说：桂有很多种。牡桂，叶长得像枇杷叶，坚硬，有毛和细锯齿，其花白色，其皮多脂；菌桂，叶子像柿叶，尖狭而光净，有三纵纹路而没有锯齿，其花有黄有白，其皮薄而卷曲。现在的商人所卖的都是以上两种。但皮卷的是菌桂，半卷的和不卷的是牡桂。

尸子说：春天开花、秋天落英的叫桂。

嵇康说：桂生在合浦、交趾，必定生在高山之巅，冬夏常青。桂树自为林，更不会有杂树。这是桂树生长在南方的特点。

【百草堂】

《神农本草经》将桂分为牡桂、菌桂。

南方草木状曰："桂有三种：叶如柏叶，皮赤者，为丹桂；叶似柿叶者为菌桂；叶似枇杷叶者为牡桂。"菌桂即现今药用之桂。

方以智曰："菌桂一曰筒桂，以其皮嫩而卷成筒。"

# 牡桂 上品 植物篇

**产地分布：** 分布于我国福建、广东、广西、云南等省区。多栽培于斜坡山地及砂上。

**成熟周期：** 幼树生长 10 年后即可剥取树皮。

**形态特征：** 常绿乔木。叶互生，长卵形，革质，边缘内卷，叶面深绿色有光泽。圆锥花序顶生或腋生，小花黄绿色。浆果状核果倒卵形，暗紫色，外有宿存花被。花期 5 ~ 7 月。

**功　　效：** 温肾补阳、祛寒止痛。

【原文】

牡桂，味辛，温。主上气咳逆；结气；喉痹吐吸；利关节；补中益气。久服通神，轻身不老。生山谷。

【译文】

牡桂，味辛，性温。主治气逆、咳嗽，胸中有邪气聚积，喉痹吸气困难，具有舒利关节、补中益气的作用。长期服用能够使身体轻巧，神志清醒，延缓衰老。产于山中的深谷处。

【集解】

李时珍说：桂有很多种。牡桂，叶长得像枇杷叶，坚硬，有毛和细锯齿，其花白色，其皮多脂；菌桂，叶子像柿叶，尖狭而光净，有三纵纹路而没有锯齿，其花有黄有白，其皮薄而卷曲。现在的商人所卖的都是以上两种。但皮卷的是菌桂，半卷的和不卷的是牡桂。

尸子说：春天开花、秋天落英的叫桂。

嵇康说：桂生在合浦、交趾，必定生在高山之巅，冬夏常青。桂树自为林，更不会有杂树。这是桂树生长在南方的特点。

【主治】

治上气咳逆结气，喉痹吐吸，利关节，补中益气，久服通神，轻身延年。可温筋通脉，止烦出汗。去冷风疼痛，去伤风头痛，开腠理，解表发汗，去皮肤风湿，利肺气。

叶

［主治］ 捣碎浸水，洗发，去垢除风。

【百草堂】

苏东坡对中国传统医学颇有研究，对酒的养生作用也有一定的认识。他说："予饮酒终日，不过五合，天下之不能饮，无在予下者。"大意是说酒只要饮得适量，是可以养生的。

苏东坡除了饮名酒之外，还精心酿制、经常饮用药酒，以祛病健体。在惠州，他用木桂、菌桂、牡桂之类药材浸泡成桂酒，还在《桂酒颂》中博引历代本草和医学家关于"桂"药的药用功能的论述，确信常喝"桂"酒能"御障"。正是因为他对各种桂酒有不解之缘，所以他在"食无肉、病无药、居无室、出无友、冬无炭、夏无泉"的艰苦环境中，能免时疫、拒障伤。

# 槐实 上品 植物篇

**产地分布：**中国北方均有分布。
**成熟周期：**秋冬成熟。
**形态特征：**干燥荚果圆柱形，有时弯曲，种子间缢缩成连珠状，表面黄绿色、棕色至棕黑色，一侧边缘背缝线黄色。
**功　　效：**清热泻火，凉血止血。用于肠热便血，痔肿出血，肝热头痛，眩晕目赤。

## 【原文】

槐实，味苦，寒。主五内邪气热，止涎唾；补绝伤；五痔；火疮；妇人乳瘕，子脏急痛。生平泽。

## 【译文】

槐实，味苦，性寒。主治五脏内的热邪之气，能消止涎唾，续补极度损伤，治疗五种痔疮，火伤成疮，妇女乳房结块及子宫急痛。产于水草丛生的平地。

## 【百草堂】

槐实更是养生佳品，魏晋南北朝时期著名的文学家和教育家颜之推在《颜氏家训》中写道："庾肩吾常服槐实，年七十余，目看细字，须发犹黑。"这说明常食槐实对人体健康大有裨益。

叶[性味]苦，平，无毒。
[主治]惊痫，壮热，肠风，溲血，痔疮，疥癣，湿疹，疔肿。

实（槐角）[性味]苦，寒，无毒。
[主治]肠风泻血，目热昏暗，内痔，外痔。

# 枸杞 ▶上品 植物篇

**产地分布**：分布全国各地，主产宁夏、河北、山东、江苏、浙江、江西、湖北、四川、云南、福建等省。日本、朝鲜及欧洲与北美也有分布。

**形态特征**：落叶灌木。多分枝，枝细长，拱形，有条棱，常有刺。单叶互生或簇生，卵状披针形或卵状椭圆形，表面淡绿色。花紫色，漏斗状。浆果卵形或长圆形，深红色或橘红色。

**功　　效**：补肾益精，养肝明目，补血安神，生津止渴，润肺止咳。

## 【原文】

枸杞，味苦，寒。主五内邪气，热中消渴；周痹，久服坚筋骨，轻身不老。一名杞根，一名地骨，一名枸忌，一名地辅。生平泽。

## 【译文】

枸杞，味苦，性寒。主治体内五脏的邪气，消除热邪消渴；全身疼痛麻痹，长期服用能够使筋骨强壮，身体轻巧、延年不老。又叫作杞根、地骨、枸忌、地辅。产于平原水草丛生的地方。

## 【百草堂】

相传在盛唐时期，有一位西域商人来到中国，一天傍晚在客栈住宿，见有一个少女斥责鞭打一位老者。商人看不过去，便上前责问："你何故这般打骂老人？"那女子道："我责罚自己曾孙，与你何干？"闻者皆大吃一惊。原来，这少女竟已三百多岁了，老汉也已九十多岁，责打他是因为其不肯遵守族规服用草药，弄得未老先衰，两眼昏花。商人吃惊又好奇，鞠躬请教是何种神草仙药。女子起初不肯透露，但见商人跪地乞求、一片真诚，便以实情相告："这草药有五个名称，不同的季节服用不同的部位：春天采其叶，名为天精草；夏天采其花，名叫长生草；秋天采其子，名为枸杞子；冬天采根皮，名为地骨皮，又称仙人杖。四季服用，可以使人与天地同寿。"之后，枸杞便传入中东和西方，被那里的人誉为东方神草。

## ◦对症下药◦

| 病症 | 配方 | 功效 |
|---|---|---|
| 牙齿疼痛 | 用米醋1升，煮枸杞、白皮1升，取半升含漱。 | 止痛 |
| 虚劳、目昏多泪、腿脚无力 | 枸杞酒：用甘州枸杞子煮烂捣汁，与曲、米一起酿成酒，或装入袋中浸酒煮饮。 | 补虚、益精、壮阳、明目止泪、健腰脚 |
| 一切风疾，年久不愈 | 牛蒡根1升，生地黄、枸杞子、牛膝各3升，装在袋子里，泡在3升酒中，每天饮适量。 | 除风、补益筋骨、去虚劳 |

叶［主治］虚劳发热，
烦渴，目赤昏痛，崩漏
带下，热毒疮肿。

籽［性味］味苦，性寒。
［主治］壮筋骨，耐老，除
风，去虚劳，补精气。

# 柏实 上品 植物篇

**产地分布：**乾州最多。

**成熟周期：**3月开花，9月成熟。

**形态特征：**树耸直，皮薄，木质细腻，花细琐。它的果实是球形，形状如小铃，霜后四下裂开，中有大小如麦粒的几颗子。

**功　　效：**平肝润肾，延年壮神。

## 【原文】

柏实，味甘，平。主惊悸；安五脏，益气；除风湿痹。久服令人润泽美色；耳目聪明，不饥不老，轻身延年。生山谷。

## 【译文】

柏实，味甘，性平。主治受到惊吓而惊恐不安、心神不宁，具有安定五脏、增益气血的功效，并且能够逐除风湿痹症。长期服用能够使人面色红润有光泽、美丽动人，耳聪目明，没有饥饿感，身体轻巧、延年益寿。产于山中的深谷处。

## 【集解】

苏颂说：柏的果实以乾州最多。三月开花，九月成熟结子，收下来蒸后晒干，春播取出核仁备用。以密州出产的为更好，虽然与其他柏树相似，但其叶子都侧向而生，功效就有了很大的差别。益州诸葛孔明庙中有一棵大柏树，相传是蜀代时栽种的，当地的人们多采摘来做药，其味甘香，与一般的柏树不同。

宗说：我在陕西做官时，登高望柏，千万株都偏向西边。大概是因为这种树木坚硬，不畏霜雪，得木的正气，是其他的树木所不能及的，受金的正气所制而全部偏向西边。

李时珍说：《史记》里称柏为百木之长，树耸直，皮薄，木质细腻，花细琐。它的果实是球形，形状如小铃，霜后四下裂开，中有大小如麦粒的几颗子，芳香可爱。柏树叶松树身的是桧，它的叶尖而硬，也叫栝，现在人们叫它圆柏，以和侧柏区别。松树叶柏树身的是枞。松桧各占一半的是桧柏。峨眉山中有一种竹叶柏树身的，称它为竹柏。

李时珍说：《列仙传》里说，赤松子吃了柏实，牙齿落了又生，行如奔马。这并非假话。

## 【百草堂】

柏实又叫柏子仁，据说长期服用可以

## 对症下药

| 病症 | 配方 | 功效 |
|---|---|---|
| 老人便秘 | 柏仁同松仁、麻仁。 | 滋阴补血 |
| 心脾虚 | 柏仁同白术、生地、枣肉丸。 | 健脾养心 |
| 小儿惊痫腹满，大便青白色 | 柏子仁研末，温水调服3克。 | 安心神，润肝肾 |

益寿延年。

相传在汉武帝当政时，终南山中有一条便道，为往来客商马帮的必经之路。有一年，人们传说山中出了个长发黑毛怪，其跳坑跨涧、攀树越岭，灵如猿猴，快似羚羊。于是人心惶惶，商贾非结伙成群不敢过山。

消息传到了当地县令耳中，县令怀疑是强盗耍的花招，于是便命令猎户围剿怪物。谁知捕获的怪物竟然是一位中年毛女。据毛女说，她原来是秦王的宫女，秦王被灭后逃入终南山，正当饥寒交迫、无以充饥时遇到一白发老翁，教她食用柏子仁、柏汁。初时只觉苦涩难咽，日久则觉得满口香甜，舌上生津，以至于不饥不渴，身轻体健，夏不觉热，冬无寒意。时逾百多岁仍不见老。毛女服柏子仁长寿的消息一出，世人便开始争相服用，以期长命百岁。

叶 [性味] 苦，微温，无毒。
[主治] 治吐血、鼻出血、痢血、尿血。

果实 [性味] 甘，平，无毒。
[主治] 安心神，润肝肾。

枝节 [性味] 甘，平，无毒。
[主治] 去风痹，治关节活动不利。

# 茯苓 ▶上品 植物篇

**产地分布：** 云南、安徽、湖北、河南、四川等地。
**成熟周期：** 秋春间采挖。
**形态特征：** 多为不规则的块状，球形、扁形、长圆形或长椭圆形等，大小不一。表皮淡灰棕色或黑褐色，呈瘤状皱缩，内部白色稍带粉红，由无数菌丝组成。
**功　　效：** 利尿、镇静。

## 【原文】

茯苓，味甘，平。主胸胁逆气忧恚；惊邪恐悸；心下结痛，寒热烦满，咳逆，口焦舌干，利小便；久服安魂养神，不饥延年。一名茯菟。生山谷。

## 【译文】

茯苓，味甘，性平。主治忧郁导致的胸胁间气逆上行，因受到惊吓而产生的恐慌心悸，心下胃脘部的聚积疼痛，身体恶寒发热，心中烦满郁闷，咳嗽气逆，口干舌燥，能够通利小便。长期服用能够安魂养神，使人没有饥饿感、延年益寿。又叫作茯菟。产于山中的深谷处。

## 【集解】

《名医别录》说：生长在泰山山谷中及松树下。二八月采摘，阴干备用。

陶弘景说：现出产于郁州。大的如三四升的器具，皮黑且有细皱纹，肉坚而白，形似鸟兽龟鳖的为好。内虚泛红色的不好。茯苓能防腐及虫蛀，埋地下三十年，颜色及纹理不变。

刘禹锡说：《淮南子》里说，千年的松树，下面有茯苓，上面有菟丝。《典术》里说，松脂埋入地下千年变为茯苓，见松树呈红色的就有。《广志》中说，茯神是松汁形成的，好于茯苓。有的说茯苓贯穿着松树根。

李时珍说：下有茯苓，则上有灵气如丝的东西，山里人常见到它，现在有的人认为是菟丝，其实不是。茯苓有大如斗的，有坚如石的，绝好，轻虚的不好，大概是年限短不坚硬的原因。《茯苓赞》说："皓苓下居，彤丝上荟。中状鸡凫，其容龟蔡。神侔少司，保延幼艾。终志不移，柔红可佩。"观此彤丝，即是菟丝。

## 【主治】

治胸胁逆气，忧恐惊邪，心下结痛，寒热烦满咳逆，口焦舌干，利小便。经常服用可安魂养神，使人不饥延年，止消渴嗜睡，治腹水、胸水及水肿病症，还有开胸腑、调脏气、去肾邪、长阴益气、保神气的功能。可开胃止呕逆，善安心神。主治慢性肺部疾病及痰多不易咳出，心腹胀满，小儿惊痫，女人热淋。补五劳七伤，开心益志，治健忘，暖腰膝并安胎。止烦渴，通利小便，除湿益燥，有和中益气的功能，可利腰脐间血，逐水缓脾，生津导气，平火止泄，去虚热，开腠理，泻膀胱，益脾胃。治肾积水。

## 【百草堂】

茯苓，亦名伏灵、伏菟、松腴、不死面，是人们颇为熟悉的补益佳品。

相传成吉思汗在中原作战时，小雨连绵不断地下了好几个月，大部分将士水土不服，染上了风湿病，眼看兵败临城，成吉思汗十分着急。后来，有少数几个士兵因偶尔服食了茯苓，风湿病得以痊愈。听说此事后，成吉思汗大喜，他急忙派人到盛产茯苓的罗田县运来大批茯苓给将士们吃，兵将们吃后风湿病好了起来，成吉思汗最后打赢了仗。茯苓治疗风湿病的神奇功效也被广为传诵。

养生学家谓茯苓"千年以上者，变化为兔，或化为鸟，服之轻身，成就仙道"。

历代医家及养生学家都很重视茯苓的延年益寿之功，唐宋时服食茯苓已是很普遍的事情。宋代文学家苏东坡就很会做茯苓饼。他曾指出，做茯苓饼"以九蒸胡麻，用去皮茯苓少入白蜜为饼食之，日久气力不衰，百病自去，此乃长生要诀"。据说苏东坡年已六旬还有惊人的记忆力和强健的身体，这可能和他常吃自制的茯苓饼有很大关系。

# 橘柚　▶上品 植物篇

**产地分布：** 广东、福建、四川等地。

**成熟周期：** 秋末冬初果实成熟。

**形态特征：** 外表面成黄色或红棕色，有细皱纹及圆形小凹点，内表面黄白色，粗糙，呈海绵状，极易观察到圆大而紧密的凹点，基部残留有经络。质柔软，不易折断。

**功　　效：** 理气调中，燥湿化痰。可用于治疗脾胃气滞，脘腹胀满，呕吐。

## 【原文】

橘柚，味辛，温。主胸中瘕热逆气，利水谷；久服去臭，下气，通神。一名橘皮。生川谷。

## 【译文】

橘柚，味辛，性温。主治胸中的瘕热、逆气，有利于消导水谷饮食。长期服用能够消除口臭，使体内的邪气下沉排出体外，能使人神清气爽。又叫作橘皮。产于川泽河谷地带。

## 【百草堂】

《泊宅编》记载：橘皮宽膈降气、消痰逐冷，有特殊功效。其他药物多以新鲜为珍贵，唯有橘皮以陈年者为贵。橘皮品种又以洞庭一带所产为最佳。

相传莫强中做江西半城县令时，突然得了消化系统的病症，凡食毕，便立即感到胸闷，十分难受，用方百余帖，病情依旧。偶得一同族的偏方，称合橘红汤，煎来早晚饮服，数帖之后，吃饭有了味道。一日莫强中坐堂视事，操笔批阅文件，顿觉有一物坠入腹中。感觉十分明显。莫强中大惊，汗如雨下，小吏扶其归后宅休养。须臾间，腹疼便急，解下数块坚硬如铁弹丸的东西，腥臭不可闻。从此，莫强中胸部渐渐宽舒。原来他解下的是脾胃冷积之物。询问是何药起了作用，其外甥说："治疗胸闷之症，橘皮有特效，那是今古籍中记载过的。"如此才知原来普通的橘皮有如此神奇的功效。

# 干漆 ▶上品 植物篇

**产地分布：** 全国除黑龙江、吉林、内蒙古、新疆以外，各地均有分布。

**成熟周期：** 漆树花期 5 ~ 6 月，果期 7 ~ 10 月。

**形态特征：** 干漆为漆树的树脂经加工后的干燥品。呈不规则块状，黑褐色或棕褐色，表面粗糙，有蜂窝状细小孔洞或呈颗粒状。质坚硬，不易折断，断面不平坦。

**功　　效：** 破瘀，消积，杀虫。治妇女经闭，症瘕，瘀血，虫积。

## 【原文】

干漆，味辛，温。主绝伤，补中，续筋骨，填髓脑；安五脏，五缓六急；风寒湿痹。生漆，去长虫；久服轻身耐老。生川谷。

## 【译文】

干漆，味辛，性温。主治筋骨损伤，具有补益内脏、续接筋骨的作用，能使髓脑充益、五脏充实，治疗筋、骨、血、精、气、肉六极之病，及风寒湿邪之痹症。生漆，能够祛除蛔虫。长期服用可以使身体轻巧、延缓衰老。产于山川河谷地带。

## 【集解】

保升说：漆树高二三丈，皮白，叶似椿，花似槐，子似牛李子，木心黄。六、七月刻取滋汁。金州者为上。漆性急，取时需荏油解破，故淳者难得。

苏颂说：今蜀、汉、金、峡、襄、歙州都有。以竹筒钉入木中，取汁。

李时珍说：漆树人多栽种，春分前移栽易成，有利。树身如柿，叶似椿。六月取汁漆物，黄泽如金，即《唐书》所谓黄漆。入药当用黑漆。

陶弘景说：生漆毒烈，人以鸡蛋和服去虫，但自啮肠胃。

大明说：毒发，饮铁浆并黄栌汁、甘豆汤，吃蟹，可解。

叶［性状］数羽状复叶螺旋状，互生，被微柔毛，近基部膨大，半圆形。

果实［性状］外果皮黄色，无毛，具光泽，成熟后不裂。

花［性状］花黄绿色；开花外卷；着生于花盘边缘，花丝线形。

[主治] 绝伤，补中，安五脏、续筋骨，填髓脑，五缓六急，风寒湿痹。生漆：去长虫。久服，轻身延年。干漆：疗咳嗽，消瘀血痞结腰痛，女子症瘕，利小肠，除蛔虫。杀三虫，主女人经脉不通。治传尸劳，除风。削年深坚结之积滞，破日久凝结之瘀血。

## 【百草堂】

漆树，落叶乔木，叶子互生，羽状复

叶，小叶卵形或椭圆形，圆锥花序，花小，黄绿色，果实圆扁。李时珍说："漆树人多种之，春分前移栽易成，有利。其身如柿，其叶如椿。以金州者为佳，故世称金漆。人多以物乱（以假乱真之乱）之。试诀（检验真假的口诀）有云：微扇光如镜，悬丝急似钩。撼成琥珀色，打着有浮沤。"

漆树生长八九年以后，就可割漆，十年以上更好。小暑至大暑期间所割漆液最好，称为"三伏漆"。在适宜割漆的日子里，大气相对湿度越大，产漆量越高。因此割漆最好在清晨、阴天和雾气笼罩的时间里进行。生漆产量很低，因此有"百里千刀一斤漆"之说。

漆树的汁液为生漆；漆籽可榨取宝贵的漆油；树皮可制作单宁；树材坚软适中，纹理美观，系优良用材；干漆、漆叶、漆花都可入药。因此漆树是一种全身是宝的多用途经济树木，故有"国宝"之称。

## 对症下药

| 病症 | 配方 | 功效 |
|---|---|---|
| 小儿虫病 | 用干漆(捣碎，烧烟尽)、白芜荑，等份研末，每服0.6~3克，米汤送服。 | 利小肠，除蛔虫 |
| 妇女血气痛 | 用湿漆30克，熬一顿饭时间，加干漆末30克，调成如梧桐子大的丸子。每服三四丸，温酒送服。怕漆人不可服。 | 消瘀血痞结腰痛 |
| 妇女经闭或腹内肿瘕 | 用干漆30克(打碎，炒烟尽)、牛膝末30克、生地黄汁1升，共在慢火上熬浓，做成如梧桐子大的丸子。每服1丸，渐增至三五丸，酒或汤送服。 | 消肿瘕、通经脉 |
| 五劳七伤 | 用干漆、柏子仁、山茱萸、酸枣仁，等份研末，加蜜做成如梧桐子大的丸子。每服二七丸，温酒送服。1天服2次。 | 绝伤，补中，安五脏 |

# 榆皮  上品 植物篇

**产地分布：**产于我国东北、华北、西北、华东等地区。
**成熟周期：**榆树花期3～4月；果熟期4～5月。
**形态特征：**落叶乔木。树干直立，枝多开展，树冠近球形或卵圆形。树皮深灰色，粗糙，不规则纵裂。单叶互生，卵状椭圆形至椭圆状披针形，早春先叶开花或花叶同放，紫褐色。翅果近圆形，顶端有凹缺。
**功　效：**安神，利小便。用于神经衰弱，失眠，体虚浮肿。

## 【原文】

榆皮，味甘，平。主大小便不通，利水道，除邪气。久服轻身不饥，其实尤良。一名零榆。生山谷。

## 【译文】

榆皮，味甘，性平。主治大小便不通畅，具有通利水道、驱除邪气的功效。长期服用可以使身体轻巧，没有饥饿感。果实的效果尤其好。又叫作零榆。产于山中的深谷处。

**【百草堂】**

榆皮，就是榆树皮，而它的果实就是我们通常所说的榆钱。古书上记载："三月采皮，取白，暴干，八月采实。"

榆钱儿也叫榆荚，是榆树的种子，因为它酷似古代串起来的麻钱儿，故名榆钱儿。新生出来的榆钱儿脆甜绵软，清香爽

口，又因它与"余钱"谐音，村人在房前屋后种榆树也有讨口彩的意思在里面。清代诗人郭诚在《榆荚羹》中赞美："自下盐梅入碧鲜，榆风吹散晚厨烟。拣杯戏向山妻说，一箸真成食万钱。"唐代施肩吾也有《戏咏榆荚》："风吹榆钱落如雨，绕林绕屋来不住。知尔不堪还酒家，漫教夷甫无行处。"清代陈维崧有《河传弟九体·榆钱》："荡漾，谁傍？轻如蝶翅，小于钱样。抛家离井若为怜？凄然。江东落絮天。"

# 酸枣仁 ▶上品 植物篇

产地分布：主产河北、陕西、辽宁、河南。
成熟周期：花期4~5月，果期9~10月。
形态特征：落叶灌木或小乔木。老枝褐色，幼枝绿色。叶互生，叶片椭圆形至卵状披针形。花2~3朵簇生叶腋，小形，黄绿色；核果近球形，熟时暗红色。
功　　效：养肝，宁心，安神，敛汗。

**【原文】**

酸枣仁，味酸，平。主心腹寒热邪结气聚；四肢酸疼湿痹。久服安五脏，轻身延年。生川泽。

**【译文】**

酸枣仁，味酸，性平。主治胸腹有寒热邪气凝聚滞留，气不畅行，四肢酸疼的湿痹症。长期服用能够使五脏安宁，身体轻巧、延年益寿。产于河边池泽的水草丛生处。

**【集解】**

陈藏器说：嵩阳子说，现在的酸枣县就是从属于滑台的城镇。树高几丈，直径一二尺，木理极细。木质坚硬而且重，可以制成车轴及匙、箸等。树皮细而且硬，纹如蛇鳞。其枣圆小而味酸，其核微圆，色赤如

丹。枣肉酸滑好吃，山里人常拿它当果品。

**【主治】**

治心腹寒热、邪结气聚、四肢酸痛湿痹。久服安五脏，轻身延年。可治烦心不得眠、脐上下痛、血转久泄、虚汗烦渴等症。补中益肝，壮筋骨，助阴气，能使人肥健。

**【百草堂】**

酸枣仁，别名枣仁、山枣、酸枣核。酸枣树为鼠李科枣属植物。明代李时珍《本草纲目》中说，枣仁"熟用疗胆虚不得眠，烦渴虚汗之症；生用疗胆热好眠，皆足厥阴少阳药也"。《本草汇言》："敛气安神，荣筋养髓，和胃运脾。"元朱丹溪："血不归脾而睡卧不宁者，宜用此酸枣仁大补心脾，则血归脾而五脏安和，睡卧自宁。"《本草经疏》："酸枣仁，专补肝胆，亦复

醒脾。胆为诸脏之首，十一脏皆取决于胆，五脏之精气，皆禀气于脾，故久服之，功能安五脏。"

可见，酸枣仁有养肝、宁心安神、敛汗等多种功能。其实，酸枣全身是宝：枣仁是贵重药材；枣面可做清凉饮料；枣壳可做活性炭；枣花是最好的蜜源；酸枣枝干木质坚硬、耐磨，是制作农具的好材料。

## ○对症下药○

| 病症 | 配方 | 功效 |
| --- | --- | --- |
| 惊悸 | 枣仁同茯神、远志、麦冬、石斛、五味、圆肉、人参。 | 镇惊 |
| 振悸不眠 | 枣仁同人参、茯神、白术、甘草。 | 镇惊安神 |
| 虚烦不眠 | 酸枣仁汤：同知母、茯神、甘草。 | 定心补脾，睡卧自宁 |

# 蔓荆实 ▶ 上品 植物篇

**产地分布：** 主产山东、江西、浙江、福建。
**成熟周期：** 花期7月，果期9月。
**形态特征：** 落叶灌木。幼枝四方形，密被细绒毛；老枝圆形，无毛。叶对生，倒卵形。圆锥花序顶生；花冠淡紫色。核果球形，熟后黑色。
**功　　效：** 疏散风热，清利头目。用于风热感冒头痛、齿龈肿痛、头晕目眩。

## 【原文】

蔓荆实，味苦，微寒。主筋骨间寒热；湿痹拘挛；明目坚齿，利九窍；去白虫。久服轻身耐老。小荆实亦等。生山谷。

## 【译文】

蔓荆实，味苦，性微寒。主治筋骨的发冷发热之症；湿痹筋脉拘挛不利；具有明目、固齿，通利九窍，去除白虫的功效。长期服用能够使身体轻捷，延缓衰老。小荆实也具有同等功效。产于山中的深谷处。

子 [性味] 辛，微寒，无毒。
[主治] 风热感冒头痛、齿龈肿痛、目赤多泪、目暗不明、头晕目眩。

花 [性状] 花冠淡紫色，顶端5裂，2唇形。

## 【百草堂】

相传在洪武年间，太湖县有位名叫刘焘的人在广西柳州做知府，回太湖县省亲时，带回蔓荆子种子，赠送给家人种植。其家人将种子撒在河滩上，后逐年生产繁殖。但当时人们对蔓荆子认识不够，对它的生长无人问津，结果还是寥寥无几。一年，连降了几场大雨，冲破了圩坝，淹没了万顷良田，时过水落，皆瘀成了高低起伏的沙滩，蔓荆子才获得了生长繁衍的环境。

蔓荆的大量繁殖，也使人们开始大量食用，在食用的过程中发现其"明目坚齿""久服轻身耐老"的神奇功效，从而成为养生食谱中不可或缺的一员。

# 杜仲 ▶上品 植物篇

**产地分布：**主产商州、成州、峡州。
**成熟周期：**秋季采收。
**形态特征：**树高数丈，叶似辛夷，它的皮折断后，有白丝相连。
**功　　效：**益精气，壮筋骨，强意志。

## 【原文】

杜仲，味辛，平。主腰脊痛；补中益精气，坚筋骨，强志；除阴下痒湿，小便余沥。久服轻身，耐老。一名思仙。生山谷。

## 【译文】

杜仲，味辛，性平。主治腰脊疼痛，具有补益内脏、增强精气、强筋健骨、提神益智的功效；还可以治疗阴部湿痒，小便后滴沥不尽。长期服用能使身体轻巧，延缓衰老。又叫作思仙。产于山中的深谷处。

## 【集解】

苏颂说：出于商州、成州、峡州附近的大山中。树高数丈，叶似辛夷，它的皮折断后，有白丝相连。刚长出的嫩芽可食。

皮

[性味] 辛，平，无毒。

[主治] 治腰膝痛，益精气，壮筋骨，强意志。除阴部痒湿，小便淋漓不尽。久服轻身延年。

## 【百草堂】

传说在华山山麓的一个小山村里，住着母子俩。儿子李厚孝，为人忠厚老实。老母患病卧床不起。李厚孝请医生诊治，服药数帖后，老母之病不见好转，李厚孝心急如焚。医生告诉他，只有华山的灵芝草才能治好他母亲的病。厚孝立即背上药篓，拿着锄头，往华山攀去。不顾艰难险阻，厚孝终于采到了灵芝草。可是下山时却不小心扭伤了腰，手一哆嗦，骨碌碌摔下山，昏死了过去。当他醒来时发现面前站着一位鹤发童颜的老者。老者从怀中掏出一个小葫芦，伸手从树上剥了一块树皮，树皮折断处，剥出细丝，塞进葫芦摇了三摇，树皮立刻化成水，老者给厚孝服下，不一会儿厚孝的腰就不疼了。厚孝千恩万谢，定要老人留下姓名。老者指着大树吟曰："此木土里长，人中亦平常。扶危祛病魔，

叶 [性味] 辛，平，无毒。
[主治] 壮筋骨，强意志。

皮 [性味] 辛，平，无毒。
[主治] 治腰膝痛，益精气。

何须把名扬！"说完，骑上白鹤，飘然而去。

几天后，厚孝又来到了那棵树下，只见树上长满了椭圆状有锯齿的绿叶，树粗且直，李厚孝认出这是杜仲树。厚孝回想起当时的情景，悟出老者诗中所说正是"杜仲"二字。"此木土里长"，"木"旁放

一"土"是"杜"，"人中亦平常"，"人中"是"仲"。厚孝十分惊奇，心想杜仲也许能治腰伤，于是剥下一块树皮带回家中，正巧碰到有个村民扭伤了腰，厚孝把树皮煎了，病人服下，果然有效。从此，人们便学会了用杜仲来治疗各种腰痛。

## ○对症下药○

| 病症 | 配方 | 功效 |
|---|---|---|
| 肾虚腰痛 | 杜仲去皮，炙黄，取一大斤，分作10剂。每夜用1剂，在1升水中浸至五更，煎至三分之二，去渣留汁，放入羊肾三四片，煮开几次，加上椒盐做羹，空心1次服下。 | 补益肾脏 |
| 风冷伤肾，腰背虚痛 | 杜仲500克，切细，炒过，放酒2升中浸10日。每日服300毫升。 | 强筋健骨，益肾强精 |
| 病后虚汗及自流汗 | 用杜仲、牡蛎，等份研末，卧时用水送服五小匙。 | 补益劳损，增强体质 |
| 产后诸疾及胎体不安 | 用杜仲去皮，瓦上焙干，捣末，煮枣肉调末做成如弹子大的丸。每服1丸，糯米汤送服。1天服2次。 | 补益五脏，安胎气 |

# 辛夷 ▶上品 植物篇

**产地分布：**河南、山东、江苏、浙江、安徽、江西、福建等地。
**成熟周期：**花期2月。果期6～7月。
**形态特征：**落叶灌木，干皮灰白色；小枝紫褐色，平滑无毛。叶互生，具短柄，无毛；叶片椭圆形或倒卵状椭圆形。花生于小枝，顶端花柱短小尖细。果实长椭圆形，有时稍弯曲。
**功　效：**祛风，通窍。治头痛，鼻渊，鼻塞不通，齿痛。

## 【原文】

辛夷，味辛，温。主五脏、身体寒热，风头脑痛，面皯。久服下气，轻身，明目，增年耐老。一名辛矧，一名侯桃，一名房木。生川谷。

## 【译文】

辛夷，味辛，性温。主治五脏和身体有邪气导致的恶寒发热，风邪侵袭导致的头痛，脸上的黑斑。长期服用能够排气，使身轻体巧，延缓衰老。又叫作辛矧、侯

桃、房木。产于山川河谷地带。

## 【百草堂】

古时候，有一个姓秦的举人得了怪病，经常头痛头昏、流脓鼻涕，而且鼻涕腥臭难闻，不仅自己痛苦，还影响社交活动。他四处求医问药，百般治疗，然而终无效果。后来他得到高人指点，来到一个夷人居住的地方，遇见一个白发苍苍有仙人之貌的老人，就上前施礼，寻求治疗鼻病的灵药妙方。老人笑着说："有何难？"就从山上的落叶灌木上采摘了几朵紫红色的花苞，让他将花苞与鸡蛋同煮，吃蛋喝汤，每天一次。十天之后，秦举人脓鼻涕大量减少，半个月就痊愈了。举人留下银两，拜谢老人，并带回一些种子，下山去了。回家之后，他将种子播在自己家的房前屋后。两年后，灌木生长茂盛，长出了毛笔头样的花蕾。举人采集这些花蕾，遇到脓鼻涕的，就将它赠给病人，都收到显著疗效。但病人问及这药叫什么名字时，举人不知如何回答了。他想，这药是辛庆年间夷人介绍的，于是就随口答曰："这叫辛夷花。"辛夷的名字就由此而来。这个传说告诉我们，辛夷是治疗脓鼻涕的特效药物。

# 桑上寄生

**产地分布：**分布于台湾、福建、广东、广西等省区。

**成熟周期：**花期 4 ~ 10 月。

**形态特征：**常绿寄生小灌木。叶对生或近对生，卵形或卵圆形。花排列成聚伞花序，被红褐色星状毛，花冠狭管状，柔弱，稍弯曲，紫红色，顶端卵圆形，外展；果椭圆形，具小瘤体及疏毛。

**功　效：**坚肾泻火，补气温中。消热，滋补，追风。养血散热，舒筋活络。

## 【原文】

桑上寄生，味苦，平。主腰痛；小儿背强；痈肿；安胎；充肌肤，坚发齿，长须眉。其实，明目，轻身通神。一名寄屑，一名寓木，一名宛童。生川谷。

## 【译文】

桑上寄生，味苦，性平。主治腰痛，小儿背脊僵硬，痈肿，可以安胎，使肌肤充实，强健头发、坚固牙齿，促进毛发生长。它的果实，具有明目的功效，使人身体轻巧，神清气爽。又叫作奇屑、寓木、宛童。产于山川河谷地带。

## 【百草堂】

相传桑上寄生是在无意中被一农夫发现的。桑上寄生因其貌无惊人之处，又无诱人的气味，故一直不被人们注意。而这位农夫姓姬名生，世代在黄河流域耕作。因辛勤操劳，加之风寒所袭，晚年之后他腰腿疼痛，而又家贫如洗无钱医治，几乎丧失了劳动力。

一日他在田间劳作后，连回家的气力也没有了。心想干脆死在荒草中算了。于是就栖身于许多藤条缠绕的桑树之间。一觉醒来，已是傍晚，只觉得周身汗出，肢节舒展，多年的腰腿疼痛明显减轻了。

此后，他每天劳作后便躺在这些乱藤上休息。久而久之，他的腰腿疼痛不仅痊愈了，而且干活也来了力气。此事很快在乡邻里传开，不少腰腿疼痛者前来找他，有的如法套用，有的还灵活发挥，采回藤条煎汤饮用，的确都有比较好的效果。后来，人们为了纪念它的发现者，就把这种藤条称为"姬生"了。又因这种藤条大多寄生于桑树上，随着文字分工的过细，后人又把它称为"桑上寄生"了。

# 女贞实 上品 植物篇

**产地分布：**江苏、浙江、安徽、江西、湖北、四川、贵州、广东、福建等地。

**成熟周期：**花期6～7月，果期8～12月。

**形态特征：**木犀科女贞属常绿乔木，树皮灰色、平滑。枝开展、无毛。叶革质，宽卵形至卵状披针形。圆锥花序顶生，花白色，核果长圆形，蓝黑色。

**功　效：**滋补肝肾、明目乌发。主治眩晕耳鸣，两目昏花、须发早白及牙齿松动等症。

## 【原文】

女贞实，味苦，平。主补中，安五脏，养精神，除百疾。久服肥健，轻身不老。生山谷。

## 【译文】

女贞实，味苦，性平。主要功效是补益内脏，使五脏安和，调养精神，祛除多种疾病。长期服用可以使人发胖强壮，身体轻巧、延缓衰老。产于山中的深谷处。

## 【百草堂】

相传在秦汉时期，江浙临安府有个员外，膝下只有一女，年方二八，品貌端庄，窈窕动人，工及琴棋书画。员外视若掌上明珠，求婚者络绎不绝，小姐均不应允。原来员外之女已与府中的教书先生私订了终身，又瞧不起那些纨绔子弟。可员外却贪图升官发财，将爱女许配给县令为妻，以光宗耀祖。到出嫁之日，小姐便含恨一

头撞死在闺房之中，表明自己非教书先生不嫁之志。教书先生闻听小姐殉情，如晴天霹雳，忧郁成疾，茶饭不思，不过几日便形如枯槁，须发变白。

数年之后因教书先生思情太浓，便到此女坟前凭吊，以寄托哀思。但见坟上长

实［性味］味甘、微苦涩。

［主治］补肝肾阴，乌须明目。主治目暗不明，视力减退，须发早白，腰酸耳鸣及阴虚发热等。

出一颗枝叶繁茂的女贞枝，果实乌黑发亮。教书先生遂摘了几颗放入口中，味甘而苦，直沁心脾，顿觉精神倍增。从这以后，教书先生每日必到此摘果充饥，病亦奇迹般地日趋见好，过早的白发也渐渐地变得乌黑了。他大为震惊，深情地吟疲道："此树即尔兮，求不分离兮。"从此，女贞子便开始被人们作为药物使用了。

## 对症下药

| 病症 | 配方 | 功效 |
|---|---|---|
| 目暗不明 | 女贞同甘菊、生地、杞子、蒺藜。 | 滋肝补肾，明目 |
| 风热赤眼 | 捣汁熬膏，埋地中七日。 | 清肝明目 |
| 肝肾阴虚，眼目干涩，视物昏花，或视力减退 | 二子菊花饮：女贞子、枸杞子各 15 克，菊花 10 克。煎水饮。 | 养肝明目 |

# 蕤核　►上品 植物篇

**产地分布：**甘肃、河南、内蒙古、陕西、山西、四川等地。

**成熟周期：**花期 4 ~ 6 月，果期 7 ~ 8 月。

**形态特征：**蔷薇科落叶灌木。茎多分枝，外皮棕褐色。单叶互生或数叶簇生。花瓣白色，近圆形，有爪。核果球形熟时黑色，表面微被蜡质白粉；果核卵圆形，稍扁，有皱纹，棕褐色。

**功　　效：**养肝明目。

## 【原文】

蕤核，味甘，温。主心腹结邪气，明目，目赤痛伤泪出。久服轻身，益气不饥。生川谷。

## 【译文】

蕤核，味甘，性温。主治心腹间邪气结聚，具有明目的功效，可以治疗目赤伤痛、流泪不止。长期服用能使身体轻巧，增益气力，没有饥饿感。产于山川河谷地带。

## 【百草堂】

《名医别录》载："蕤核生函谷及川谷及巴西。"陶弘景云："今从北方来，云出彭城

蕤核 [主治] 目赤伤痛、流泪不止。

间。形如乌豆大圆而扁，有文理，状似胡桃核，今人皆合壳用。"《本草纲目》记载："保昇曰：今出雍州，树生，叶细似枸杞而狭长，花白。子附茎生，紫赤色，大如五味子，茎多细刺。五月、六月熟，采实日干。"

蕤核能治疗眼目昏暗，痒痛隐涩，赤肿畏光，能远视，迎风有泪，多见黑花等多种眼疾。"零星雪膏"的主要成分就是蕤核，用蕤核、脑子一起研匀，加生蜜，收存点眼。有很好的疗效。

# 藕实茎 ►上品 植物篇

**产地分布：** 一般分布在中亚、西亚、北美，印度、中国、日本等亚热带和温带地区。

**成熟周期：** 莲花花期 6 ~ 9 月，果熟期 9 ~ 10 月。

**形态特征：** 属睡莲科植物，莲的根茎。肥大，有节，中间有一些管状小孔，折断后有丝相连。

**功　效：** 凉血补血、健脾开胃，消食止泻，滋补养性。

## 【原文】

藕实茎，味甘，平。主补中、养神、益气力，除百疾。久服轻身，耐老，不饥，延年。一名水芝丹。生池泽。

## 【译文】

藕实茎，味甘，性平。主要功效是补养内脏，养精提神，增加气力，能治疗多种疾病。长期服用能使人身体轻巧，延缓衰老，没有饥饿感，延年益寿。又叫作水芝丹。产于池塘沟渠的水草丛生处。

## 【集解】

李时珍说：莲藕，荆、扬、豫、益各处湖泊塘池皆可生长。用莲子撒种的生长迟，用藕芽栽种的易生长。其芽穿泥而成白蒻，即蔤。长的可达一丈多，五六月嫩时，从水下采来，能当菜吃，俗称藕丝菜。节生两茎，一为藕荷，其叶贴水，其下旁行生藕；一为芰荷，其叶贴水，其旁茎生花。其叶清明后生。六七月开花，花有红、

## ○对症下药○

| 病症 | 配方 | 功效 |
|------|------|------|
| 时气烦渴 | 生藕汁一盏、生蜜 100 毫升，调匀细服。 | 除烦热 |
| 小便热淋 | 生藕汁、生地黄汁、葡萄汁各等份，每服一盏，加蜜温服。 | 通便止泻、健脾开胃 |
| 鼻血不止 | 藕节捣汁饮服，并取汁滴鼻中。 | 止血散瘀 |
| 大便下血 | 藕节晒干研成末，每服 6 克，用人参、白蜜煎汤调下，1 天 2 次。 | 清热凉血 |

白、粉红三色。花心有黄须，蕊长寸余，须内即为莲蓬。花褪后，莲房中结莲子，莲子在房内像蜂子在窠中的样子。六七月嫩时采摘，生食脆美。到秋季房枯子黑，坚硬如石，称为石莲子。八九月收获，削去黑壳，卖到各地，称为莲肉。冬季至春掘藕食用，藕白有孔有丝，大的像肱臂，长六七尺，有五六节。一般野生及开红花的，莲多藕劣；种植及开白花的，莲少藕佳。荷花白的香，红的艳，荷叶多的则不结实。另有合欢（并头者），夜舒荷（夜开昼卷），睡莲（花夜入水），金莲（花黄），碧莲（花碧），绣莲（花如绣），不一一详述。

## 藕

[性味] 味甘，性平，无毒。

李时珍说：按《相感志》所说，藕以盐水浸食，则不损口；同油炸糯米作果食，

莲实 [性味] 味甘、涩，性平，无毒。
[主治] 补中养神，益气力，除百病。

花 [性味] 味苦、甘，性温，无毒。
[主治] 主镇心益色，养颜轻身。

叶 [性味] 味苦，性平，无毒。
[主治] 止渴，落胞破血，治产躁口干，心肺烦躁。

则无渣。煮时忌用铁器。

[主治] 主热渴，散瘀血，生肌。《名医别录》
止怒止泄，消食解酒毒，及病后干渴。（陈藏器）
捣汁服，止闷除烦开胃，治腹泻，下产后瘀血。捣膏，可外敷金疮及骨折，止暴痛。蒸来食用，能开胃。《日华诸家本草》
生食治霍乱后虚渴。蒸食，能补五脏，实下焦。与蜜同食，令人腹脏肥，不生寄生虫，也可耐饥饿。（孟诜）
藕汁：解射罔毒、蟹毒。（徐之才）
将藕捣后浸，澄粉服食，轻身益年。（瞿仙）

[发明] 李时珍说：白花藕大而孔扁的，生食味甘，煮食不美；红花及野藕，生食味涩，蒸煮则味佳。

## 藕节

[性味] 味涩，性平，无毒。

[主治] 捣汁服，主吐血不止，及口鼻出血。（甄权）
消瘀血，解热毒。取藕节与地黄研汁，加入热酒饮，治产后血闷。《日华诸家本草》
可止咳血、唾血、血淋、溺血、下血、血痢、血崩。（李时珍）

[发明] 李时珍说：藕能消瘀血，解热开胃，又能解蟹毒。

【百草堂】

南宋隆兴元年，宋高宗隐退让位，孝宗继位当朝。宋孝宗极其爱吃湖蟹，每天派几十人下湖捉蟹。然而湖蟹虽然美味，但多食反而为祸。果然，不久孝宗便开始腹部不适，每日腹泻数次，御医诊为热痢，投药数剂无效。高宗心急如焚，亲自微服私访，为孝宗寻医找药。

这天，高宗打扮成长老来到药市，见一药坊面前摆了一大提鲜藕节，人们争相购买。高宗不解，上前问道："请问药师，列位置买藕节是何道理？"药师答道："长老不知，如今天下流行冷痢，新采藕节乃治疗冷痢之良药。"高宗听罢，沉思片刻，即令药师随皇宫，药师仔细捺脉叩诊，只见孝宗汗出肢冷，脉细舌白。药师道："陛下过食湖蟹，伤脾胃，久已脾胃阳虎，故成冷痢。服新采藕节汁，数日可康复。"高宗大喜，忙令人取来金杵棒，将藕节捣汁，送孝宗热酒调服，不几日，孝宗康复。藕节便是藕实茎，对脾胃具有很好的补养作用。

# 大枣 ▶上品 植物篇

**产地分布**：主产山东、河北、山西、陕西、甘肃。

**成熟周期**：花期5~6月，果期9~10月。

**形态特征**：小枝成之字形弯曲。有长枝（枣头）和短枝（枣股），长枝"之"字形曲折。叶长椭圆形状卵形，先端微尖或钝，基部歪斜。花小，黄绿色，8~9朵簇生于脱落性枝（枣吊）的叶腋，成聚伞花序。核果长椭圆形，暗红色。

**功　效**：润心肺，止咳，补五脏，治虚损，除肠胃癖气。

## 【原文】

大枣，味甘，平。主心腹邪气，安中养脾，助十二经，平胃气，通九窍，补少气，少津液，身中不足，大惊，四肢重；和百药。久服轻身长年。叶，覆麻黄能令出汗。生平泽。

## 【译文】

大枣，味甘，性平。主治心腹内邪气聚积，具有安定内脏、调养脾气的功效。能佐助人体的十二经脉，并能平调胃气，通利九窍，补益体内气血津液虚少，以及身体不足。治疗严重的惊恐，四肢沉重，并能调和百药。长期服用能使人身体轻巧，延年益寿。其叶，与麻黄相配合，能令人发汗。产于水草丛杂的平原地区。

## 【集解】

吴瑞说：此即晒干的大枣。味最良美，故宜入药。

《日华诸家本草》载：有齿病、疳病、蛔虫的人不宜吃，小儿尤其不宜吃。枣忌与葱同食，否则令人五脏不和。枣与鱼同食，令人腰腹痛。

李时珍说：现在的人蒸枣大多用糖、蜜拌过，这样长期吃最损脾，助湿热。另外，枣吃多了，令人齿黄生虫。

叶 [性味]味甘，性平，无毒。
[主治]平胃气，通九窍。

果实 [性味]味甘，性平，无毒。
[主治]主心腹邪气，安中，养脾气。

[主治] 主能补中益气，坚志强力，除烦闷，疗心下悬，除肠澼。《名医别录》

润心肺，止咳，补五脏，治虚损，除肠胃癖气。和光粉烧，治疳痢。《日华诸家本草》

可杀乌头、附子、天雄毒。（徐之才）

和阴阳，调荣卫，生津液。（李杲）

【百草堂】

《红楼梦》的五十四回，荣府元宵节摆夜宴，贾母说她有些饿了，想要喝粥。凤姐忙回答说："有预备好的鸭子肉粥。"贾母说："我吃清淡点的吧。"凤姐又说："有枣儿熬的粳米粥。"凤姐所说的鸭子肉粥和大枣粥都是地地道道的药粥，其中尤以大枣粥为善。大枣粥首见于《圣济总录》一书，《红楼梦》中说是为王夫人吃斋用的素食。从药粥的角度说，大枣粥具有补益脾胃、益气生津、养心安神的作用。在元宵节的夜宴上，史太君吃清淡而远油腻，可见其养生有术。

○对症下药○

| 病症 | 配方 | 功效 |
|---|---|---|
| 反胃吐食 | 大枣1枚去核，斑蝥1个去头翅，将斑蝥放枣内煨熟后，去斑蝥，空腹用白开水送下。 | 平调胃气 |
| 妇女脏燥，悲伤欲哭，用大枣汤 | 大枣10枚、小麦1升、甘草60克，诸药合并后每次取30克，水煎服。 | 养脾气，平胃气 |
| 烦闷不眠 | 大枣14枚、葱白7根，加水3升煮成1升，一次服下。 | 补中益气，除烦闷，安神助眠 |
| 上气咳嗽 | 枣20枚去核，酥120克用微火煎，然后倒入枣肉中渍尽酥，取枣收存。常含1枚，微微咽汁。 | 润心肺，止咳 |

# 蓬蘽 ▶上品 植物篇

产地分布：广东，江西，安徽，江苏，浙江，福建，台湾，河南等地。

成熟周期：秋季果熟。

主　治：多尿，头目眩晕。

功　效：补肝肾，缩小便。

【原文】

蓬蘽，味酸，平。主安五脏，益精气，长阴令坚；强志；倍力；有子。久服轻身不老。一名覆盆。生平泽。

【译文】

蓬蘽，味酸，性平。具有安定五脏，补益精气，使阴茎坚挺，增强记忆力，体力倍增，使人能生育后代的功效。长期服用能够使身体轻巧、延缓衰老。又叫作覆盆。产于水草丛生的平原地区。

## 【百草堂】

　　方中蓬藟又中阴藟、寒莓、陵藟、割日藨，为蔷薇科落叶蔓生灌木灰白毛莓的果实。蓬藟因与覆盆同为蔷薇科植物，外形很相似，所以也有人将其相混，称为覆盆，其实二者是不完全相同的。蓬藟为蔷薇科植物中的灰白毛莓，而覆盆则为蔷薇科植物中的掌叶覆盆子或插田泡等。蓬藟味甘酸性温，《唐本草》谓之"益颜色，长发，耐寒湿"。《日用本草》说它"缩小便，黑白发"。

　　本方药功能滋肾强精，轻身乌发，延年益寿，适宜中老年人肾精亏虚、形体肥胖、须发早白、未老先衰者服用。蓬藟虽为滋阴之品，但因其性温，故也有人认为它尚有温阳之功。因此，不论是肾阴虚者还是肾阳虚者，均可服用本方药。阴虚火旺者应当慎用。《本草汇言》也说："蓬藟，养五脏，益精气之药也。此药虽养五脏，充足在肝，但

肝主发生，又主疏泄，倘服食过多，性味有偏，发生急而疏泄多，未免有反激之患，而肝木自戕其体矣，慎之慎之。"

果实［性味］酸，平。
［主治］补肝肾，缩小便。治多尿，头目眩晕。

## 葡萄　▶上品 植物篇

**产地分布：** 全国各地均有栽培。

**成熟周期：** 夏、秋果实成熟时采收。

**形态特征：** 高大缠绕藤本。幼茎秃净或略被绵毛；卷须二叉状分枝，与叶对生；叶片纸质，圆卵形或圆形，常 3 ~ 5 裂；花杂性，异株；圆锥花序大而长，与叶对生，被疏蛛丝状柔毛；花序柄无卷须；萼极小，杯状，全缘或不明显的 5 齿裂。

**功　　效：** 补气血；强筋骨；利小便。

## 【原文】

　　葡萄，味甘，平。主筋骨湿痹；益气倍力；强志；令人肥健，耐饥；忍风寒。久食轻身；不老延年。可作酒。生山谷。

## 【译文】

　　葡萄，味甘，性平。主治湿邪痹阻于筋骨，能使人的气力倍增，增强记忆力，使人肥胖健壮，没有饥饿感，忍受风寒。长期服用能使人身体轻巧，益寿延年。葡

叶 [性味] 味甘，性平，
无毒。
[主治] 除肠间水，调中
治淋。

果实 [性味] 味甘、涩，性平，无毒。
[主治] 主筋骨湿痹，能益气增力强志。

萄可以用来酿酒。产于山中的深谷处。

## 【集解】

苏恭说：蘡薁也就是山葡萄，苗、叶都
与葡萄相似，也能酿酒。葡萄取子汁酿酒。

李时珍说：葡萄折藤、压枝最易生长。
春天生叶，很像栝楼叶而有五尖。生须延藤，
长数十丈。三月开小花成穗，为黄白色。果
实犹如星编珠聚，七八月成熟，有紫、白两
种颜色。新疆、甘肃、太原等地将葡萄制成
葡萄干，贩运到各地。蜀中有绿葡萄，成熟
时为绿色。云南产的葡萄，大如枣，味道很
好。西边还有琐琐葡萄，大如五味子而无核。

## 果实

[性味] 味甘、涩，性平，无毒。

孟诜说：味甘、酸，性温。多食，令
人烦闷。

[主治] 逐水，利小便。《名医别录》
除肠间水，调中治淋。（甄权）
时气痘疮不出，取葡萄食用或研酒
饮，有效。（苏颂）

## 【百草堂】

传说，很久以前，葡萄酒因为偶然的机
会诞生于波斯古国。当时的波斯国王非常喜
爱吃葡萄，为了防止他人偷吃，总是把吃不
完的葡萄密封在一个瓶中，并写上"毒药"
字样。

当时有一位被打入冷宫的妃子，这位
妃子曾经集万千宠爱于一身，如今却备
受冷落，失宠的境地和滋味使她产生了
自杀的念头。她发现了国王藏起的"毒
药"，偷偷地打开一罐，发现里面是一些
冒泡的液体，闻起来十分酸涩，果然很像
毒药。于是她喝了几口，然而结果不但没
死，反而带来一股安乐陶醉、飘飘欲仙
的感觉。

她把这个发现告诉国王，国王饮用后
果然美妙，于是妃子再度得宠。从此，两
人过着有葡萄酒相伴的恩爱生活。

# 苦菜  上品 植物篇

**产地分布：** 我国大部地区均有分布。

**成熟周期：** 花期4~6月。

**形态特征：** 苦苣菜，菊科。一年至二年生草。茎直立，中空，具乳汁。叶互生；长椭圆状广披针形。头状花序数枚。瘦果倒卵状椭圆形，扁平，成熟后红褐色。冠毛白色，细软。

**功　　效：** 清热，凉血，解毒，明目，和胃，止咳。

## 【原文】

苦菜，味苦，寒。主五脏邪气，厌谷胃痹。久服安心益气，聪察少卧，轻身耐老。一名荼草，一名选。生川谷。

## 【译文】

苦菜，味苦，性寒。主治侵入五脏的病邪之气，厌食，胃病。长期服用能够安神益气，使人耳聪目明，精力充沛，睡眠减少，身体轻巧，延缓衰老。又叫作荼草、选。产于山川河谷地带。

## 【百草堂】

苦菜，古书上记其别名的五花八门，如苦（《诗经》）、荼（《原雅释》）、苦荬（《晋书》）、游冬（《名医别录》）、苦苣（《嘉祐本草》）、天香菜（《本草纲目》）、天精菜（《农政全书》）等等。苦菜遍生全国各地。四时可取，人又称它"穷人菜"。其别名之多，可见人们对它的珍重。既可做菜下饭，又可煮羹充饥，还可入药治病，有"宁吃甘肃一苦菜，不恋百年思红尘"之说。

李时珍说："苦菜即苦荬也，家茎中空而脆，折之有白汁。胼叶似花萝卜菜叶而色绿带碧，上叶抱茎，梢叶似鹤嘴，每叶分叉，擎挺如穿叶状。开黄花，如初绽野菊。一花结子一丛，如同蒿子及鹤虱子，花罢则收敛，子上有白毛茸茸，随风飘扬，落处即生。"《本草衍义》说它："折之白乳汁出，常常点瘊子自落。"《嘉祐本草》综合诸说，讲其历用有三：清热，凉血，解毒。以它外敷，治刀伤、烧伤、蜂螫蛇蝎咬伤与疮疖痛肿等亦有大用。

子 [性味] 甘，平，无毒。
[主治] 补心安神、益肝除黄。治黄疸、失眠症、黄疸性肝炎、心悸。

花 [主治] 痢疾、黄疸、血淋、痔瘘、疔肿。

叶 [主治] 清热凉血、解毒、明目、和胃。

# 胡麻 ▶上品 植物篇

产地分布：全国。

成熟周期：5～6月、12～1月盛产。

形态特征：茎直立，茎方形，表面有纵沟，叶对生，长椭圆形或披针形；花腋生花冠唇形，白色，带紫红或黄色；蒴果长筒状，长2～3厘米；有2棱、4棱、6或8棱，成熟会裂开弹出种子。

功　　效：去头屑、润发，滋润肌肤，益血色。

## 【原文】

胡麻，味甘，平。主伤中虚羸，补五内，益气力，长肌肉，填髓脑。久服轻身不老。一名巨胜。生川泽。叶名青蘘。青蘘，味甘，寒。主五脏邪气，风寒湿痹；益气；补脑髓，坚筋骨。久服耳目聪明，不饥不老增寿，巨胜苗也。

## 【译文】

胡麻，味甘，性平。主治身体劳伤虚弱消瘦，具有补益五脏、增益气力、助长肌肉、填益脑髓的功效。长期服用使人身体轻巧、延缓衰老。又叫作巨胜。产于河边泽畔水草丛杂处。它的叶叫青蘘。青蘘，味甘，性寒。主治五脏内的邪气，驱逐风寒湿痹；具有增益气血，补益脑髓，强健筋骨的功效。长期服用能够使人耳聪目明，没有饥饿感、延缓衰老、益寿延年，是巨胜的苗。

## 【集解】

李时珍说：胡麻就是芝麻，分迟、早两种，有黑、白、红三种颜色，茎秆都呈方形。它在秋季开白花，也有开紫色艳丽花的。它每节都长角，长达一寸多。角有四棱、六棱的，子房小且籽少；也有七棱、八棱的，角房大且籽多。这是因土地的肥瘠不同。它的茎高三四尺。有的一茎独上生长，角紧贴茎而籽少；有的分枝多而四面散开的，角多籽多。这是因苗的稀疏不同而致。它的叶片有的叶基圆而叶端尖锐，有的叶基圆而叶端成三丫形如鸭掌，葛洪说一叶两尖是巨胜，指的就是这种。殊不知乌麻、白麻本身就有两种叶型。如今市场上因茎有方有圆，就用茺蔚来假冒巨胜，用黄麻子和大藜子来假冒胡麻，是非常错误的。茺蔚子长一分多，有三棱。黄麻子色黑如细韭子，味苦。大藜子形如壁虱及酸枣核仁，味辛甘，并没有油脂，不可不辨。

唐慎微说：民间传说胡麻须夫妇两人同种则生长茂盛。故《本事》中有诗说："胡麻好种无人种，正是归时又不归。"

## 胡麻（黑芝麻）

[修治] 雷敩说：胡麻收取后用水淘去浮粒，晒干，用酒拌蒸后，取出摊晒干。再放入臼中舂去粗皮，留薄皮，用小豆拌后炒，炒至豆熟，去掉小豆使用。

坚筋骨，明耳目，耐饥渴，延年益寿。疗金疮止疼痛，以及伤寒温疟呕吐后，身体虚热嗜睡。《名医别录》

能补中益气，润养五脏，滋补肺气，止心惊，利大小肠，耐寒暑，逐风湿气、游风、头风，治劳伤，产后体虚疲乏，能催生使胞衣尽快剥离。将它研成细末涂抹在头发上，能促进头发生长。将胡麻和白蜜蒸成糕饼，可治百病。《日华诸家本草》

生嚼涂抹在小孩的头疮上，有一定疗效。

煎成汤洗浴，疗恶疮和妇女的阴道炎。（苏恭）

## 白油麻

宁源说：生的性寒而治疾，炒的性热而发病，蒸的性温而补人。

[主治] 治虚劳，滑肠胃，行风气，通血脉，去头上浮风，滋润肌肤。饭后生吃一合，一生坚持不断，对人有益。正在哺乳的母亲吃了，孩子永不生病。做成汁饮用，可治外来邪热。生嚼，用它敷治小孩头上的各种疮，效果好。（孟诜）

仙方蒸食用来辟谷。（苏颂）

利大肠，治产妇胞衣不落。用生油搓摩疮肿，止痛消肿，生秃发。《名医别录》

治头面游风。（孙思邈）

治流行性热病，肠内热结。服一合，以便通为度。（陈藏器）

主喑哑，杀五黄，下三焦热毒气，通大小肠，治蛔虫所致心痛。外敷治各种恶疮疥癣，杀一切虫。取麻油一合，鸡蛋两粒，芒消一两，搅服，不一会即泻下热毒。（孟诜）

陈油：煎膏，能生肌长肉止痛，消痈肿，补皮裂。《日华诸家本草》

治痈疽热病。（苏颂）

能解热毒、食毒、虫毒，杀诸虫蝼蚁。（李时珍）

[发明] 朱震亨说：香油为炒熟芝麻所出，味道香美。如果煎炼过后，则与火无异。

李时珍说：陈藏器说胡麻油性大寒，我不这样认为。胡麻油生用有润燥解毒、消肿止痛的作用，好像是寒性，且香油能杀虫，腹有瘕块的病人嗜吃油；炼油能自焚，气尽反而寒冷。这是物玄妙的道理，物极必反。

## 青蘘

[释名] 青蘘也就是就是胡麻叶，生于中原川谷。《名医别录》

[主治] 主伤暑热。（孙思邈）

熬汤洗头，可去头屑、润发，滋润肌肤，益血色。《日华诸家本草》

用来治疗崩中血凝注，取青蘘一升生捣，用热汤淋汁半升服。（甄权）

祛风解毒润肠。（李时珍）

[发明] 寇宗奭说：青蘘用汤长时间浸泡后，出稠黄色涎液，妇人用它来梳头发。

陶弘景说：胡麻叶很肥滑，可以用来洗头。

## 胡麻花

孙思邈说：在七月采最上面的花，阴干使用。

陈藏器说：阴干渍汁，淘面食用，很韧滑。

[主治] 生秃发。（孙思邈）

润大肠。人身上长肉丁，用它来擦，能消去。（李时珍）

花[性味] 味甘，性寒，无毒。
[主治] 秃发。

茎叶[主治] 麻秸烧灰，可加到点痣去恶肉的药方中使用。

根[性味] 味甘，性寒，无毒。
[主治] 益气，补脑髓，坚筋骨。

子[性味] 味甘，性寒，无毒。
[主治] 主五脏邪气，风寒湿痹。

## 【百草堂】

胡麻，就是人们所熟悉的芝麻，又叫乌麻。

《本草纲目》中记载有这样一个传说。相传在鲁国，有一女子十分喜欢服食胡麻，并坚持服食八十多年，这八十多年来，该女子基本上是以胡麻充饥，几乎没有吃过稻米，其虽已过百岁，身体却甚是健壮，犹如青壮年，健步如飞，走路的速度可以赶得上动物獐、鹿的奔跑，日行百里路毫不费劲。

在民间也有一个关于胡麻延年益寿的传说，相传汉明帝时，剡县（今浙江嵊州市）人刘晨、阮肇二人去天台山采药，遇见两位仙女玩耍，仙女见他们好奇，便邀请他们二人来到仙女居住的山洞里，刘、阮二人在山洞中待了半年，每天用胡麻拌饭吃，回家后子孙已历十代，二人十分吃惊，回忆洞中并无特殊之处，唯有每天食胡麻与凡人不同，便悟到胡麻有延年益寿的作用。教后人试服，果然个个长命百岁。

传说虽然夸张，但却说明了胡麻补肝肾、益精血、长肌肉、增气力、延年益寿之功颇为显著。

# 麻蕡 ▶上品 植物篇

**产地分布：** 山川河谷地带。
**成熟周期：** 花期7月，果期9月。
**主　　治：** 五脏及筋骨气血等劳伤。
**功　　效：** 补中益气，延缓衰老。

## 【原文】

麻蕡，味辛，平。主五劳七伤，利五脏，下血寒气。多食令人见鬼狂走，久服通神明轻身。一名麻勃。麻子，味甘，平。主补中益气。久服肥健，不老神仙。生川谷。

## 【译文】

麻蕡，味辛，性平。主治五脏及筋骨气血等劳伤，能使五脏调和，解除血中的寒邪之气。服用过量则会使人精神失常妄见狂奔。长期服用能使人神志清明，身体轻巧。又叫作麻勃。麻子，味甘，性平。具有补中益气的功效。长期服用能使人肥胖健壮，延缓衰老、神气清爽。产于山川河谷地带。

## 【集解】

吴普说：一名麻蓝，一名青葛。

李时珍说：此当是连壳的大麻果实。壳在毒而包裹其中的仁无毒。

吴普说：畏牡蛎、白薇。

利五脏，下血除寒气，破积止痹散脓。久用，通神明，轻身。《名医别录》

## 【百草堂】

麻蕡又名麻蓝、青欲、青葛。为麻子中仁，其叶有毒，误食过量有生命危险。

传说麻蕡为百年生植物，双藤相缠，喜阴，有冷香，一青一蓝，青者为青欲，蓝者为麻蓝。青性寒，蓝性燥，具有明目提神存魂佑体之功。

# 鸡头实 ▶上品 植物篇

**产地分布：** 分布于东北、华北、华东、华中及西南等地。
**成熟周期：** 9 ~ 10月间分批采收。
**形态特征：** 全株具尖刺。根茎粗壮而短，具白色须根及不明显的茎。初生叶沉水，箭形或椭圆肾形，两面无刺；叶柄无刺；后生叶浮于水面，革质，椭圆肾形至圆形，上面深绿色，多皱褶，下面深紫色，有短柔毛，叶脉凸起，边缘向上折。叶柄及花梗粗壮。
**功　　效：** 固肾涩精；补脾止泄。

## 【原文】

鸡头实，味甘，平。主湿痹腰脊膝痛，补中，除暴疾；益精气，强志，令耳目聪明。久服轻身不饥，耐老神仙。一名雁啄实。生池泽。

## 【译文】

鸡头实，味甘，性平。主治湿邪痹阻腰脊膝盖疼痛，补益内脏，祛除剧烈的疾病，补益精气、增强记忆力、使人耳聪目明。长期服用可使人身体轻捷，没有饥饿感，延年益寿如神仙一般。又叫作雁啄实。产于池塘沟渠等水草丛生处。

## 【百草堂】

鸡头实即人们熟知的芡实，善补脾去湿，固肾益精气。

在中医养生的药粥里，有一种颇具补益的敦煌神仙粥，具有重要的食疗价值。敦煌石窟出土的《敦煌卷子》记载："山药蒸熟，去皮一斤。鸡头实半斤，煮熟去壳捣为末，入粳半升。慢火煮成粥，空心食之。或韭籽末二三两在内，尤妙。食粥后，用好热酒，饮三杯妙。此粥，善补虚劳，益气强志，壮元阳、止泄精。神妙。"

山药和鸡头实，常服有耳目聪明、健身延年的功效；韭菜籽性温，能壮阳固精。因此，这几种中药配合健脾补胃、滋养强身的粳米熬成粥，营养丰富，能益气、壮阳、止遗，适用于脾肾阳虚气弱、虚劳羸瘦、气短乏力、精神萎靡、泄泻日久、遗精、健忘等。

## ○对症下药○

| 病症 | 配方 | 功效 |
|---|---|---|
| 小便不禁，遗精 | 芡实同金樱子丸，补下元虚，同白茯、秋石、莲肉、枣肉丸。 | 壮阳、止遗 |
| 神萎靡、泄泻日久、遗精 | 鸡头粥：鸡头实300毫升，煮熟后去壳，加粳米100毫升煮粥，每天空腹食用。 | 能益精气，强志意，利耳目 |
| 老幼脾肾虚热及久痢 | 芡实、山药、茯苓、白术、莲肉、薏苡仁、白扁豆各120克，人参30克。俱炒燥为末，白汤调服。 | 补脾固肾，助气涩精 |

# 冬葵子 ▶上品 植物篇

**产地分布：** 湖南、四川、贵州、云南、江西、甘肃。

**成熟周期：** 花期 6 ~ 9 月。

**形态特征：** 圆形扁平之橘瓣状，或微呈肾形，细小，较薄的一边中央凹下，外表为棕黄色的包壳，具环形细皱纹，搓去皮壳后，种子呈棕褐色。质坚硬，破碎后微有香味。

**功　　效：** 行水滑肠，通乳，清热排脓。

## 【原文】

冬葵子，味甘，寒。主五脏六腑寒热，羸瘦；五癃，利小便。久服坚骨，长肌肉，轻身延年。

## 【译文】

冬葵子，味甘，性寒。主治五脏六腑的寒热之症，身体虚损瘦弱；治疗五种淋症，能通利小便。长期服用能使人骨骼强壮、肌肉增加，身体轻巧、益寿延年。

## 【百草堂】

冬葵又叫露葵、滑菜。

《尔雅翼》中说："葵者，揆也。葵叶倾日，不使照其根，乃智以揆之也。古人采葵必待露解，故曰露葵。今人呼为滑菜，言其性也。古者葵为五菜之主，今不复食之，故移入此。以秋种葵，覆养经冬，至春作子者，谓之冬葵，入药性至滑利。"

李时珍说："葵气味俱薄，淡滑为阳，故能利窍通乳，消肿滑胎也。其根叶与子功用相同。"

# 苋实 ▶上品 植物篇

**产地分布：** 全国。

**成熟周期：** 盛产于夏季。

**形态特征：** 茎高 80 ~ 150 厘米，有分枝。叶互生，全缘，卵状椭圆形至披针形，平滑或皱缩，有绿、黄绿、紫红或杂色。花单性或杂性，穗状花序；花小，花被片膜质，3 片；雄蕊 3 枚，雌蕊柱头 2 ~ 3 个，胞果矩圆形，盖裂。种子圆形，紫黑色有光泽。

**功　　效：** 清肝明目。用于角膜薄翳，目赤肿痛，凉血解毒，止痢。

## 【原文】

苋实，味甘，寒。主青盲明目，除邪；利大小便，去寒热。久服益气力，不饥轻身。一名马苋。生川泽。

## 【译文】

苋实，味甘，性寒。主治视物不见的青盲，具有明目的功效，能祛除邪气，通利大小便，消除恶寒发热。长期服用使人增益气力，没有饥饿感，身体轻巧。又叫作马苋。产于河流山川等水草丛生的平地。

## 【集解】

韩保昇说：苋有六种，赤苋、白苋、人苋、紫苋、五色苋、马苋。只有人苋、白苋的果实可以入药用。赤苋味辛，别有用处。

苏颂说：人苋、白苋性都大寒，也叫糠苋、胡苋、细苋，其实都是一种。只是大的叫白苋，小的为人苋。其子霜后才熟，细而色黑。紫苋的茎叶都是紫色，江浙的人用它来染手指甲，各种苋中只有它没有毒，性不寒。赤苋也叫花苋，茎叶深红，根茎可以糟藏，吃起来味很美，味辛。五色苋现在很稀少。细苋俗称野苋，猪特别爱吃，所以又叫猪苋。

李时珍说：苋都在三月撒种，六月以后就不能吃了。苋老了则抽出如人高的茎，开小花成穗，穗中有细子，子扁而光黑，与青葙子、鸡冠子没有什么区别，九月收子。细苋即野苋，北方人叫糠苋，茎柔，叶细，则长出来就结子，味道比家苋更好。俗称青葙苗为鸡冠苋，也可以食用。

## 【百草堂】

关于苋实，名医陶弘景说："苋实当是白苋，所以云细苋亦同，叶如蓝也。细苋即是糠苋，食之乃胜，而并冷利。被霜乃熟，故云十一月采。药方用苋实甚稀。"

《名医别录》中说："一名莫实，生淮阳及田中，叶如蓝，十一月采。""主白翳，杀蛔虫。"

《本草图经》中说："主翳目黑花，肝风客热等。"

《民间常用草药汇编》则说："治伤风咳嗽。"

# 白瓜子

▶上品 植物篇

产地分布：我国各地均有栽培。
成熟周期：夏末、秋初果实成熟。
形态特征：一年生草本植物，瓜形状如枕，又叫枕瓜，瓜熟之际，表面上有一层白粉状的东西。
功　　效：润泽肌肤，补益元气。

## 【原文】

白瓜子，味甘，平。主令人悦泽，好颜色；益气不饥。久服轻身耐老。一名水芝。生平泽。

## 【译文】

白瓜子，味甘，性平。主要的功效是润泽肌肤，使人容颜美好，具有补益元气的作用，令人没有饥饿感。长期服用使人身体轻巧、延缓衰老。又叫作水芝。产于水草丛杂的平原地区。

## 【百草堂】

白瓜子的美容功效，在古书中就有记载，名医吴普说："瓜子一名瓣，七月七日采，可作面脂。"

用白瓜子、杏仁、雄黄、白芷、零陵香、白蜡、麻油按一定比例配制，除白蜡、麻油外，并入乳钵中研细。先纳药末和油火锅中，文火煎至油稠成膏状时，再加入白蜡，继续加热搅匀，盛瓷器中即成。这款美容膏具有祛风解毒、润肤白面的作用，还可治疗局部黑斑。

【上品】

# 矿物篇

# 丹砂 ▶上品 矿物篇

## 【原文】

丹砂，味甘，微寒。主身体五脏百病，养精神，安魂魄；益气；明目；杀精魅邪恶鬼。久服通神明不老。能化为汞。生山谷。

## 【译文】

丹砂，味甘，性微寒。主治身体五脏的多种疾病，能够补养精神，安定魂魄；补益气力；使眼睛明亮；有治疗精神失常症状的功效。长期服用能使神志清醒，长寿不老。能转化为水银。产于山中的深谷处。

## 【集解】

苏恭说：丹砂大略分为土砂、石砂两种。土砂中又有块砂、末砂，体并重而色黄黑，不能用来画画，用来治疗疮疥效果很好，但是不入心腹之药，也可烧之，出水银多。石砂有十几种，最上乘的是光明砂，说是每一颗分别生在一石龛内，大的如鸡蛋，小的如枣栗，形似芙蓉，剖开如云母，光明照彻。其次的或出自石中，或出自水里，大的如拇指，小的如杏仁，光明无杂，叫马牙砂，又叫无重砂，入药及画画都很好，民间也很少有。其他如磨嵯、新井、别井、水井、火井、芙蓉、石末、石堆、豆末等砂，形类颇相似。入药及画画，当拣去其中的杂土石，便可以使用。

李时珍说：丹砂中以辰砂、锦砂最好。麻阳也就是古时的锦州一带。品质最好的

是箭镞砂，结不实的为肺砂，细碎的为末砂。颜色紫不染纸的为旧坑砂，都是上品；色鲜艳能染纸的，为新坑砂，质量差些。苏颂、陈承所谓阶州砂、金砂、商州砂，其实是陶弘景所说的武都雄黄，不是丹砂。范成大《桂海志》记载：本草经中以辰砂为上，宜砂次之，然宜州出砂的地方，与湖北大牙山相连。北为辰砂，南为宜砂，地质结构没有大的差异，因而也没有什么区别，时间长一些的也是出于白石床上。苏颂因而说：宜砂出于土石之间，不是出于石床上，是没有认识到这一点。另外还有一种色红质嫩的，名土坑砂，出于土石之间，不耐火煅。邕州也有丹砂，大的重达数十、上百两，结成块，颜色黑暗，不能入药用，只能用来烧取水银。云南、波斯、西湖的砂，都光洁可用。柳州产的一种砂，全与辰砂相类似，只是块圆像皂角子，不能作药用。商州、黔州土丹砂，宜州、信州砂，里面含毒气以及金银铜铅气，不可服。

[修治] 李时珍说：现在的制法只是取上好的丹砂研成末，用流水飞三次后使用。那些末砂大都夹杂着石末、铁屑，不堪入药。又一法：用绢织的袋子盛上砂，用荞麦灰淋湿，煮三昼夜取出，用流水浸泡洗过后，研粉晒干用。

[性味] 味甘，性微寒，无毒。

李时珍说：丹砂，《名医别录》中说无毒，岐伯、甄权等说有毒，似乎矛盾。其实按何孟春《余冬录》所说，丹砂性寒而无毒，入火则就热而产生剧毒，服后会死人，药性随火煅而改变。丹砂之所以畏慈石、碱水，是因为水能克火。

[主治] 通血脉，止烦满消渴，增益精神，悦润颜面，除中恶、腹痛、毒气疥瘘诸疮。《名医别录》

镇心，治结核、抽风。（甄权）

润心肺，治痂疡、息肉，可做成外敷药。《日华诸家本草》

治惊痫，解胎毒、痘毒，驱疟邪，发汗。（李时珍）

[发明] 李杲说：丹砂纯阴，纳浮溜之火而安神明，凡心热者非此不能除。

王好古说：丹砂为心经血分主药，主命门有余。

李时珍说：丹砂生于南方，禀受离火之气而成，体阳而性阴，所以其外呈现红色而内含真汞。其药性不热而寒，是因离火之中有水的原因。其药味不苦而甘，是因离火之中有土的原因。正因如此，它与远志、龙骨等药配伍，可以保养心气；与当归、丹参等药配伍，则养心血；与枸杞、地黄等药配伍，养肾；与厚朴、川椒等药配伍，养脾；与天南星、川乌等药配伍，可以祛风。除上述功效外，丹砂还可以明目、安胎、解毒、发汗，随着与其配伍的佐药、使药不同而获得相应疗效。

【百草堂】

丹砂，又叫作朱砂、辰砂。很长时间以来被人们用来驱邪避凶。

从前，人们人为精神失常和神志不清是由于被鬼怪伏身的缘故，而且医生也没有办法治疗，因此当有人患了癫狂病时，都会请来方士，而经过方士的一番法事后大多数人也神奇般地痊愈了。因此，人们对于方士的设坛作法更加深信不疑。

有一位深谙医术的秀才对此迷惑不解，方士只会画符念咒，装神弄鬼，怎会真能治病呢？为了弄清究竟，他就假装得了癫狂病，让妻子去请方士作法驱邪。

方士来后，发现秀才披头散发，满脸泥污，口中念念有词，方士以为秀才真的疯了，于是就开始装模作样地作法驱鬼。当方士将自己作法所用之物准备好之后，却被秀才一脚踢出门外，嘴里骂道："我乃玉皇大帝的女婿，何方来的妖道胆敢在此撒野！"说着便紧关大门赶走了方士。秀才回到屋内察看方士作法所用的符水和用具，并没有发现什么端倪。百思不得其解之际突然发现画符用的朱砂，暗想："莫非这能治病？"

于是他便把一个癫狂病人找到自己家中，将朱砂给他服下。那人服了之后，病果然慢慢好了。又找了几个病人来试验，都有很好的效果，因此验证了朱砂的药性。从此，朱砂便成了一味治疗精神失常的中药。

○对症下药○

| 病症 | 配方 | 功效 |
|---|---|---|
| 小儿惊症 | 安神丸：丹砂30克，同人参、茯神、甘草各6克，山药、马豆各12克，青黛、僵蚕各3克，冰片一分丸。 | 安神镇惊 |
| 心火偏亢阴血不足神志不安 | 朱砂安神丸：丹砂同生地、当归、白茯、甘草、川莲。 | 安神清热 |

# 云母 ▶上品 矿物篇

## 【原文】

云母，味甘，平，主身皮死肌中风寒热，如在车船上，除邪气；安五脏；益子精；明目。久服轻身延年。一名云珠，一名云华，一名云英，一名云液，一名云砂，一名磷石。生山谷。

## 【译文】

云母，味甘，性平，主治肌肉像死人一样没有感觉，伤于风邪而身体发冷发热，身体如同坐在船上一样，眩晕不能站稳，具有祛除风邪，使五脏充实，增强生育能力，使眼睛明亮，长期服用能够使身体轻便灵巧，寿命延长。又叫作云珠，云华，云英，云液，石砂，磷石。产于山中的深谷处。

## 【集解】

《名医别录》说：云母生于泰山山谷、齐山、庐山及琅琊北定山的石间。云华五色俱全，云英颜色多青，云珠颜色多红赤，云液颜色多白，云砂颜色多青黄，磷石颜色纯白。

苏颂说：如今兖州云梦山及江州、淳州、杭越间也有，产于土石间。作片成层透明，以明亮、光滑、洁白的为上品。其层片有很大而莹洁的。现在的人用来装饰灯笼，也是古扇屏的遗意。江南所产的多青黑，不堪入药。谨按方书中所用的云母，都以洁白有光泽的为贵。

杨损之说：青赤黄白紫都可服用，以由色轻薄通透的为上品，黑的不能用，能

使人淋漓生疮。

[修治] 李时珍说：道家书中载，盐汤煮云母可为粉。又说，云母一斤，用盐一斗渍湿它，再放入铜器中蒸一天，臼中捣成粉。又说，云母一斤，用盐一升，同捣细，放入多层布袋内搓揉，浇水洗除尽盐味，悬在高处风干，自然成粉。

[性味] 味甘，性平，无毒。

甄权说：有小毒，恶徐长卿，忌羊血。

徐之才说：泽泻为其使，畏蛇甲及流水。

陶弘景说：炼云母用矾制则柔烂，也是药性相畏，百草上的露更胜东流水，也有用五月茅草屋上溜下来的水。

独孤滔说：制汞，伏丹砂。

[主治] 下气坚肌，续绝补中，疗五劳七伤、虚损少气，止痢，久服使人悦泽不老，耐寒暑。《名医别录》

治下痢肠澼，补肾冷。（甄权）

[发明] 保昇说：云母属金，所以色白而主肺。

寇宗奭说：古代虽有服炼法，但现在很少有人服食，是为了慎重起见。唯有合成云母膏，用来治一切痈毒疮等，方见于

《太平惠民和剂局方》。

李时珍说：以前的人说用云母充填尸体，可使尸身不腐朽。有盗墓贼掘开冯贵人的坟，其尸形貌如生，于是将其奸污；有盗掘晋幽公的坟，百尸纵横以及衣服都和活人一样。这都是使用云母充塞尸体的缘故。

## 【百草堂】

古时候，云母被称为云之母。地气上为云，天气下为雨。天气欲下，地气不应，则为霜露；地气欲上，天气不应，遂生云母。其色晶莹，质地坚韧，故兼得天地之气，然所得天气少，地气多也。云母之其所生，由下而上层层相叠，以地气吸天气

故也。脾属墩土合于坤地，肺属浑金合于乾天。故其善以脾土之气合于肺金，久服轻身延年。

传说八仙当中的何仙姑之所以能够成仙就是因为服食云母的缘故。何仙姑出生时头顶有六条头发。在她十六岁时梦见一位仙人对她说："吃云母粉，可以轻身而且长生不死。"于是她便按照仙人的指示，每天吃云母，并且发誓不嫁，经常来往山谷之中，健行如飞。她早上出去，晚上带回一些山果给她的母亲吃，而自己则逐渐不再吃五谷。有一年，武则天遣使召何仙姑进宫面圣，在入京中途她却忽然失踪，之后羽化成仙。唐天宝九年，出现在麻姑坛，站立在五朵云中。

# 玉泉 ▶上品 矿物篇

## 【原文】

玉泉，味甘，平。主五脏百病，柔筋强骨，安魂魄，长肌肉，益气。久服耐寒暑，不饥渴，不老神仙。人临死服五斤，死三年色不变。一名玉札。生山谷。

## 【译文】

玉泉，味甘，性平。主治五脏多种疾病，能使筋腱柔韧，骨骼强健，能安定魂魄，使肌肉增长，增加气力，长时间服用能够忍耐寒暑，没有饥饿渴的感觉，延缓衰老。人临死服用五斤，死后三年身体色泽不变。又名玉札。产于山中的深谷处。

## 【百草堂】

中国素有"玉石之国"的美誉，古人视玉如宝。祖国古籍称：玉乃石之美者，味甘性平无毒。各流派的气功大师一致认

为，人身有"精、气、神"三宝，"气"的使用尤为突出，而玉石是蓄"气"最充沛的物质。于是便有了历朝历代的帝王嫔妃养生不离玉，嗜玉成癖如宋徽宗，含玉镇暑如杨贵妃，持玉拂面如慈禧太后……

食玉可以健康长寿，长生不老，这是我国古代非常流行的一种看法。古代所谓"琼浆玉液""神仙玉浆""玉膏""玉脂""玉醴""玉髓""玉屑"等等，都是指可食用的玉制品，而且其功效都是"服之长年不老"。

李时珍《本草纲目·玉泉》转引青霞子语："作玉浆法，玉屑一升，地榆草一升，稻米一升，取白露二升，铜器中煮米熟，绞汁，玉屑化为水，以药纳入，所谓神仙玉浆也。"《十洲记》云："瀛洲有玉膏如酒，名曰玉醴，饮数升辄醉，令人长生。"《抱朴子》云："生玉之山，有玉膏流出，鲜明如水精，以无心草和之，须臾成水，服之一升，长生。"

因此这里所说的"玉泉"指的应该是玉石间流出的泉水或者玉石加工后的一种流体物质。

当然服玉可以长生不老是虚妄的，但玉的药用功效，有益于人体健康则是真实的。一般认为玉性"甘平无毒"，可"润心肺""除胃中热"，对"止烦躁""止喘息""止渴"有一定作用。

# 石钟乳 ▶上品 矿物篇

## 【原文】

石钟乳，味甘，温。主咳逆上气；明目，益精，安五脏；通百节，利九窍；下乳汁。一名留公乳。生山谷。

## 【译文】

石钟乳，味甘，性温，主治咳嗽气喘；具有明目，益精，充实五脏，舒通周身关节，使九窍通畅，乳汁涌出的作用。产于山中的深谷处。

## 【集解】

陶弘景说：石钟乳最早出自始兴，而江陵及东境名山的石洞中也有。但只以中空轻薄如鹅翎管，敲碎后如爪甲，中无雁齿，光滑明亮的为好。

李时珍说：按范成大《桂海志》载，桂林的接宜、融山的洞穴中，钟乳很多，仰看石脉涌起处，有乳床，白如玉雪，是石液融结成的。乳床下垂，如倒着的小山峰，峰顶逐渐尖锐且长如冰柱，柱的顶端轻薄中空如同鹅翎。乳水滴沥不停，边滴边凝，这是最精华的，可用竹管承接滴下的乳水。炼冶家认为鹅管石的顶端，尤其轻、明，如云母、爪甲的最好。

[性味] 味甘，性温，无毒。

徐之才说：与蛇床相使。恶牡丹、玄石、牡蒙。畏紫石英、蘘草。忌羊血。

李时珍说：《感志》中说，服石钟乳，忌参类和白术，犯者多死亡。

[主治] 益气，补虚损，治疗脚弱冷痛、下焦伤竭并强阴。久服延年益寿，面色好，不老，令人有子。不炼而服用，会使人小便不利。《名医别录》

主治泄精寒嗽，壮元气，壮阳事，通声音。（甄权）

补五劳七伤。《日华诸家本草》

治消渴引饮。（青霞子）

[发明] 朱震亨说：石钟乳为剽悍之剂。《内经》上说，石类药气悍。凡药气有偏的，只可用于暂时而不能长期使用，何况石类药的药性又偏之甚。

李时珍说：石钟乳是阳明经气分的药物，其性质剽悍、急疾，服后使人阳气暴充，饮食倍增，形体壮盛。愚昧的人不懂药性，胡乱服用，致使阳气更加淫失，精气暗损而石气独存，孤阳更加炽烈。长期如此，便导致营卫不相协调，生发淋渴，变成痈疽，这是石钟乳的过错，还是人们自己造成的过错呢？凡阳明经气息衰微，用石钟乳配合其他药来救治，疾病去了，就停止用药，有什么不可呢？对于五谷、五肉，长期嗜食不止，都还会发生偏绝的弊害，何况是石类药呢？

## 【百草堂】

石钟乳就是现在所称的"钟乳石"。本

草书上因其外形的差异分为"石乳""竹乳""鹅管石""孔公孽""殷孽""土殷孽""石床""石脑""石髓"等不同品类。这是一种温肺、助阳的药物。阳虚的人服用，有急效，但不宜久服。

《本草纲目》曰："石钟乳，其气慓疾，令阳气暴充，饮食倍进，而形体壮盛。昧者得此自庆，益肆淫泆，精气暗损，石气独存，孤阳愈炽。"故是药用时必须按法炮制，以去其剽悍燥热偏绝之弊。

# 矾石 ▶上品 矿物篇

## 【原文】

矾石，味酸，寒。主寒热泄痢；白沃；阴蚀；恶疮；目痛；坚骨齿。炼饵服之，轻身不老增年，一名羽涅。生山谷。

## 【译文】

矾石，味酸，性寒，主治寒热泄泻痢疾，妇女白带、男子溺精，阴蚀疮，恶疮，眼睛痛，能够坚骨强齿。炼作丸饵服用，可使人身体轻巧、延缓衰老，延年益寿。又称为羽涅。产于山中的深谷处。

## 【集解】

苏恭说：矾石有五种：白矾多入药用；青、黑二矾，疗疳及疮；黄矾亦疗疮生肉，兼染皮；绛矾本来绿色，烧之成赤，故名。

李时珍说：矾石不止五种。白矾，方士叫它为白君，出于晋地，为上品，出自青州、吴中的稍次。洁白的为雪矾；光明的为明矾，也叫云母矾；文如束针，状如粉扑的，为波斯白矾，入药为良。黑矾，也就是铅矾，产自晋地，其状如黑泥，为昆仑矾；其状如赤石脂有金星者，为铁矾。

[修治] 李时珍说：今人只是煅干汁用，叫作枯矾，不煅的为生矾。如用来服食，必须遵照一定的方法。

[性味] 味酸，性寒，无毒。

吴普说：神农、岐伯认为：味酸，久服伤人骨。扁鹊说：味咸。

甄权说：味涩，性凉，有小毒。

徐之才说：与甘草相使，恶牡蛎，畏麻黄。

[主治] 除固热在骨髓，去鼻中息肉。《名医别录》

除风去热，消痰止渴，暖肾脏，治中风失音。和桃仁、葱作汤沐浴，可出汗。《日华诸家本草》

生含咽津，治急喉痹。疗鼻出血，鼠漏瘰疬疥癣。（甄权）

主痰涎吐下、饮澼，燥湿解毒追涎，止血定痛，去腐生肌，治痈疽疔肿恶疮、癫痫疸疾。通大小便。治口齿眼目诸病，虎犬蛇蝎百虫伤。（李时珍）

[发明] 寇宗奭说：不可多服，因其能损心肺，却水。治膈下涎药多用它，也就是这个意思。

李时珍说：矾石的功用有四：一是吐利风热之痰涎，取其酸苦涌泻也；二是治各种血痛脱肛阴挺疮疡，取其酸涩而收也；三是治痰饮泻痢崩带风眼，取其收而燥爆湿也；四是治喉痹痈疽中蛊蛇虫伤螫，取其解毒也。

**【百草堂】**

矾石又称白矾、明矾。其外用解毒杀虫，燥湿止痒；内服止血止泻，祛除风痰。外治用于湿疹，疥癣，聤耳流脓；内服用于久泻不止，便血，崩漏，癫痫发狂。枯矾收湿敛疮，止血化腐。用于湿疹湿疮，聤耳流脓，阴痒带下，鼻衄齿衄，鼻息肉。

白矾在生活当中也有其妙用：取白矾和白糖等份加热融化，用棉棒蘸白矾涂抹患处，可以治疗口腔溃疡；而根据其性寒，味酸涩，有解毒与除燥湿功效，用碎末装袋作为垫枕制作而成的明矾枕，具有清热解火、降压醒脑和清痰祛湿毒的作用；用芽茶、白矾各适量加水共煎而成的白矾茶则对于草、木中毒或过敏之症有不错的功效。

○对症下药○

| 病症 | 配方 | 功效 |
| --- | --- | --- |
| **胸中积痰，头痛，不思饮食** | 矾石30克，加水2升，煮成1升，加蜜50毫升。频频取饮，不久即大吐积痰。如不吐，喝少许热汤引吐。 | 化痰止痛、消食开胃 |
| **牙齿肿痛** | 用白矾30克，烧成灰，蜂房30克，微炙，制成散剂。每用6克，水煎含漱，去涎。 | 清热解毒，消肿止痛 |
| **漆疮作痒** | 用白矾煎汤洗搽。 | 消毒止痒 |

# 朴消 ▶上品 矿物篇

## 【原文】

朴消,味苦,寒。主百病,除寒热邪气,逐六府积聚,结固留癖,能化七十二种石,炼饵服之,轻身神仙。生山谷。

## 【译文】

朴消,味苦,性寒。可以治疗多种疾病,能够驱除身体的冷热邪气,以及胆、胃、大肠、小肠、膀胱、三焦六腑的淤积之物,能够驱散各种肿瘤结石,炼制成丸饵服用,可以使人身体轻巧如神仙一般。产于山中的深谷处。

## 【集解】

《名医别录》载:朴硝生于益州山谷咸水之阳,随时可采。色青白的佳,黄的伤人,赤的杀人。又说:芒硝,生于朴硝。

李时珍说:硝有三品:产于西蜀的,俗称川硝,最好;产于河东的,俗称盐硝,次之;产于河北、青、齐的,俗呼土硝。三种都生于斥卤之地,当地人刮扫煎汁,经宿结成,状如末盐,还有沙土夹杂,其色黄白,所以《名医别录》说,朴硝黄的伤人,赤的杀人。必须再用水煎化,澄去渣滓,放入萝卜数枚同煮熟后,将萝卜去掉倒入盆中,经宿则结成白硝,如冰如蜡,故俗称盆硝。齐卫的硝则底多,上面生细芒如锋,也就是《名医别录》所说的芒硝。川、晋的硝则底少,一面生牙如圭角,六棱形,玲珑洞澈可爱,也就是《嘉祐补注本草》所说的马牙硝,因状如白石英,又名英硝。二硝之底,叫作朴硝。取芒硝、

英硝,再三以萝卜煎炼去咸味,即为甜硝。以二硝置于风、日中吹去水气,则轻白如粉,即为风化硝。以朴硝、芒硝、英硝同甘草煎过,鼎罐升煅,则为玄明粉。

## 朴硝

[性味] 味苦,性寒,无毒。

徐之才说:与大黄、石韦相使,畏麦句姜。

张从正说:畏三棱。

> [主治] 治胃中食饮热结,破留血闭绝,停痰痞满,推陈致新。《名医别录》
> 疗热胀,养胃消谷。(皇甫谧)
> 治腹胀、大小便不通,女子经闭。(甄权)
> 通泄五脏百病及郁结,治天行热疾,头痛,消肿毒,排脓,润毛发。《日华诸家本草》

## 芒硝

[性味] 味辛、苦,性大寒,无毒。

甄权说:味咸,有小毒。

> [主治] 主五脏积聚,久热胃闭,除邪气,破留血,腹中痰实结搏,通经脉,利大小便及月水,破五淋,推陈致新。《名医别录》
> 下瘰疬黄疸病,时疾壅热,能散恶血,堕胎,敷漆疮。(甄权)

## 马牙硝

[性味] 味甘,性大寒,无毒。

李时珍说:味咸、微甘。也就是英消。

> [主治] 除五脏积热伏气。(甄权)
> 研细末用来点眼赤,去赤肿障翳涩泪痛,也入点眼药中使用。《日华诸家本草》
> 功效与芒消相同。(李时珍)

149

[发明]张元素说：芒硝气薄味厚，沉而降，阴也。其作用有三：一是去实热，二是涤肠中宿垢，三是破坚积热块。

李时珍说：朴硝澄下，是硝中粗的，其质重浊。芒硝、牙硝结于上，是硝之精，其质清明。甜硝、风化硝，则又是芒硝、牙硝去气味而甘缓轻爽者。所以朴硝只可用于鲁莽之人，及用作外敷、涂搽之药；如用作汤、散剂服用，必须用芒硝、牙硝为好。

【百草堂】

朴消具有"除寒热邪气，逐六府积聚，

结固留癖，能化七十二种石"的功效，于是《备急千金要方》和《千金翼方》便据此制成了朴消荡胞汤：取朴消、牡丹皮、当归、大黄、桃仁（生用）、细辛、厚朴、桔梗、赤芍药、人参、茯苓桂心、甘草、牛膝、橘皮、虻虫、水蛭、附子等十八味药材，按照一定比例配置，并用清酒和水煎取服用。

此方具有温肾暖胞，荡涤瘀血的功效。据说对于妇人寒瘀阻于胞宫，久不生育有奇效。

○ 对症下药 ○

| 病症 | 配方 | 功效 |
|------|------|------|
| 腹中痞块 | 用朴硝30克、独蒜一个、大黄末八分，共捣成饼，贴患处，以痞块消除为度。 | 养胃消谷，去邪气 |
| 关格不通，大小便闭，鼓胀欲死 | 用芒硝90克，泡在1升开水中，饮下，引起呕吐即通。 | 泻热，润燥 |
| 口舌生疮 | 用朴硝含口中。 | 祛邪热，消肿毒 |
| 眼睑红烂 | 芒硝一盏，用水两碗煎化，露一夜，过滤，早晚用清液洗眼。 | 疏风、清热、利湿 |

# 消石 ▶上品 矿物篇

【原文】

消石，味苦，寒。主五脏积热，胃胀闭，涤去蓄结饮食，推陈致新，除邪气。炼之如膏，久服轻身。生山谷。

【译文】

消石，味苦，性寒。主治五脏内积热，胃部胀满闭结不通，有清除久蓄的积食，促进新陈代谢的作用，能驱除邪气。能够炼制成膏剂，长时间服用可使身体轻巧。产于山中的深谷处。

【百草堂】

消石又称硝石、芒硝。关于"消石"

名称的来历，《唐本草》中是这样记述的："盖以能消化诸石，故名消石。"

古时候，人们普遍认为服食药石可以长生不老，甚至羽化成仙，而在为数不多的仙药之中，硝石便是其一。《列仙传》记载：神仙赤斧用丹药与硝石一起服食，而"反如童子""颜晔丹葩"，证明了硝石可以返老还童的奇效。

当然这只是传说而已，不过也正是因为道家和医家对此的笃信，才有了"四大发明"中火药的产生，而药王孙思邈则是火药的发明者。在《丹经内伏硫黄》一书中，记述他用硝石、硫黄和木炭混在一起，制成火药。

○对症下药○

| 病症 | 配方 | 功效 |
|------|------|------|
| 胃实积聚 | 承气汤：芒硝同大黄、枳实、厚朴。 | 消食助消化 |
| 关格不通，大小便闭，鼓胀欲死 | 芒硝90克，泡在1升开水中，饮下，引起呕吐即通。 | 润肠通便 |
| 小便不通 | 白花散：用芒硝9克，茴香酒送下。 | 润肠通便 |
| 眼睑红烂 | 芒硝一盏，用水两碗煎化，露一夜，过滤，早晚用清液洗眼。虽久患者亦能治。 | 清热散风，退翳明目 |

# 滑石 ▶上品 矿物篇

【原文】

滑石，味甘，寒。主身热泄澼；女子乳难；癃闭，利小便；荡胃中积聚寒热；益精气。久服轻身，耐饥长年。生山谷。

【译文】

滑石，味甘，性寒。主治身体发热、腹泻，女子生子困难，小便闭塞，具有通利小便的作用，能够清除胃内积聚的寒热，使精液外溢。长期服用会使身体轻巧，减少饥饿感，延年益寿。产于山中的深谷处。

【集解】

苏恭说：此石很普遍。最先发现于岭南，白如凝脂，极软滑。掖县出产的，理粗、质青有黑点，可制器物，不可入药。

李时珍说：滑石，广西桂林各地以及瑶族居住地区的山洞皆有出产，这些地方即古代的始安。滑石有白黑两种，功效相似。山东蓬莱桂府村出产的品质最好，故处方上常写桂府滑石，与桂林出产的齐名。现在的人们用来刻图书，但不怎么坚牢。滑石之根为不灰木，滑石中有光明黄子的是石脑芝。

[修治] 雷敩说：凡用白滑石，先用刀

刮净研粉，以牡丹皮同煮一昼夜。然后去牡丹皮，取滑石，以东流水淘过，晒干用。

[性味] 味甘，性寒，无毒。

《名医别录》载：大寒。

徐之才说：与石韦相使，恶曾青，制雄黄。

[主治] 能通利九窍六腑津液，去滞留、郁结，止渴，令人利中。《名医别录》燥湿，分利水道而坚实大肠粪便，解饮食毒，行积滞，逐凝血，解燥渴，补益脾胃，降心火，为治疗石淋的要药。（朱震亨）

疗黄疸水肿脚气，吐血衄血，金疮出血及诸疮肿毒。（李时珍）

[发明] 李时珍说：滑石能利窍，不独利小便。上能利毛发腠理之孔窍，下能利精、尿之孔窍。其味甘淡，先入于胃，渗走经络，游溢津气，上输于肺，下通膀胱。肺主皮毛，为水之上源，膀胱主司津液，经气化可利出。故滑石上能发表，下利水道，为荡热燥湿之药。发表是荡涤上中之热，利水道是荡涤中下之热；发表是燥上中之湿，利水道是燥中下之湿。热散则三焦安宁，表里调和，湿去则阑门通（大小肠交界处），阴阳平利。刘河间用益元散，通治上下诸病，就是此意，只是没有说明确而已。

【百草堂】

"四大美人"之一的杨贵妃，是四川人氏，名玉环，是一位传奇式的古代美人，素有"环肥燕瘦""闭月羞花"的典故。杨玉环原是唐玄宗的儿媳，由高力士推荐入宫，唐玄宗因顾忌名分，不能直接将儿媳纳入宫中，于是以追荐太后为名，度她为女道士，住太真宫修道。天宝四年，玄宗正式将其册封为贵妃。杨玉环的魅力大半源自于自然娇嫩的肌肤，白居易《长恨歌》便有"春寒赐浴华清池，温泉水滑洗凝脂"之句。而其能"三千宠爱在一身"，使"六宫粉黛无颜色"，更与养颜有术不无关系。

传说杨贵妃的养颜秘方便是用滑石、杏仁、轻粉制成的杨太真红玉青。据说施之十日后，面色如红玉，是历代佳人美女美容的秘方之一，连后来的慈禧太后也天天使用。此方中杏仁滋肤，轻粉抑菌，滑石利窍，三药合用，具有去垢润肤、迫利毛窍的功效，是天然的美容佳品。

○对症下药○

| 病症 | 配方 | 功效 |
| --- | --- | --- |
| 暑邪小便闭 | 滑石同甘草末。 | 清热利湿，通利小便 |
| 湿热恶疮 | 滑石水飞。 | 清湿热，解恶疮 |
| 女劳疸 | 滑石同石膏末，大麦汁服。 | 滋补肾阴、化湿解表 |
| 霍乱 | 滑石同藿香、丁香末。 | 清湿热，止吐泻 |

# 空青 ▶上品 矿物篇

## 【原文】

空青，味甘，寒。主青盲；耳聋；明目，利九窍，通血脉，养精神。久服轻身延年不老。能化铜、铁、铅、锡作金。生山谷。

## 【译文】

空青，味甘，性寒。主治眼睛外观正常但视物不见的青盲，耳聋，具有使眼睛明亮，九窍通利，血脉舒通，调养精神的作用。长期服用能使人身体轻巧，延缓衰老，能把铜、铁、铅、铅、锡化作金。产于山中的深谷处。

## 【百草堂】

传说远古的圣君舜出生在古冀州一个贫苦的家庭里。他自幼失母，父亲瞽叟是个瞎老头，糊涂而且暴躁，后母十分凶悍，弟弟更是傲慢无礼，一家人经常无端地虐待舜。但舜是个德行操守都十分高尚的人，他并不记恨父亲、后母和弟弟对他的折磨。不管瞽叟和象怎样对待舜，但舜依然把他们当作自己的亲人去善待。舜听说有一种叫"空青"的中药能够治愈眼疾，便四处寻找"空青"，想替父亲治好眼病。

有一天，舜到了淮河南岸，看到一段绵延起伏的山脉，便来到这座山上。但见山上山下一片荒芜。舜看到当地的百姓生活十分艰难，便决定留下来教会这里人耕地、种粮、挖井、制陶、捕鱼、狩猎，改变他们的生活。

舜一边教大家耕种、制陶，一边念念不忘在山上寻找"空青"。村民听说他要给父亲治眼病，于是一起来到山上帮他找"空青"。有一位年长者告诉他，"空青"就是石乳，五层山里有一块大石头里的"空青"最好最多。村民们还帮着舜凿开巨石，拿着陶钵取出了舜寻觅已久的"空青"。舜拿到"空青"想回家去了。在与舜相处的几年里，大家对他产生了深厚的感情，这里百姓对他恋恋不舍，于是便把这座山叫作"舜耕山"。

# 曾青 ▶上品 矿物篇

## 【原文】

曾青，味酸，小寒。主目痛止泪；出风痹，利关节，通九窍；破症坚，积聚。久服轻身不老。能化金铜，生山谷。

## 【译文】

曾青，味酸，性小寒。主治眼痛，能止泪出；治疗风痹症，通利关节，并疏通九窍；化解内脏坚硬肿块，消散积聚物。长期服用能使身体轻巧，延年益寿。能化为金铜。产于山中的深谷处。

## 【百草堂】

曾青"能化金铜",据说是因为其为碳酸盐类矿物,据考证是指铜的化合物,有人更认为其为铜绿,历来说法不一。在古籍《淮南万毕术》中就有"曾青得铁则化为铜"的记载。

但是曾青作为中药,其主要作用就是活血化瘀,因此它可以"出风痹,利关节,通九窍;破症坚,积聚"。

据说用曾青、雄黄、黄芩按比例配制,共研为末,搽于患处,可以治疗耳内恶疮。

# 禹余粮 ▶上品 矿物篇

## 【原文】

禹余粮,味甘,寒。主咳逆寒热烦满;下赤白;血闭症瘕;大热,炼饵服之不饥,轻身延年。生池泽及山岛中。

## 【译文】

禹余粮,味甘,性寒。主治咳嗽气逆,身体发冷发热、烦闷胀满;下痢有赤白,血管闭塞成症瘕;身体高热。炼制成丸饵服用,使人没有饥饿感,使身体轻巧,延缓衰老、益寿延年。产于沼泽积水处及江河环绕的山岛上。

## 【百草堂】

"禹余粮"的来历顾名思义与禹有关。

传说在上古时期,大禹治水来到剡溪,见剡溪浊浪滔天,奔流中被一座大山迎面挡住,水位猛涨,洪水四溢,使剡溪两岸遭灾。大禹于是留下来开始治水。一天晚上,禹妻子女娇为还在山上忙碌的丈夫盛了一篮馒头送去。到了半山,在月色中,她猛然望见山上一只似象非象、似牛非牛的庞然怪兽正在用粗长的鼻子拱山,在一声巨响后山倒下一角。女娇大惊,不由得发出一声尖叫,手中的篮子也脱手滚下山去。后来才知道怪兽乃禹所变。禹恢复原形来到女娇身边,两人一起下山找到篮子,篮内只剩下几个馒头,其余都丢撒在了山中。禹说:"晚餐已经够吃了,其余馒头就算我的余粮,留在山上吧。"不久,大山劈开了缺口,剡溪顺从地流注大海,而山上却出现了许多馒头形状的圆石块,当地人知道这是大禹的粮食,就将其称之为"禹余粮"。

# 太一余粮 ▶上品 矿物篇

## 【原文】

太一余粮,味甘,平。主咳逆上气;症瘕,血闭漏下;除邪气。久服耐寒暑,不饥,轻身飞行千里神仙,一名石脑。生山谷。

## 【译文】

太一余粮,味甘,性平。主治咳嗽气喘;症瘕,血管阻塞而月经过多;驱除风邪、神志异常。长期服用能使人耐寒暑,没有饥饿感,使身体轻巧,如神仙般飞行千里之外，又称为石脑。产于山中的深谷处。

## 【百草堂】

"有一个美丽的传说，精美的石头会唱歌……"这是曾经传唱度很高的一首歌。而歌词中会唱歌的石头就是传说中的木鱼石，它是一种非常罕见的空心石头，俗称"还魂石""凤凰蛋"，学名"太一余粮"。

木鱼石是世界罕见的稀有宝石，呈紫檀色，属海相沉积，有木纹，含有多种对人体发育有益的微量元素和矿物质，用木鱼石制作的茶具有良好的通透、防腐性能，在酷暑季节泡茶5天内其色、香、味不变，因而木鱼石茶具被冠以"天下第一壶"的美称。古代的文人墨客利用其中空为盂为砚，所盛水墨经久不变色味。同时木鱼石还象征着吉祥如意、佛力无边，可护佑众生、辟邪消灾。基于以上各种原因，木鱼石成为人们崇拜和追寻的至宝。传说乾隆皇帝为寻找木鱼石，历尽千辛万苦，终于在山东境内张夏曼寿山下找到了它。

# 白石英 ▶上品 矿物篇

## 【原文】

白石英，味甘，微温。主消渴阳痿不足；咳逆；胸膈间久寒；益气；除风湿痹。久服轻身长年。生山谷。

## 【译文】

白石英，味甘，性微温。主治消渴症、阳痿、咳逆，胸膈间长期有寒气；能益气，并能消除风湿痹症。长期服用能够使人身体轻巧、延缓衰老。产于山中的深谷处。

## 【集解】

李时珍说：徐锴说，英，也做瑛，玉光也。今五种石英，都像玉而有光泽。

《名医别录》说：白石英产自华阴山谷及泰山，大如手指，长二三寸，六面如削，洁白明澈有光，长五六寸的更佳。其中顶端黄色，棱白色的是黄石英；顶端赤色，棱白色的是赤石英；顶端青色，棱赤色的是青石英；黑泽有光的是黑石英。

李时珍说：泽州有一种英鸡，吃石英，最补人。

[性味] 味甘，性微温，无毒。

徐之才说：恶马目毒公。

[主治] 治疗肺痿，下气，利小便，补五脏，耐寒热。《名医别录》

治肺痈吐脓，咳逆上气，黄疸。（甄权）

实大肠。（王好古）

## 五色石英

[主治] 心腹邪气，女人心腹痛，镇心，胃中冷气，益毛发，悦颜色，治惊悸，安魂定魄，壮阳道，下乳汁。随脏而治，青治肝，赤治心，黄治脾，白治肺，黑治肾。《日华诸家本草》

[发明] 陈藏器说：湿能去枯，如白石英、紫石英之类。

李时珍说：白石英，为手太阴、阳明经的气分药，治痿痹肺痈枯燥之病。但属石类，只能暂时使用，不可久服。

【百草堂】

　　白石英就是人们通常所说的白水晶。

　　中国最古老的称法叫水玉，意谓似水之玉，又说是"千年之冰所化"。唐代诗人温庭筠《题李处士幽居》写道："水玉簪头白角巾，瑶琴寂历拂轻尘"。水玉一词最早频繁出于《山海经》："又东三百里，曰堂庭之山……多水玉"；"丹山出焉，东南流注于洛水，其中多水玉"；"逐水出焉，北流注于渭，其中多水玉"。司马相如《上林赋》曰："水玉磊砢"。水晶得名水玉，古人是看重"其莹如水，其坚如玉"的质地。

　　白石英还被称为水精，《广雅》称："水之精灵也"；李时珍则说："莹洁晶光，如水之精英"。

　　佛家弟子确信，水晶会闪射神奇的灵光，可普度众生。于是水晶被尊崇为菩萨石。《谈苑》说："嘉州峨嵋山有菩萨石，形六棱而锐首，色莹而明彻，若泰山狼牙上饶水晶之类"。

# 紫石英 ▶上品 矿物篇

【原文】

　　紫石英，味甘，温。主心腹咳逆邪气；补不足，女子风寒在子宫，绝孕十年无子，久服温中，轻身延年。生山谷。

【译文】

　　紫石英，味甘，性温。主治胸腹中有咳逆郁气，能补虚养生，对女子血海空虚，长期宫寒不孕有奇效。长期服用能够使五脏温煦，身体轻巧，增长寿命。产于山中的深谷处。

【集解】

　　《名医别录》载：紫石英产于泰山山谷，随时可采。

　　掌禹锡说：它的颜色淡紫，质地莹澈，大小不一，都呈五棱形，两头如箭镞。煮水饮用，暖而无毒，与白石英相比，效力倍增。

　　李时珍说：按《太平御览》所说：从大岘到泰山，都产紫石英。泰山产的，甚是奇物。平氏阳山县产的，色深特别好。乌程县北垄土所出的，光明但小黑。东莞爆山所出产的，以前用来进贡。江夏矾山也产紫石英。永嘉固陶村小山所出的，芒角很好，但成色小而薄。

[修治] 李时珍说：凡入丸散，用火煅醋淬七次，碾成末用水飞过，晒干后入药。

[性味] 味甘，性温，无毒。

徐之才说：与长石相使。畏扁青、附子。恶鮀甲、黄连、麦句姜。得茯苓、人参，治疗心中结气。得天雄、菖蒲，治疗霍乱。

李时珍说：服食紫石英后，如乍寒乍热，饮酒良。

[主治] 治疗上气心腹痛、寒热邪气结气，补心气不足，定惊悸，安魂魄，填下焦，止消渴，除胃中久寒，散痈肿，令人悦泽。《名医别录》

养肺气，治惊痫，蚀脓。（甄权）

[发明] 王好古说：紫石英入手少阴、足厥阴经。

李时珍说：紫石英，是入于手少阴、足厥阴经的血分药。上能镇心，取重能去怯；下能益肝，取湿能去枯。心主血，肝藏血，其性暖而补，所以心神不安、肝血不足，以及女子血海虚寒不孕的病证适宜使用。《名医别录》说其补心气，甄权说其养肺，都没有分清气阳血阴营卫的区别。只有《神农本草经》中所说的各种病症，才是正确的。

【百草堂】

水晶中有白水晶和紫水晶之分，白石英为白水晶，那么紫石英就是人们常说的紫水晶了。在西方人眼中紫水晶常常被认为是有魔力的，巫婆和法师将其制成水晶球，据说具有通晓过去和预知未来的神奇功能。

而在古老的中国紫石英则在很早的时候就被用于医学，它不仅具有治病救人的功效，更具有"轻身延年"功效，因此称为养生的佳品。用紫石英、糯米、红糖制成的紫石英粥具有温暖子宫、治疗妇女宫冷不孕的疗效，同时也是日常养生中不可缺少的角色。

○对症下药○

| 病症 | 配方 | 功效 |
| --- | --- | --- |
| 女子绝孕无子 | 紫石英同白薇、艾叶、白胶、归身、山萸、川芎、香附。 | 降逆气，暖子宫 |
| 小儿惊症 | 紫石英同龙齿、牡蛎、甘草、北味、炮姜。 | 镇心，安神 |

# 五色石脂 ▶ 上品 矿物篇

【原文】

青石、赤石、黄石、白石、黑石脂等，味甘，平。主黄疸；泄利肠澼脓血；阴蚀下血赤白；邪气痈肿、疽、痔、恶疮，头疡、疥瘙。久服补髓益气，肥健不饥，轻身延年。五石脂各随五色补五脏。生山谷中。

【译文】

五色石脂，包括青石、赤石、黄石、

白石、黑石脂等，味甘，性平，主治黄疸、泻痢使肠壁漏下脓血；阴蚀病流下赤白相杂的物质；邪气痈肿、疽、痔、恶疮、头部溃烂、疥疮瘙痒等症；长期服用强壮骨骼、增补气血，使人身体强健没有饥饿感，身体轻巧、延长寿命。五色石脂各随其色而发挥补益五脏的作用，青石入肝、赤石入心、黄石入脾、白石入肺、黑石入肾。产于山中的深谷处。

## 【集解】

〔《别录》曰〕五色石脂，生南山之阳山谷中。又曰：青石脂生齐区山及海涯。黄石脂生嵩高山，色如莺雏。黑石脂生颍川阳城。白石脂生太山之阴。赤石脂生济南、射阳，又太山之阴。并采无时。

〔普曰〕五色五脂，一名五色符。青符生南山或海涯。黄符生嵩山，色如独脑、雁雏。黑符生洛西山空地。白符生少室天娄山或太山。赤符生少室或太山，色绛滑如脂。

## 【百草堂】

似石而性黏，故名石脂。有青石脂、赤石脂、黄石脂、白石脂、黑石脂等不同的类别，总称为"五色石脂"。药用以赤石脂为最多，白石脂少用，青石脂、黄石脂、黑石脂三种都不入药。

中国道教相信，人只要坚持修炼，食饵药物，便可以长生不老，亦可以返老还童。古代神仙故事中，服食仙药是主要的返老还童的手段，而"石脂"能返老还童的记载也出现在东晋道教大师葛洪在《抱朴子·内篇·仙药》当中："赤松子好食松实、天门冬、石脂"，"齿落更生，发堕再出"，"三药并御，朽貌再鲜"。

○对症下药○

| 病症 | 配方 | 功效 |
| --- | --- | --- |
| 痢下脓血 | 桃花汤：赤石脂同炮姜、粳米。 | 清肠化湿，解毒，调气行血 |
| 痰饮 | 赤石脂专为末酒服。 | 温阳化饮 |
| 痢下白冻 | 桃花丸：赤石脂同炮姜蒸饼丸。 | 温中燥湿，调气和血 |

【上品】

# 动物篇

# 麝香 ▶上品 动物篇

## 【原文】

麝香，味辛，温。主辟恶气，杀鬼精物；温疟；蛊毒；痫痓，去三虫。久服除邪，不梦寤魇寐。生川谷。

## 【译文】

麝香，味辛，性温。主要功效是避除不正的恶气，杀灭鬼精，能治疗受暑热突发的疟疾，蛊毒，痓症，并能去除蛔、赤、蛲三虫。长期服用可以除邪安神，使精神正常，睡眠安稳。产于山川河谷地带。

## 【集解】

陶弘景说：麝的外形像獐但比獐小，为黑色。常吃柏树叶，也吃蛇。麝香长在阴茎前的皮下，并有膜袋裹着。五月时获得香，往往可以在麝香中看到蛇皮和骨。现在的人用蛇蜕皮裹麝香，说是会更香，这是两物相使的原因。麝在夏天捕食很多的蛇、虫，到寒冬时，则香已填满，入春后麝脐内急痛，便自己用爪子剔出香，还拉屎尿将香覆盖住。麝常在一个固定的地方剔香。曾有人遇到麝藏香之处，得香一斗五升，这样的香绝对超过杀取的。

苏颂说：现在陕西、益州、利州、河东等处的山中都有麝出没，而秦州、文州各少数民族地区尤其多。蕲州、光州有时也有，但香特别的小，一子才只有弹丸般大，不过往往是真的，因那儿的人不大会作假。麝香分三等：最好的是生香，名遗香，是麝自己剔出来的香，极难获得，价同明珠。这种香聚合处，远近的草木都不生长，或者变为焦黄。如有人带香走过园林，则园中的瓜果都不结果实。第二等是脐香，捕杀麝而获得的。第三等是心结香，这是麝遇到大兽追逐，惊恐失心，狂跑跌死。有人获得，剖开心看到血流出，滴在脾上，成干血块的就是，不堪入药用。

慎微说：《谈苑》载，商汝山中有很多麝，遗粪常在一个固定的地方，人以此而获得。麝天生对自己的脐很爱护，如果人追赶它过急，它即跳岩，并举爪剔裂其香，死后仍拱起四足保护脐。所以李商隐有诗说："投岩麝退香。"许浑诗说："寻麝采生香。"

李时珍说：麝居住在山中，獐居住在沼泽之地，可以此来分辨它们。西北产的麝香结实，东南产的叫土麝，也可以用，只是药力次之。中南有灵猫囊，其香气如麝，人们常将它们混淆。

## 麝脐香

[性味] 味辛，性温，无毒。

李鹏飞说：麝香不可接近鼻子，否则有白虫入脑，会得癫病。将麝香长期带在身上，香会穿透关节，让人生怪病。

[主治] 疗各种凶邪鬼气，中恶，心腹暴痛，胀急痞满，风毒，能去面黑斑、目生翳膜，治妇人难产，可堕胎。《日华诸家本草》

疗鼻窒，闻不到香臭。（王好古）

通诸窍，开经络，透肌骨，解酒毒，消瓜果食积，治中风、中气、中恶，痰厥，积聚症痕。（李时珍）

【百草堂】

传说很早以前，在深山里居住着一对以打猎为生的唐姓父子。一天，父子俩在深山打猎，儿子为追捕一只野鸡，不慎掉下山涧。

山涧中儿子虽倒在洞里动弹不得，却闻到缕缕奇香。这奇特的香气，沁人心脾，闻了之后伤痛好像逐渐消散。

唐老汉找到儿子后，就按儿子的意思去寻找香味来源。之后在泥土中发现一个鸡蛋大小、长着细毛的香囊。儿子每天闻香囊，不久伤便不治而愈。后来，每遇到穷人跌打损伤，唐老汉就用香囊为其治疗。

此事被县太爷得知，便派衙役将香囊抢去，送给自己的小妾。小妾将香囊随身携带，哪知已怀孕三月的胎儿竟然流产了。

唐老汉失去香囊后，上山打猎时便加倍留意。终于，他发现雄性麝的腹部有一装着分泌物的囊袋，这个囊袋和原来的香囊一样，于是就被称为"麝香"了。

# 龙骨 ▶上品 动物篇

【原文】

龙骨，味甘，平。主心腹鬼疰，精物老魅；咳逆；泄痢脓血；女子漏下；症瘕坚结；小儿热气惊痫；龙齿，主小儿、大人惊痫，癫疾狂走；心下结气，不能喘息；诸痉；杀精物。久服轻身，通神明，延年。生山谷。

【译文】

龙骨，味甘，性平。主治心腹慢性传染病，有谵语妄见等神志异常现象；咳嗽气喘、下痢脓血便，女子阴道出血及腹部肿块，小儿发热惊痫。龙齿，主治小孩、大人的惊痫以及疯狂奔走，胃脘部有邪气结聚，喘息困难；治疗各种痉症，杀灭各种不明由来的疾病。长期服用能使人身体轻巧，神清气爽，延年益寿。产于山中的深谷处。

【百草堂】

中药龙骨其实是古代动物的骨骼化石。龙骨的主要作用是镇惊，敛汗涩精，固肠止泻。东汉时期医家张仲景则创制了桂枝龙骨牡蛎汤（由桂枝、龙骨、牡蛎、芍药、生姜、大枣、甘草组成），用以治疗心悸、神昏等神经衰弱的症状。

龙骨中还蕴涵着一个重大的发现。清代光绪年间，一个叫王懿荣的官员患了疟疾，也按医生的处方从药店中抓来了龙骨等药物。当查验药物时，他发现在这些龙骨上有刀痕，仔细一看，是一些像文字的符号，与殷商青铜器上的铭文竟然十分相似。原来这些甲骨是商代占卜所用的骨片，上面的文字即是甲骨文。于是，这些刻字的甲骨也身价倍增，成了研究历史的重要线索。

| 病症 | 配方 | 功效 |
|---|---|---|
| 大人癫症、小儿惊痫 | 龙骨同牛黄、犀角、钩藤、丹砂、生地、茯神、琥珀、金箔、天竺黄、竹沥。 | 镇惊 |
| 梦遗 | 龙骨同牡蛎、白芍、甘草、桂枝、生姜、大枣。 | 敛汗涩精 |

# 熊脂 ▶上品 动物篇

## 【原文】

熊脂，味甘，微寒。主风痹不仁，筋急；五脏、腹中积聚寒热，羸瘦；头疡、白秃，面皯、皰。久服强志，不饥轻身。生山谷。

## 【译文】

熊脂，味甘，性微寒。主治风痹肌肤麻木不仁，筋脉拘挛，五脏及腹中寒热邪气积聚不散，身体虚弱羸瘦；治疗头部疮疡、白秃症，面色枯黑、粉刺。长期服用能增强记忆力，充饥耐饿、身轻体巧。又叫作熊白。产于山中的深谷处。

## 【集解】

熊白。〔弘景曰〕脂即熊白，乃背上肪，色白如玉，味甚美，寒月则有，夏月则无。

[性味] 甘，微寒，无毒。

[主治] 风痹不仁筋急，五脏腹中积聚，寒热羸瘦，头疡白秃，面上皯疱。久服强志不饥，轻身长年。（《本经》）

治风，补虚损，杀劳虫，酒炼服之。（《日华》）

## 【百草堂】

熊脂又叫熊白、熊恤。以秋末冬初猎取者脂肪最为肥满。取出脂肪，熬炼去滓即得。熊油色白微黄，略似猪油，寒冷时凝结成膏，热则化为液状。气微香。以纯净无滓、气香者为佳。苏轼有诗云："陇肴有熊脂，秦烹惟羊羹。"

中医认为熊脂可美容养生，用熊脂、蔓荆子末，等份和匀，调醋沏搽，可令头发乌黑。

# 白胶 ▶上品 动物篇

## 【原文】

白胶，味甘，平。主伤中劳绝腰痛赢瘦，补中益气；妇人血闭；无子；止痛安胎。久服轻身延年。一名鹿角胶。

## 【译文】

白胶，味甘，性平。主治因操劳过度而造成的腰痛及身体虚弱赢瘦，能补益中气，治疗女子的经闭、不孕，具有止痛、安胎的功效。长期服用能使身体轻巧，延年益寿。又叫作鹿角胶。

## 【百草堂】

白胶原名枫如脂、枫脂、芸香、胶香。载于《唐本草》，苏敬谓："枫香，所在大山皆有。树高大，叶三角。五月斫树为坎，十一月采脂。"

在古植物学文献中记载更早，晋·嵇含的《南方草木状》云："枫香，树似白杨，叶圆而歧分；有脂而香，其大如鸭卵；二月花发，乃连著实，八、九月熟，曝干可烧。"

# 阿胶 ▶上品 动物篇

## 【原文】

阿胶，味甘，平。主心腹内崩，劳极洒洒如疟状，腰腹痛，四肢酸疼；女子下血，安胎。久服轻身益气。一名傅致胶。

## 【译文】

阿胶，味甘，性平。主治心腹内的脏器虚损、劳累过度而造成的皮肤恶寒如发疟疾，能够消除腰腹疼痛、四肢酸痛的症状。还可治疗女子下部出血，具有安胎的作用。长期服用能使身体轻巧、增益气力。又叫作傅致胶。

## 【百草堂】

相传唐代时，阿城镇上住着一对年轻的夫妻，两人靠贩驴过日子。

妻子分娩后因气血损耗，身体很虚弱，吃了许多补气补血的良药，也不见好

转。丈夫听说驴肉能补身，于是就叫伙计宰了一头小毛驴，把肉放在锅里煮。谁知煮肉的伙计嘴馋，其他伙计也跟着抢吃，驴肉很快被吃光了。煮肉的伙计无奈，只好把剩下的驴皮切碎放进锅里煮，希望能瞒天过海。熬了足有半天工夫才把皮熬化了，熬成了驴皮汤，汤冷后竟凝固成黏糊糊的胶块。谁知病人将驴皮胶吃完后竟然食欲大增，气血充沛，身体慢慢恢复了。

后来伙计向主人坦白了事情的经过，夫妻二人非但没有怪罪他，还让他负责收购驴皮熬胶出卖，生意果然十分兴隆。有些庄户，见熬驴皮胶有利可图，也相继熬胶出售。可只有阿城当地熬出的胶才有疗效，其他地区制作的没有滋补功能，引起纠纷。县令经过调查发现阿城镇水井与其他地方水井不同，比一般水井深，水味香甜，水的重量也沉重许多。原来驴胶补气

补血的作用还赖此得天独厚的井水。

于是下令只准阿城镇百姓熬胶，其他各地一律取缔。县令还将驴皮胶进贡唐王李世民。李世民赏给年迈体弱大臣，吃后都夸此胶是上等补品。李世民大喜，差大将尉迟恭巡视阿城镇。尉迟恭来到阿城，赏给夫妻俩金锅银铲，将此驴胶命名为"阿胶"。

○对症下药○

| 病症 | 配方 | 功效 |
|---|---|---|
| 妇人胎漏下血 | 阿胶同白芍、炙草、麦冬、生地、白胶、归身、杞子、杜仲、续断。 | 和血滋阴，安胎 |
| 多年咳嗽 | 阿胶（炒）、人参各60克，同研末。每次取9克，加豉汤一盏、葱白少许，煎服，1天3次。 | 止咳化痰 |
| 肺风喘促 | 取透明阿胶切小，炒过，加紫苏、乌梅肉（焙研）等份，用水煎服。 | 平喘清肺 |
| 老人虚秘 | 阿胶（炒）6克、葱白3根，水煎化，加蜜2匙，温服。 | 利小便、调大肠 |
| 月经不调 | 阿胶3克，蛤粉炒成珠后研末，用热酒送服。 | 滋阴补血、调经止痛 |

# 石蜜 ►上品 动物篇

## 【原文】

石蜜，味甘，平。主心腹邪气，诸惊痫痉，安五脏，诸不足，益气补中，止痛解毒，除众病，和百药。久服强志，轻身不饥不老。一名石饴。生山谷。

## 【译文】

石蜜，味甘，性平。主治心腹间邪气

结聚引发的各种惊痫、痉症，能使五脏安定，补益五脏的各种虚弱不足；具有止痛解毒、治疗多种疾病、调和百药的功效。长期服用能增强记忆力，使身轻体巧，没有饥饿感，延缓衰老。又叫作石饴。产于山中的深谷处。

## 【百草堂】

在蜂蜜当中，从野外如树上、岩洞等采取者称为野蜂蜜，又叫石蜜或岩蜜，质量最好。但也有人认为冰糖就是石蜜。

石蜜味甘，性平。入药用必须炼熟。有益气补脾胃和润燥解毒的作用，适用于脾胃虚弱、津液不足的肠燥便秘，以及肺燥干咳。一般补养药用蜜作丸，能加强它的补益作用。治咳药用蜜炙，可以增加润肺止咳功能；并可缓和毒性药物，起到解毒作用。

# 蜂子 ▶上品 动物篇

## 【原文】

蜂子，味甘，平。主风头；除蛊毒；补虚羸伤中。久服令人光泽，好颜色，不老。大黄蜂子，主心腹胀满痛，轻身益气。土蜂子，主痈肿。一名蜚零，生山谷。

## 【译文】

蜂子，味甘，性平。主治受风侵袭而引起的头痛，能杀除蛊毒，修补身体虚损瘦弱而造成的内脏损伤。长期服用能使人肌肤光泽、面色美好，延缓衰老。大黄蜂子，主治心腹间胀满疼痛，使人身体轻巧、气力充沛。土蜂子，主治痈肿。又叫作蜚零，产于山中的深谷处。

## 【百草堂】

蜂子是蜜蜂的幼虫，治疗痈肿，丹毒，

风疹。食谱当中的"油炸土蜂子"更是具有食疗的功效。将土蜂幼虫洗净，油锅烧至四成热，放入土蜂幼虫炸至金黄色，盛出装盘即成。油炸土蜂幼虫脆酥香甜，含丰富蛋白质、糖等营养成分，具有消肿、解毒、祛风的功效。对于治疗疮痈肿毒、风疹有一定疗效。

但蜂子本身有毒素，因此《日华子本草》中说："有食之者，须以冬瓜及苦荬、生姜、紫苏以制其毒。"

# 蜜蜡 ▶上品 动物篇

## 【原文】

蜜蜡，味甘，微温。主下痢脓血，补中，续绝伤；金疮；益气，不饥，耐老。生山谷。

## 【译文】

蜜蜡，味甘，性微温。主治下痢脓血，

能够补益内脏，续补损伤，治疗金属器械损伤，补益气血，服后没有饥饿感，能延缓衰老。产于山中的深谷处。

## 【百草堂】

蜜蜡是一种从蜂巢中提取的特殊营养物质，这种物质具有奇妙的功效，不仅可以用来美容保健，同时它还是一种中药，

对身体可以起到调养治疗的效果。

　　蜜蜡可以用于面部、身体肌肤，达到一些特殊的美容功效，甚至还可以用来制成首饰，也可以起到一定的保健作用。自古以来，蜜蜡深受世界各地之皇室、贵族、收藏家、百姓的钟爱，它不只被当作首饰、颈饰等装饰品，更因为具有神秘的力量而获一致的赞扬推崇。蜜蜡被加温时，肌肤的温度也随之上升，此时血液及淋巴循环加速开始流动，有助于身体的排毒。它是历代皇族所采用的饰物与宗教之加持圣物，令佩戴者与珍藏家得到无比的幸运和财富。所以欧洲一直有"千年琥珀，万年蜜蜡"的说法。蜜蜡的质感和彩艳魅力，足以媲美钻石和翡翠，它的神秘力量和灵性，却是其他珠宝所不具备的，可谓最美丽和珍贵的珠宝。

# 牡蛎　▶上品 动物篇

## 【原文】

　　牡蛎，味咸，平。主伤寒寒热；温疟洒洒；惊恚怒气；除拘缓；鼠瘘；女子带下赤白。久服强骨节，杀邪鬼；延年。一名蛎蛤。生池泽。

## 【译文】

　　牡蛎，味咸，性平。主治因感伤寒引起的恶寒发热，以及温疟之后体弱畏风，容易惊悸发怒，能驱除拘急驰缓，鼠瘘，女子的赤白带下。长期服用能够使筋骨强壮，镇静除邪，使人益寿延年。又叫作蛎蛤。产于湖泊和大海中。

## 【集解】

　　苏颂说：现在海边都有牡蛎，尤其以东海、南海为多。牡蛎都附石而生，像房子一样相连，称为蛎房。晋安人叫它蚝莆。刚生长时只有拳头大小，逐渐向四面生长，可长到一两丈长，漫布于岩石之上，像山一样，俗称�蛎山。每一房内有肉一块，大房如马蹄，小房像人的手指头。涨潮的时候，每个房门都打开，若有小虫进入，则合上房门，以充饥。渔民得到它后，凿开蛎房，用烈火烧，挑出房中的肉食用，味适鲜美且益人，是很珍贵的海味。

　　李时珍说：南海人用蛎房砌墙，用煅烧的灰粉刷墙壁，吃牡蛎肉。他们叫牡蛎肉为蛎黄。

　　[性味]味咸，性平、微寒，无毒。

　　徐之才说：与贝母相使。与甘草、牛膝、远志、蛇床子配用为好。恶麻黄、辛夷、吴茱萸。

---

　　[主治]除留滞于骨节、荣卫之间的热邪，疗虚热、心中烦满疼痛气结。能止汗止渴，除瘀血，治泄精，涩大小肠，止大小便频繁。还能治喉痹、咳嗽、胸胁下痞热。《名医别录》

　　将其做成粉擦身，止大人、小孩盗汗。与麻黄根、蛇床子、干姜制成粉，可治阴虚盗汗。（陈藏器）

　　治男子虚劳，能补肾安神、去烦热，疗小儿惊痫。（李珣）

　　去胁下坚满，瘰疬，一切疮肿。（王好古）

　　能化痰软坚，清热除湿，止心脾气痛，下痢，白浊，治疝瘕积块、瘿疾。（李时珍）

## 牡蛎肉

　　[性味]味甘，性温，无毒。

[主治] 煮食，治虚损，调中，解丹毒，疗妇人血气。用姜、醋拌来生吃，治丹毒，酒后烦热，能止渴。（陈藏器）

炙食味道很好，还可以美容。（苏颂）

## 【百草堂】

牡蛎，俗称蚝，别名蛎黄、蚝白、海蛎子。鲜牡蛎肉青白色，质地柔软细嫩。欧洲人称牡蛎是"海洋的玛娜"（即上帝赐予的珍贵之物），"海洋的牛奶"，古罗马人把它誉为"海上美味——圣鱼"，日本人则称其为"根之源"，它是唯一能够生吃的贝类。

宋人苏颂《本草图经》中曾描述"（牡蛎）今海旁皆有之，而南海闽中及通泰间尤多。初生海边才如拳石，四面见长有一二

丈者，嶄岩如山，每一房内有蚝肉一块，肉之大小随房所生，大房如马蹄，小者如人指面，每潮来则诸房皆开，有小虫入，则合之以充饥。海人取之，皆凿房以烈火逼开之，挑取其肉"。

李时珍在《本草纲目》中也说牡蛎"肉治虚损，解酒后烦热……滑皮肤，牡蛎壳化痰软坚，清热除湿，止心脾气痛，痢下赤白浊，消疝积块"。它性微寒，同时兼具制酸作用，所以对胃酸过多或患有胃溃疡的人更有益处。

牡蛎中钙使皮肤滑润、铜使肤色好看，看起来特别有血色；钾可治疗皮肤干燥及粉刺；维生素也可以使皮肤光润，同时可以调节油脂的分泌。

○对症下药○

| 病症 | 配方 | 功效 |
|------|------|------|
| 梦泄 | 牡蛎同龙骨、桂枝、白芍、甘草、姜、枣。 | 补肾安神 |
| 疟疾寒热 | 牡蛎粉、杜仲等份，研为末，加蜜做成梧子大的丸子，每次用温水送服 50 丸。 | 清热除湿，软坚散结 |
| 虚劳盗汗 | 牡蛎粉、麻黄根、黄芪等份，同研末。每次取 6 克，加水一盏，煎成七分，温服，1 日 1 次。 | 平肝潜阳，收敛固涩 |

# 龟甲

▶上品 动物篇

## 【原文】

龟甲，味咸，平。主漏下赤白；破症瘕；痎疟，五痔，阴蚀，湿痹，四肢重弱，小儿囟不合。久服轻身，不饥。一名神屋。生池泽。

## 【译文】

龟甲，味咸，性平。主治女子白带异常而赤白相间妇科病，能消散女子腹中瘀血症瘕，治疗久疟不愈，各种痔疮，女子阴部瘙痒溃烂，祛除风湿痹痛，四肢沉重无力，小儿囟门不合等症。长期服用能使身轻体巧，不感到饥饿。又叫作神屋。产于湖泊和大海中。

## 【百草堂】

传说，乌龟的背部从前是光滑的，之所以变成今天这个样子，都是乌龟自找的。

原来乌龟和梅花鹿是一对好朋友。一次它们同游东海，正好赶上东海龙王得了头痛病，悬赏能医好的人可享高官厚禄。乌龟看后便丢下梅花鹿去找东海龙王，它声称自己能治龙王的病，而药方就是梅花鹿的脑子。梅花鹿得知乌龟如此陷害自己，十分恼火，为了脱身它便对龙王说自己的

脑子放在家里，要乌龟将自己送上岸去取，龙王答应了。上岸后，梅花鹿背起乌龟飞速奔向深山峻岭，跑到山顶后便将乌龟扔下悬崖。乌龟掉下悬崖后虽然没有摔死，可背壳却摔成了一块一块的。后来梅花鹿还告诉人们，乌龟的腹甲可治疗好多疾病，从此乌龟就再没好日子过了。

传说虽然是假的，但龟甲的确能治病，对漏下赤白、阴蚀、湿痹、四肢重弱有很好的疗效。

### ○对症下药○

| 病症 | 配方 | 功效 |
|------|------|------|
| 胸中积痰，头痛，不思饮食 | 矾石30克，加水2升，煮成1升，加蜜50毫升。频频取饮，不久即大吐积痰。如不吐，喝少许热汤引吐。 | 化痰止痛、消食开胃 |
| 牙齿肿痛 | 用白矾30克，烧成灰，蜂房30克，微炙，制成散剂。每用6克，水煎含漱，去涎。 | 清热解毒，消肿止痛 |
| 漆疮作痒 | 用白矾煎汤洗搽。 | 消毒止痒 |

# 桑螵蛸 ▶上品 动物篇

## 【原文】

桑螵蛸，味咸，平。主伤中；疝瘕；阴痿；益精生子，女子血闭腰痛；通五淋，利小便水道。一名蚀肬。生桑枝上，采蒸之。

## 【译文】

桑螵蛸，味咸，性平。主治内脏受损，疝瘕，阴痿；能增强生育能力，治疗女子

闭经，腰痛，使气淋、血淋、劳淋、热淋、石淋这五种淋证消除，具有通利小便的功效。又叫作蚀肬。生长在桑枝上，采摘后蒸熟使用。

## 【百草堂】

桑螵蛸别名螳螂窠、刀螂子、螳螂蛋、螳螂子、流尿狗、桑蛸、螵蛸虫、老鸹苏脐。为螳螂科昆虫大刀螂、小刀螂或巨斧螳螂干燥卵鞘。以上三种分别习称"团螵蛸""长螵蛸"及"黑螵蛸"。具有益肾固精、缩尿、止浊的功效，用于遗精滑精，遗尿尿频，小便白浊。

【中品】

# 植物篇

# 干姜 ▶中品 植物篇

**产地分布：** 主产四川、贵州。

**成熟周期：** 冬季采挖。

**形态特征：** 多叶2列，线状披针形，光滑无毛。花茎自根茎生出；穗状花序卵形至椭圆形；苞片淡绿色，卵圆形；花冠黄绿色，裂片披针形；唇瓣中央裂片长圆状倒卵形，较花冠裂片短，有淡紫色条纹及淡黄色斑点；雄蕊微紫色。本品栽培时很少开花。

**功　效：** 温中散寒，回阳通脉，温肺化饮。

## 【原文】

干姜，味辛，温。主胸满，咳逆上气；温中止血；出汗，逐风湿痹；肠澼下痢。生者尤良。久服去臭气，通神明。生川谷。

## 【译文】

干姜，味辛，性温。主治胸中烦满，咳嗽气逆，具有温补中气、使流血停止的功效，并且能使人发汗，逐除风湿痹痛，治疗肠泻痢疾。生姜的疗效尤其好。长期服用能去除恶臭之气，使人神清气爽。产于山川河谷地带。

## 【集解】

苏颂说：干姜造法：采姜于长流水洗过，日晒为干姜。

李时珍说：干姜用母姜制成。现在江西、襄都有，以白净结实的为好，以前人称其为白姜，又名均姜。凡入药都宜炮用。

[主治] 治寒冷腹痛，中恶霍乱胀满，风邪诸毒，皮肤间结气，止唾血。《名医别录》

治腰肾中疼冷、冷气，能破血去风，通四肢关节，开五脏六腑，宣诸络脉，去风毒冷痹，疗夜多小便。（甄权）

消痰下气，治转筋吐泻，腹脏冷，反胃干呕，瘀血扑损，止鼻洪，解冷热毒，开胃，消宿食。《日华诸家本草》

主心下寒痞，目睛久赤。（王好古）

[发明] 张元素说：干姜功用有四：一通心助阳；二去脏腑沉寒痼冷；三发诸经之寒气；四治感寒腹痛。肾中无阳，脉气欲绝，以黑附子为引，水煎服，名姜附汤。也治中焦寒邪，寒淫所胜，以辛发散。干姜又能补下焦，所以四逆汤中也用它。干姜本辛，炮之稍苦，故止而不移，所以能

## ○对症下药○

| 病症 | 配方 | 功效 |
| --- | --- | --- |
| 胃虚风热 | 取姜汁半杯，生地黄汁少许，加蜜一匙、水300毫升，调匀服。 | 益脾胃，散风寒 |
| 寒热痰嗽 | 初起时烧姜一块含咽。 | 治嗽温中 |
| 湿热发黄 | 用生姜随时擦身，加茵陈蒿擦，效果更好。 | 去热解毒 |

治里寒，不像附子行而不止。理中汤中用干姜，因其能回阳。

李时珍说：干姜能引血药入血分，气药入气分，又能去恶养新，有阳生阴长之意，所以血虚的人可以用；而吐血、衄血、下血，有阴无阳的人，也宜使用。那是热因热用，为从治之法。

## 【百草堂】

相传，我国在楚汉相争时期，汉高祖刘邦征战河南音山，身染瘟疫，久治不愈。当地百姓献方"生姜萝卜汤"，刘邦喝后病情大减，再喝一次即药到病除。

生姜不但治了帝王的瘟疫，也救过许多平民百姓。

唐朝时期，长安香积寺有个叫行端的和尚，夜间上南五台山砍柴，回寺后成了哑巴，人们相互议论不解其故。方丈急忙带领众僧在佛前做了八十一天道场，让佛祖为行端驱魔，可是无济于事，行端仍不能说话。

行端来到长安，拜见了名医刘韬。刘韬经察颜望诊号脉后说："师傅先回，待我明日上山一观再行处方。"次日凌晨，刘韬来到山上，仔细观察后便胸有成竹地来到了香积寺，从药袋里取出一块生姜，对方丈说："将此药煎服，三五日内定能药到病除。"时过两日，行端连服三剂姜汤，胸中郁积渐解，咽喉轻松爽利。又连服了三剂，竟能开口说话了，寺中众僧都惊讶不止。

方丈询问行端病因，刘韬说："此乃沙弥误食山中半夏所致，用生姜一解，自然药到病除。"众僧也除掉了心病，照旧上山砍柴。

叶 [性味] 味辛，温，无毒。
[主治] 治寒冷腹痛，中恶霍乱胀满。

根 [性味] 味辛，温，无毒。
[主治] 主胸满咳逆上气，能温中止血。

# 葛根 中品 植物篇

产地分布：分布于辽宁、河北、河南、山东、安徽、江苏、浙江、福建等地。

成熟周期：花期7～8月，果期8～10月。

形态特征：块根圆柱状，肥厚，外皮灰黄色，内部粉质，富纤维。藤茎基部粗壮，上部分枝，长数米，植株全被黄褐色粗毛。叶互生，具长柄，三出复出有毛，顶生叶片菱状卵圆形，先端渐尖，边缘有时浅裂。

功　　效：解肌发表出汗，开腠理，疗金疮，止胁风痛。

## 【原文】

葛根，味甘，平。主消渴；身大热，呕吐；诸痹；起阴气；解诸毒。葛谷，主下痢十岁已上。一名鸡齐根。生川谷。

## 【译文】

葛根，味甘，性平。主治消渴症，身体的严重发热，恶心呕吐，以及各种痹症，能使气、津液旺盛，解除各种毒素。葛的种子，主治长期下痢达十年以上者。又叫作鸡齐根。产于山川河谷地带。

## 【集解】

疗伤寒中风头痛，解肌发表出汗，开腠理，疗金疮，止胁风痛。《名医别录》

治天行上气呕逆，开胃下食，解酒毒。（甄权）

治胸膈烦热发狂，止血痢，通小肠，排脓破血。还可外敷治蛇虫咬伤，毒箭伤。《日华诸家本草》

杀野葛、巴豆等百药毒。（徐之才）

生的：堕胎。蒸食：消酒毒。作粉吃更妙。（陈藏器）

作粉：止渴，利大小便，解酒，去烦热，压丹石，外敷治小儿热疮。捣汁饮，治小儿热痞。《开宝本草》

散郁火。（李时珍）

叶［性味］味辛，性平，无毒。
［主治］主诸痹，起阴风，解诸毒。

根［性味］味甘、辛，性平，无毒。
［主治］主消渴，呕吐。

［发明］陶弘景说：生葛捣汁饮，解温病发热。

朱震亨说：凡癍痘已见红点，不可用葛根升麻汤，恐表虚反增斑烂。

## 【百草堂】

葛根入药，常用于清热之配伍药。

如果解肌退热，用于风热感冒，配以桑叶、菊花等，亦可配麻黄、桂枝，用于风寒感冒有项颈强硬者。若止泻，可用于治疗热性的腹泻、痢疾，则配黄芩、黄连同用。葛根如煨用，可治脾虚泄泻。

葛根也可用于做菜，粤菜中就有葛根清肺汤，此汤具有清肺热、肠热，治疗肺炎、痧疹、百日咳的功效。

## ○对症下药○

| 病症 | 配方 | 功效 |
|---|---|---|
| 时气头痛，壮热 | 生葛根洗净，捣汁一大盏，加豉100毫升，煎成六分，去滓分次服，汗出即愈。 | 解温病发热 |
| 酒醉不醒 | 取生葛根汁2升，服下。 | 解酒毒 |

# 栝楼根

**产地分布：**分布于我国北部至长江流域各地。
**成熟周期：**花期7～8月，果熟期9～10月。
**形态特征：**块根肥大，圆柱形。茎多分枝，卷须细长。雌雄异株，花白色，雄花成总状花序；雌花单生于叶腋，果实近球形，成熟时金黄色。种子多数，扁长椭圆形。
**功　效：**消渴身热，烦满大汗，补虚安中。

## 【原文】

栝楼根，味苦，寒。主消渴，身热；烦满大热，补虚安中；续绝伤。一名地楼，生川谷及山阴地。

## 【译文】

栝楼根，味苦，性寒。主治消渴症，身体发热，胸中烦满严重发热，具有补养虚损、安和内脏的作用。能接续筋骨折断伤。又叫作地楼。产于河谷地带或山阴之地。

## 【集解】

苏颂说：栝楼各地都有。三四月生苗，引藤蔓。叶像甜瓜叶而窄，作叉，有细毛。七月开花，像葫芦花，为浅黄色。结的实在花下，大小如拳，生时为青色，至九月成熟后为赤黄色。其形有的正圆，有的锐而长，功用都相同。根也叫白药，皮黄肉白。

李时珍说：栝楼根直下生，年久者长数尺。秋后挖的结实有粉，夏天挖的有筋无粉，不能用。它的果实圆长，青的时候像瓜，黄时如熟柿，山上人家小儿常食。果实内有扁子，大小如丝瓜子，壳色褐，仁色绿，多脂，有青气。炒干捣烂，水熬取油，可点灯。

## 栝楼根（天花粉）

[修治]周定王说：秋冬采根，去皮切成寸许大，用水浸，逐日换水，四五天后取出，捣成泥状，用绢袋滤汁澄粉，晒干用。

○对症下药○

| 病症 | 配方 | 功效 |
|---|---|---|
| 小儿热病，壮热烦渴 | 用乳汁调服栝楼根末 1.5 克。 | 消渴身热 |
| 天泡湿疮 | 天花粉、滑石等份，研为末，用水调匀外搽。 | 消肿毒 |

李时珍说：味甘、微苦、酸，性微寒。

徐之才说：与枸杞相使，恶干姜，畏牛膝、干漆，反乌头。

[主治] 除肠胃中痼热，八疸身面黄，唇干口燥短气，止小便利，通月经。《名医别录》

治热狂时疾，通小肠，消肿毒，乳痈发背，痔瘘疮疖，排脓生肌长肉，跌打损伤瘀血。《日华诸家本草》

[发明] 李时珍说：栝楼根味甘微苦酸。其茎叶味酸。酸能生津，所以能止渴润枯。微苦降火，甘不伤胃。前人只说它苦寒，似乎没有深究。

【百草堂】

栝楼根就是现在人们所说的天花粉，栝楼皮清肺化痰，宽中利气；天花粉清热化痰，养胃生津，解毒消肿。二药伍用，药效倍增，荡热涤痰、生津润燥、开胸散结、润肺止咳甚效。

栝楼根的鲜品提取物用于中期妊娠引产、宫外孕、恶性葡萄胎、绒毛膜上皮癌。

果实 [性味] 味苦，性寒，无毒。
[主治] 治胸痹，能使人皮肤悦泽。

# 茈胡 ▶中品 植物篇

产地分布：主产吉林、辽宁、河北、山东、安徽、江苏、湖北、四川、甘肃、青海。

成熟周期：2月、8月采根晒干。

形态特征：茎青紫坚硬，微有细线；叶像竹叶而稍紧小，也有像斜蒿的。

功　　效：败毒抗癌、解热透邪、疏肝理郁。

## 【原文】

茈胡，味苦，平。主心腹肠胃中结气，饮食积聚；寒热邪气；推陈致新。久服轻身明目，益精。一名地薰。生山谷。

## 【译文】

茈胡，味苦，性平。主治腹内肠胃有气积聚不散，饮食积聚不消化，能驱除寒热邪气，并能推陈出新。长期服用能使身体轻巧、眼睛明亮，增益精气。又叫作地薰。产于山中的深谷处。

## 【集解】

《名医别录》载：茈胡叶名芸蒿，辛香可以食用，生长在弘农川谷及冤句一带，二月、八月采根晒干。

苏颂说：现在关陕、江湖间近道都有，以银州所产的最好。茈胡二月生苗，很香。它的茎青紫坚硬，微有细线；叶像竹叶而稍紧小，也有像斜蒿的，还有像麦门冬叶而短的。茈胡在七月开黄色花，根淡赤色，像前胡而强。

汪机说：解表宜用北柴胡，虚热宜用海阳产的软柴胡为好。

李时珍说：银州即现在的延安府神木县，五原城是其废址。那里产的柴胡长一尺多，色微白且柔软，不易得到。北方所产的，也像前胡而柔软，也就是现在人们称的北柴胡，入药也很好。南方所产的，

## ○对症下药○

| 病症 | 配方 | 功效 |
|---|---|---|
| 积热下痢 | 柴胡、黄芩等份，半酒半水煎至七成，浸冷后空腹服下。 | 引清气、退热、止痢 |
| 小儿骨热 | 柴胡120克、丹砂90克，共研为末，用猪胆汁拌匀，放在饭上蒸熟后做成绿豆大的药丸。每次服1丸，用桃仁、乌梅汤送下，1日3次。 | 下气消食，宣畅气血 |
| 虚劳发热 | 柴胡、人参等份，每次取9克，加姜枣同水一起煎服。 | 除虚劳，散表热 |
| 眼睛昏暗 | 柴胡6铢，决明子18铢，共研为末，过筛，用人乳调匀，敷眼上。 | 轻身、明目 |

叶［性味］味苦，性平，无毒。
［主治］润心肺，添精髓，治健忘。

根［性味］味苦，性平，无毒。
［主治］主心腹疾病，祛胃肠中结气，及饮食积聚。

不像前胡，却像蒿根，强硬不能入药。柴胡的苗像韭叶或者像竹叶，以像竹叶的为好。其中似斜蒿的最次，可以食用，也属于柴胡一类，入药用效果不好，所以苏敬认为不是柴胡。现在还有一种，根像桔梗、沙参，色白而大，药商用它来冒充银柴胡，只是无气味，不可不分辨。

## 柴胡根

李杲说：柴胡主升，是阴中之阳药，为手、足少阳厥阴四经的引经药。它在脏主血，在经主气。如果想要药力上升，则用柴胡根，以酒浸；如果想药力在中及下降，则用柴胡梢。

徐之才说：与半夏相使，恶皂荚，畏女菀、藜芦。

李时珍说：柴胡入手、足少阳经，须佐黄芩同用；入手、足厥阴经，则佐黄连同用。

[主治] 除伤寒心下烦热，各种痰热壅滞，胸中气逆，五脏间游气，大肠停积水胀及湿痹拘挛。也可煎汤洗浴。《名医别录》

治热痨骨节烦痛，热气肩背疼痛，劳乏羸瘦，还能下气消食，宣畅气血，治流行病的发热不退有效，单独煮服，效好。（甄权）

补五劳七伤，除烦止惊，益气力，消痰止咳，润心肺，添精髓，治健忘。《日华诸家本草》

除虚劳，散表热，去早晨潮热，寒热往来，胆热口苦，妇人胎前产后各种发热，心下痞满，胸胁痛。（张元素）

治阳气下陷，平降肝胆、三焦、心包络的相火，及头痛眩晕，目昏赤痛障翳，耳鸣耳聋，各种疟疾及痞块寒热，妇人热入血室，月经不调，小儿痘疹余热，五疳羸热。（李时珍）

[发明] 苏颂说：张仲景治伤寒，有大、小柴胡及柴胡加龙骨、柴胡加芒硝等汤，所以后来的人治疗寒热，柴胡是最重要的药物。

李时珍说：劳有五劳，病在五脏。如果劳在肝、胆、心及心包有热，或少阳经寒热往来者，柴胡为手、足厥阴少阳必用之药。劳在脾胃有热或阳气下陷，则柴胡为引清气、退热的必用之药，只有劳在肺、肾的，不能用柴胡。然而李东垣说诸劳有热者宜加用柴胡，无热则不加。又说各经的疟疾，都以柴胡为君药。十二经疮疽，须用柴胡以散结聚。如此说来，则肺疟、肾疟，十二经疮疽及发热者都可用柴胡。但用药时必须认真分析疾病的原因，辨证施治，合理地加减用药。寇氏不分脏腑经络热无热，就说柴胡不治劳伤，一概否定，这是不合理的。

## 【百草堂】

茈胡又作柴胡。传说古时候有位胡进士，家中有个长工得了瘟病，身上时冷时热，胡进士见他病得不能干活了，又怕传染家里的人，就将他赶了出去。

长工无奈地离开胡家，由于浑身无力倒在一个水塘边。醒来后觉得又渴又饿，于是便用手挖水塘边的草根充饥。这样，一连吃了七天，周围的草根被吃完了，身体也变得有劲了。长工于是又回到胡进士家帮工。

刚巧胡进士的儿子也得了同样的瘟病，请了许多医生也治不好。胡进士见长工不治自愈，就问他吃了什么药。长工告诉他自己吃的是一种被当作柴火烧的草根。胡进士命长工采来草根，洗净煎汤，给儿子喝下。过了几天，儿子的病果然好了。

胡进士十分高兴，想给那种药草起个名字。他想来想去，那东西原来是当柴烧的，自己又姓胡，于是起名为"柴胡"。

# 苦参 ▶中品 植物篇

产地分布：全国均产。
成熟周期：3月、8月、10月采根。
形态特征：单数羽状复叶，小叶披针形至线状披针形，顶端渐尖，背面有平贴柔毛。
功　　效：清热燥湿，杀虫，利尿。

## 【原文】

苦参，味苦，寒。主心腹结气；症瘕、积聚；黄疸；溺有余沥，逐水；除痈肿；补中明目止泪。一名水槐，一名苦识。生山谷及田野。

## 【译文】

苦参，味苦，性寒，主治心腹间有邪气郁结，症瘕，能消除积聚，黄疸病，小便淋漓不尽，还能逐除水湿，消除痈肿，补益内脏，使眼睛明亮，治疗泪流不止。又叫作水槐、苦识。生长于山中深谷处及田野上。

## 【集解】

《名医别录》载：苦参生长在汝南山谷、田野，三月、八月、十月采根晒干。

陶弘景说：苦参的叶像槐叶，开黄色花，子作荚状，根的味道很苦。

苏颂说：苦参的根为黄色，长五至七寸，两指粗细；三至五茎并生，苗高三四尺左右；叶为碎青色，很像槐叶，春生冬凋。它的花是黄白色；七月结实像小豆子；五月、六月、八月、十月采根晒干。河北生长的没有花和子。

李时珍说：七八月结角像萝卜子，角内有子二三粒，像小豆而坚硬。

## 苦参根

[修治] 雷敩说：采来苦参根，用糯米浓泔汁浸一夜。它的腥秽气都浮在水面上，须重重淘过，蒸后晒干切用。

徐之才说：与玄参相使，恶贝母、菟丝、漏芦，反藜芦。

李时珍说：伏汞，制雌黄、焰消。

[主治] 养肝胆气，安五脏，平胃气，开胃轻身，定志益精，利九窍，除伏热肠澼，止渴醒酒，治小便黄赤，疗恶疮、阴部瘙痒。《名医别录》

用酒浸泡饮用，治疥疮杀虫。（陶弘景）

治恶虫、胫酸。（苏恭）

治热毒风，皮肌烦躁生疮，赤癞眉脱，除大热嗜睡，治腹中冷痛，中恶腹痛。（甄权）

能杀疳虫。炒存性，用米汤送服，治肠风泻血及热痢。《日华诸家本草》

[发明] 张元素说：苦参味苦气沉纯阴，是足少阴肾经的君药。治本经须用，能逐湿。

苏颂说：古今方中苦参用来治风热疮疹最多。

李时珍说：子午乃少阴君火对化，所以苦参、黄檗之苦寒均能补肾，取其苦能燥湿、寒能除热。热生风，湿生虫，所以苦参又能治风杀虫。但只有肾水弱而相火胜者，用之合适。火衰精冷、真元不足及年老者，不可用。《素问》载，五味入胃，各归其所喜脏腑，久而增气。气增日久则令人夭折。所以，久服黄连、苦参反而生热。气增不已，则脏气有偏胜，偏胜则脏有偏绝，所以会突然夭折。这是因为药不具备四气五味，如果长期服用，虽暂时有效，但久了就会夭折。张从正也说，凡药皆毒。即使是甘草、苦参，也不能说不毒。长期服用则五味各归其脏，必有偏胜气增的祸患，各种药物都是如此。至于饮食也是同样的道理。

【百草堂】

【百草堂】

苦参，又名苦识、水槐、地槐、菀槐、骄槐、白茎、虎麻、岑茎、禄白、陵郎（《别录》）、野槐（《纲目》）、山槐子、白萼。苦以味名，参以功名，故名苦参。

苦参配荆芥，祛风燥湿；配木香，行气止痛、清热燥湿；配黄柏，清热燥湿；配黄连，清热湿热；配茯苓，清热利尿。

苦参虽为良药，但因其性寒，因此脾胃虚寒者忌服。

## 对症下药

| 病症 | 配方 | 功效 |
|---|---|---|
| 热病发狂 | 苦参末加蜜调成丸子，如梧子大，每次用薄荷汤送服10丸。也可取苦参末6克，水煎服。 | 清热燥湿 |
| 小儿身热 | 用苦参煎汤洗浴。 | 清热湿热 |
| 热毒脚肿 | 用苦参煮酒泡脚。 | 清热解毒 |
| 肺热生疮 | 用苦参末、粟米饭团成梧子大的丸子，每次空腹服50丸，用米汤送服。 | 清肺养肝，清热解毒 |

# 芎䓖 ▶中品 植物篇

产地分布：主产于山川河谷地带。
成熟周期：腰腿软弱，半身不遂。
形态特征：七八月开碎白花，像蛇床子花；根瘦而坚硬，为黄黑色。
功　　效：长肉排脓，消瘀血，温中散寒。

【原文】

芎䓖，味辛，温。主中风入脑头痛，寒痹筋挛缓急；金疮；妇人血闭无子。生川谷。

【译文】

芎䓖，味辛，性温。主治中风进入脑部而引发的头痛，寒痹造成的筋脉结聚拘挛、能舒缓挛急的症状，治疗金属创伤，妇人闭经、不孕不育。产于山川河谷地带。

【集解】

《名医别录》载：芎䓖叶名蘼芜。
苏颂说：关陕、川蜀、江东山中多有生长，而以川蜀生长的最好。芎䓖四五月生叶，像水芹、胡荽、蛇床子，成丛生长而茎细。它的叶非常香，江东、蜀人因此采其叶当茶泡水喝。芎䓖七八月开碎白花，像蛇床子花；根瘦而坚硬，为黄黑色。

李时珍说：蜀地气候温和，人工多栽培芎䓖，深秋时节茎叶也不枯萎。清明后，上年的根长出新苗，将枝分出后横埋入土，

则节节生根。八月的时候根下开始结川芎，便可挖取蒸后晒干备用。《救荒本草》上说：芎䓖叶像芹菜叶但略微细窄些，有丫权；也像白芷叶，叶细；又像胡荽叶而微壮；还有一种像蛇床叶但比它粗些。芎䓖的嫩叶可以食用。

寇宗奭说：凡用芎䓖，以产自四川，

花 [性味] 味辛，性温，无毒。
[主治] 治刀箭伤，妇人经闭不孕。

叶 [性味] 味辛，性温，无毒。
[主治] 治中风头痛，寒痹痉挛拘挛。

根 [性味] 味辛，性温，无毒。
[主治] 疏肝气，补肝血，润肝燥，补风虚。

块大、里色白、无油脂，嚼之味微辛甘者为佳。其他的芎䓖不入内服药用，只可研成末，煎汤用来沐浴而已。

张元素说：性温，味辛、苦，气厚味薄，浮而升，属阳。川芎为少阳本经引经药，入手、足厥阴经气分。

徐之才说：与白芷相使，畏黄连，伏雌黄。配细辛用，可止痛疗金疮。配牡蛎用，治头风吐逆。

[主治]《名医别录》记载：除脑中冷痛，面上游风，泪出多涕，疗各种寒冷气，胸腹胁肋胀痛，能温中散寒。《名医别录》

甄权说：治腰腿软弱，半身不遂，胞衣不下。（甄权）

治一切风证、气分病、劳损及血分病。补五劳，壮筋骨，调血脉，破症结宿血，养新血，止吐血、鼻出血、尿血，治脑痈发背，瘰疬瘿赘，痔瘘疮疥，能长肉排脓，消瘀血。《日华诸家本草》

疏肝气，补肝血，润肝燥，补风虚。（王好古）

燥湿，止泻痢，行气开郁。（李时珍）

用蜂蜜拌和做丸，晚上服，治疗风痰有很好的疗功。（苏颂）

治齿根出血，含服。（陶弘景）

[发明]张元素说：川芎上行头目，下行血海，所以清神及四物汤中都有用它。它能散肝经之风，治少阳厥阴经头痛，是血虚头痛的圣药。川芎的功用有四，一是少阳经引经药；二治各经头痛；三助清阳之气；四去湿气在头。

李杲说：头痛必用川芎。如果头痛仍未愈，则用川芎加各引经药：太阳经加羌活；阳明经加白芷；少阳经加柴胡；太阴经加苍术；厥阴经加吴茱萸；少阴经加细辛。

李时珍说：芎䓖为血中气药。如果肝苦急，辛味药可补，所以血虚者适宜使用。因辛能散气，所以气郁结者也适宜。

## 【百草堂】

关于芎䓖《吴普本草》中说："芎䓖，叶香细青黑，文赤如藁本，冬夏丛生，五月华赤，七月实黑，茎端两叶，三月采，根有节，似马衔状。"《名医别录》中说："一名胡䓖，一名香果，其叶名蘼芜，生武功斜谷西岭，三月四月，采根暴干。"《说文》中说："营，营䓖，香草也，芎，司马相如说或从弓。"郭璞说："芎䓖一名江蓠，今历阳呼为江离。"

## ○对症下药○

| 病症 | 配方 | 功效 |
|---|---|---|
| 气虚头痛 | 取川芎研末，每取 6 克，用蜡茶调服，效果明显。 | 疏肝气，补肝血 |
| 风热头痛 | 取川芎 3 克，茶叶 6 克，水一盏，煎至五分，饭前热服。 | 祛风清热 |
| 崩漏下血 | 用川芎 30 克，清酒一大盏，煎至五分，慢慢服下。 | 调血脉，壮筋骨 |
| 诸疮肿痛 | 将抚芎煅后研末，加入适量轻粉，用麻油调涂患处。 | 排脓止痛 |

# 当归 ▶中品 植物篇

产地分布：主产甘肃、云南、四川。
成熟周期：花果期 7 ～ 9 月。
形态特征：茎带紫色。基生叶及茎下部叶卵形，密生细柔毛。双悬
果椭圆形，侧棱有翅。
功　　效：泻肺降气，下痰止嗽。

## 【原文】

当归，味甘，温。主咳逆上气；温
疟寒热洗洗在皮肤中；妇人漏下绝子；
诸恶疮疡、金疮。煮饮之。一名乾归。
生川谷。

## 【译文】

当归，味甘，性温。主治咳嗽气逆，
温疟引起的发冷发热、皮肤内凉痛，妇女
非经期阴道出血、不孕症，长期不愈的恶
疮、金属创伤。煎煮服用。又叫作乾归。
产于山川河谷地带。

## 【集解】

《名医别录》载：当归生长在陕西的川
谷中，二月、八月采根阴干用。

苏颂说：现在川蜀、陕西各郡及江宁
府、滁州都产当归，以川蜀出产的最佳。
当归春天生苗，绿叶有三瓣。七八月份开
浅紫色花，花像莳萝，根呈黑黄色，以肉

厚而不干枯的为好。

李时珍说：当归以秦州陇西产的头圆
尾多，色紫气香肥润的，质量最佳，名马
尾归。头大尾粗色白坚枯的，是镶头归，
只适合入发散药中使用。韩悆说四川产的
当归力刚而善攻，秦州产的当归力柔而善
补，正是如此。

## 当归根

[修治] 张元素说：当归头止血，归尾
破血，归身和血，全用则一破一止。先用
水将当归洗净。治上用酒浸，治外用酒洗
过，用火焙干或晒干，入药。

李时珍说：治上部疾患宜用当归头；
疗中部疾患宜用当归身；治下部病证主选
当归尾；通治一身疾病就用全当归。当归
晒干趁热用纸封好，密闭收藏在瓮中，可
防虫蛀。

徐之才说：当归恶䕡茹、湿面，畏菖
蒲、海藻、牡蒙、生姜，制雄黄。

## ○对症下药○

| 病症 | 配方 | 功效 |
| --- | --- | --- |
| 久痢 | 用当归 60 克，吴萸 30 克同炒，去萸为末蜜丸。 | 止痢，补益心血 |
| 血虚发热 | 当归补血汤：当归身 6 克（酒洗），绵黄氏 30 克（蜜炙），加水二盏，煎至一盏，作一次空腹温服，1 日 2 次。 | 补血 |
| 经水不调 | 调经丸：同白芍、川芎等份，香附加三倍丸。 | 调经止痛 |

花 [性味] 味甘，性温，无毒。
[主治] 主妇人漏下、不孕不育。

茎 [性味] 味甘，性温，无毒。
[主治] 主咳逆上气、温疟寒热。

[主治]《名医别录》谓：能温中止痛，除客血内塞，中风汗不出，湿痹中恶，客气虚冷，还可补五脏，生肌肉。《名医别录》

能止呕逆，治虚劳寒热，下痢，腹痛，齿痛，女人沥血腰痛及崩漏，可补各种虚损。（甄权）

治一切风寒，补一切血虚、劳损。能破恶血，生新血，还可治症癖，肠胃冷。《日华诸家本草》

治头痛，心腹诸痛，能润肠胃筋骨皮肤，还可治痈疽，排脓止痛，和血补血。（李时珍）

主痿弱无力、嗜卧，足下热而痛。治冲脉为病，气逆里急。疗带脉为病，腹痛，腰部冷痛。（王好古）

[发明]陈承说：世人多认为当归只治血病，而《金匮要略》《外台秘要》《千金方》中都以当归为大补虚损的药物。古方中用当归治产后恶露不尽、气血逆乱者疗效显著，为产后必备用药。

成无己说：脉为血之府，诸血都属心。

凡通血脉的药物，必定先补益心血。所以张仲景治疗手足厥冷、脉细欲绝之证，用当归之苦温以助心血。

张元素说：当归作用有三：一为心经本药，二能和血，三治各种疾病夜晚加重的。凡是血分有病，必须用。血壅不流则痛，当归之甘温能和血，辛温能散内寒，苦温能助心散寒，使气血各有所归。

【百草堂】

相传有个新婚青年要上山采药，对妻子说三年回来，谁知一去，一年无信，二年无音，三年仍不见回来。媳妇因思念丈夫而忧郁悲伤，得了气血亏损的妇女病，后来只好改嫁。谁知后来她的丈夫又回来了。她对丈夫哭诉道："三年当归你不归，片纸只字也不回，如今我已错嫁人，心如刀剜恨又悔！"丈夫也懊悔自己没有按时回来，遂把采集的草药根拿去给媳妇治病，竟然治好了她的妇女病。

从此人们才知道这种草药根，具有补血、活血、调经、止痛的功效，是一种妇科良药。为汲取"当归不归，娇妻改嫁"的悲剧教训，便把它叫"当归"。

# 麻黄 ▸中品 植物篇

**产地分布：** 主产荥阳、中牟。
**成熟周期：** 3月、4月开花，6月结子。立秋后采收。
**形态特征：** 梢上有黄花，结实如百合瓣而小，味甜。外皮红，里仁子黑。根紫赤色。
**功　　效：** 去邪热气，止咳逆上气，除寒热，破症坚积聚。

【原文】

麻黄，味苦，温。主中风、伤寒头痛；温疟，发表出汗，去邪热气；止咳逆上气，除寒热，破症坚积聚。一名龙沙。生山谷。

【译文】

麻黄，味苦，性温。主治中风、伤寒引起的头痛，能治疗温疟，具有解表发汗、驱除热邪之气的作用，还能止咳消喘，逐除恶寒发热，攻克体内肿块及郁结聚积。

茎［性味］味苦，性温，无毒。
［主治］治中风伤寒头痛，温疟。

又叫作龙沙。产于山中的深谷处。

## 【集解】

《名医别录》载：麻黄生于晋地及河东，立秋采茎，阴干使之变青。

苏颂说：今近汴京的地方多有，以荥阳、中牟所产的为好。春生苗，至夏五月则长及一尺以上。梢上有黄花，结实如百合瓣而小，也似皂荚子，味甜，微有麻黄气，外皮红，里仁子黑。根紫赤色。俗说有雌雄二种：雌的三月、四月开花，六月结子。雄的没有花，不结子。立秋后收茎阴干备用。

李时珍说：它的根皮色黄赤，长的近一尺。

## 麻黄茎

［修治］陶弘景说：折去节根，水煮十余沸，用竹片掠去水面上的沫。因为沫令人烦，根节能止汗。

李时珍说：麻黄微苦而辛，性热而扬。僧继洪说，中牟有生长麻黄之地，冬日不积雪，因它泄内阳之故。因此，过用麻黄会泄真气。由此可知麻黄性热。服用麻黄出汗不止的，用冷水浸头发，仍用扑法即止。凡是服用麻黄，须避风一日，不然病会复发。凡是使用麻黄，应佐以黄芩，就不会眼赤。

徐之才说：麻黄与厚朴、白微相使。与辛夷、石韦相恶。

［主治］治五脏邪气缓急，风胁痛，止好唾，通腠理，解肌，泄邪恶气，消赤黑斑毒。麻黄不可多服，多服令人虚。《名医别录》

治身上毒风，皮肉不仁，主壮热温疫，山岚瘴气。（甄权）

通九窍，调血脉，开毛孔皮肤。《日华诸家本草》

去营中寒邪，泄卫中风热。（张元素）

散赤目肿痛，水肿风肿，产后血滞。（李时珍）

［发明］陶弘景说：麻黄为疗伤寒，解肌第一药。

苏颂说：张仲景治伤寒，有麻黄汤及葛根汤、大小青龙汤，其中都有麻黄。

李时珍说：麻黄为肺经专药，治肺病多用。张仲景治伤寒，无汗用麻黄，有汗用桂枝。

## 【百草堂】

相传古时有位老中医，无儿无女，收了一个小徒弟，想把平生所学和临床经验传授给他。这个徒弟却很是狂妄，又不用心学习，一知半解却自以为是。老师很伤心，要他另立门户，而徒弟却满不在乎。

徒弟走之前，老师叮嘱他无叶草的根和茎用处不同；发汗用茎，止汗用根，一朝弄错，就会死人！千万不能弄错。可是徒弟却有口无心，根本没用脑子想。

徒弟独自行医后没几天，就让他用无叶草医死了一个。死者家属告到衙门，徒弟却说自己的医术是老师教的，于是县令就抓来了他的老师。老师深感冤枉，说自己曾将无叶草的用法用口诀传授了徒弟。

县令要徒弟背，徒弟背道："发汗用茎，止汗用根，一朝弄错，就会死人。"

于是真相大白，病人浑身虚汗，而徒弟却用无叶草的茎来治疗，自然会死人。县令判老师无罪，徒弟入狱三年。三年中徒弟认识到医道深奥，出狱后他找老师认错，重新学习医术。

因为这种药草给他闯过大祸惹过麻烦，徒弟就将此草起名为"麻烦草"。后来，又因为这草的根是黄色的，才又改叫"麻黄"。

## 对症下药

| 病症 | 配方 | 功效 |
|---|---|---|
| 伤寒黄疸 | 麻黄醇酒汤：取麻黄一把，去节，棉裹，加酒5升，煮至半升，一次服完，微汗见效，如春季用水煮。 | 除寒发热 |
| 面目黄肿，脉沉，小便不利 | 甘草麻黄汤：用麻黄120克，加水5升煮，去沫，再加甘草60克，煮成3升。每服1升。 | 消肿通便 |
| 风痹冷痛 | 用麻黄（去根）150克，桂心60克，共研为末，加酒2升，以慢火熬成糖稀。每服一匙，热酒调下，汗出见效。注意避风。 | 去寒邪，泄风热 |
| 产后腹痛，血下不止 | 用麻黄去节，研成末。每服一匙，用酒冲服，1日二三次，血下尽即止。 | 通九窍，调血脉 |
| 心下悸病 | 用半夏麻黄丸：取半夏、麻黄，等份为末，加炼蜜和丸，如小豆大。每服3丸，水送下。日服3次。 | 通阳化饮 |

# 芍药 ▶中品 植物篇

**产地分布：** 四川、贵州、湖南、江西、浙江、安徽、东北。

**成熟周期：** 2月、8月采根。

**形态特征：** 具纺锤形的块根，初出叶红色，茎基部常有鳞片状变形叶，中部复叶二回三出，小叶矩形或披针形，枝梢的渐小或成单叶。花瓣白、粉、红、紫或红色。

**功　　效：** 治时疾骨蒸潮热，妇人经闭，能蚀脓。

## 【原文】

芍药，味苦，平。主邪气腹痛；除血痹，破坚积，寒热；疝瘕；止痛；利小便；益气。生川谷及丘陵。

## 【译文】

芍药，味苦，性平。主治邪气郁结引起的腹中疼痛，消除血管痹阻，破除体内肿块积聚，治疗身体的发寒发热，具有止痛，通利小便，补益元气的功效。产于山川河谷地带或土丘陵墓之上。

## 【集解】

《名医别录》载：芍药生长在中岳川谷及丘陵，二月、八月采根晒干。

马志说：芍药有赤、白两种，其花也有赤、白两种颜色。

李时珍说：古人言洛阳牡丹、扬州芍药甲天下。如今药方中所用的，也绝大多数取扬州所产的芍药。芍药十月生芽，到春天才长，三月开花。其品种多达三十多种，有千叶、单叶、楼子等不同。入药宜用单叶的根，气味全厚。根的颜色与花的赤、白颜色相应。

## 芍药根

王好古说：味酸而苦，气薄味厚，属阴，主降，为手足太阴行经药，入肝脾血分。

徐之才说：恶石斛、芒硝，畏消石、鳖甲、小蓟，反藜芦。

李时珍说：与白术同用，补脾；与川芎同用，泻肝；与人参同用，补气；与当归同用，补血；用酒炒，**补阴**；与甘草同用，**止腹痛**；与黄连同用，**止泻痢**；与防风同用，**发痘疹**；与生姜、大枣同用，**温经散湿**。

[主治] 主可通利血脉，缓中，散恶血，逐贼血，去水气，利膀胱大小肠，消痈肿，治感受时行病邪之恶寒发热，中恶腹痛腰痛。《名医别录》

治脏腑壅滞，能强五脏，补肾气，治时疾骨蒸潮热，妇人经闭，能蚀脓。（甄权）

主女人一切病，胎前产后诸疾，治风补劳，退热除烦益气，惊狂头痛，目赤明目，肠风泻血痔瘘，发背疮疥。《日华诸家本草》

能泻肝火，安脾肺，降胃气，止泻利，固腠理，和血脉，收阴气，敛逆气。（张元素）

理中气，治脾虚中满，心下痞，胁下痛，善噫，肺急胀逆喘咳，太阳鼻衄目涩，肝血不足，阳维病的寒热，带脉病的腹痛满，腰冷。（王好古）

止下痢腹痛，里急后重。（李时珍）

[发明] 马志说：赤芍利小便下气，白芍止痛散血。

成无己说：白芍补益而赤芍泻利，白芍收敛而赤芍发散。酸以收敛，甘以缓和，所以酸甘合用以补阴血，降逆气，润肺燥。又说：芍药味酸，能敛津液而益营血，收阴气而泄邪热。

张元素说：白芍补而赤芍散，能泻肝补脾胃。芍药用酒浸后，止中部腹痛；与

花 [性味] 味苦，性平，无毒。
[主治] 可通利血脉，缓中，散恶血，逐贼血。

叶 [性味] 味苦，性平，无毒。
[主治] 主邪气腹痛，除血痹，破坚积。

姜同用，能温经散湿通塞，利腹中痛，胃气不通。白芍入脾经补中焦，是下利必用的药物。因泻利都属太阴病，所以不可缺少它。芍药得炙甘草相佐，治腹中痛，夏天用时加少量黄芩，如果恶寒则加肉桂，这是仲景神方。芍药的功用有六：一安脾经；二治腹痛；三收胃气；四止泻痢；五和血脉；六固腠理。

朱震亨说：芍药泻脾火，性味酸寒，冬天使用必须用酒炒过。凡是腹痛多是因血脉凝涩所致，也必须用酒炒过后用。然而芍药只能治血虚腹痛，其他的并不治。那是因其酸寒收敛，没有温散的作用。下痢腹痛必须炒过用，后重者不炒。产后不能用芍药，因芍药的酸寒会克制生发之气。

## 【百草堂】

相传三国名医华佗的房前屋后种满了花木药草。一次，有人送他一棵芍药，他就把它种在了屋前。华佗尝了这棵芍药的叶、茎、花，觉得没有什么药性，于是就没有用它来治病。

一天深夜，华佗正在灯下看书，突然听到有女子哭声。他抬起头，只见窗外蒙蒙月色中有一美貌女子，似有委屈，在那里啼哭。华佗颇感纳闷，推门走出去，却不见有半个人影，只见那女子站立的地方，长着那棵芍药。华佗心里一动：难道它就是刚才那个女子？他于是对芍药说："你自己全身上下无奇特之处，怎能让你入药？"转身又回屋读书去了。谁知刚刚坐下，又听见那女子的啼哭声，出去看时，还是那棵芍药。一连反复几次，都是如此。

华佗将此事告知妻子，妻子认为是芍药看到园中所植花木皆已入药，只有自己被冷落，而感到委屈了。华佗却说自己已经尝过了它的花、叶、茎，确实不能入药，并没有委屈它。妻子觉得华佗应该将芍药根也去尝一尝，华佗却没有理会。时隔几日，妻子月信来潮，血涌如注，小腹绞痛。她想起了那棵芍药，于是瞒着丈夫，挖起芍药根煎水喝了。不过半日，腹痛渐止，流血也正常了。她把此事告诉了丈夫。华佗才知道他确实委屈了芍药，并感谢妻子让他得知芍药的确是一味止血止痛的良药。

○对症下药○

| 病症 | 配方 | 功效 |
|---|---|---|
| 产后虚热 | 芍药同归身、生地、牛膝、炮姜、续断、麦冬、五味。 | 通利血脉，缓中，散恶血 |
| 脾湿腹痛 | 芍药同白术、白茯、猪苓、陈皮。 | 泻肝火，安脾肺，止痛，益气 |
| 月经不停 | 白芍药、香附子、熟艾叶各4.5克，水煎服。 | 调经止痛 |

# 元参 ▶中品 植物篇

产地分布：主产于浙江、四川、湖北等地。
成熟周期：花期 7 ~ 8 月，果期 8 ~ 9 月。
形态特征：多年生草本。根长圆柱形或纺锤形。茎具四棱，有沟纹。下部叶对生，上部叶有的互生，卵形至披针形。聚伞圆锥花序大而疏散，轴上有腺毛。蒴果卵形。
功　　效：清热凉血、养阴清热、泻火解毒、软坚散结。

## 【原文】

元参，味苦，性微寒。主腹中寒热；积聚；女子产乳馀疾；补肾气，令人目明。一名重台。生川谷。

## 【译文】

元参，味苦，性微寒。主治腹中的发寒发热，有积聚不散，女子生育时所遗留下各种疾病，具有补益肾气，使人眼睛明亮。又叫作重台。产于山川河谷地带。

## 【百草堂】

元参又叫作鬼藏、正马、重台、鹿腹、鹿肠、端、元台。

用玄参、麦门冬、生甘草、花粉、天门冬、冬瓜子、竹叶、灯芯草制成的元参解毒饮，适用于瘟疫，内毒化火，阴津被灼，舌如镜面，光赤无苔，口干心烦，身体瘦弱，脉象细数，邪毒人心者。

此外，元参还是降血压的良剂，并能消除炎症。粤菜中有元参红枣汤，将元参两钱、红枣 20 粒，洗净做汤。此汤可长期代茶饮用。

# 百合 ▶中品 植物篇

产地分布：全国各地均产，以湖南、浙江产者为多。
成熟周期：秋季采挖。
形态特征：多年生球根草本花卉。茎直立，茎秆基部带红色或紫褐色斑点。无叶柄，直接包生于茎秆上，叶脉平行。花着生于茎秆顶端，簇生或单生，呈漏斗形喇叭状，花色，多为黄色、白色、粉红、橙红，有的具紫色或黑色斑点。花落结长椭圆形蒴果。
功　　效：养阴润肺，清心安神。

## 【原文】

百合，味甘，平。主邪气腹胀心痛，利大小便，补中益气。生川谷。

## 【译文】

百合，味甘，性平。主治邪气阻滞导致的腹部胃部胀痛，能通利大小便，补养内脏、增益气血。产于山川河谷地带。

## 【百草堂】

传说古时东海上有一伙海盗，经常到海边打劫渔民，强抢妇女儿童，将其运到海中一座孤岛。

一天，海盗们驶离海岛外出抢劫。结果狂风大作，雨如瓢泼，海盗们全都葬身鱼腹。海盗们死后被抢来的妇女都十分高兴，可是孤岛上远离陆地，她们无法回到家乡。岛上的粮食很快就被吃光了，那些妇女只好将岛上的鸟蛋、野果、被潮水冲上岸的死鱼拿来充饥。

一次，有位妇女挖来一种像大蒜头一样的野菜根子，煮熟后发现味道还很香甜，于是大伙便开始纷纷挖起这种野菜根子。几天下来，她们发现这种东西不但可以解饿，而且那些身体瘦弱、痨伤咳血的病人吃后也都恢复健康了。

一年后，有一条采药船偶然来到孤岛，发现岛上的人没有粮食吃却个个健康、白嫩，询问缘由，才知道是因为吃了"大蒜头"。

采药人猜想它可能具有药性，在把妇女儿童救上岸的同时，带回了这种"大蒜

### ○对症下药○

| 病症 | 配方 | 功效 |
|---|---|---|
| 大小便难下 | 百合同麦冬、白芍、甘草、木通。 | 利大小便 |
| 寒热邪气、通身疼痛 | 百合同知母、柴胡、竹叶。 | 止痛安神 |
| 内热、咽喉肿痛、肝热目赤 | 干百合2朵、菊花3朵、绿茶1克、金银花0.5克、薄荷0.5克，所有原料混合后用沸水冲泡5分钟。代茶饮，每日一剂。 | 清肝明目、利咽消肿 |

# 知母 ▶中品 植物篇

**产地分布：**山西、河北、东北。
**成熟周期：**春秋二季采根。
**形态特征：**呈长条状，微弯曲，一端有浅黄色的茎叶残痕。表面黄棕色至棕色，断面黄白色。
**功　　效：**清热泻火，生津润燥。

## 【原文】

知母，味苦，寒。主消渴热中，除邪气；肢体浮肿，下水；补不足，益气。一名蚔母，一名连母，一名野蓼，一名地参，一名水参，一名水浚，一名货母，一名蝭母。生川谷。

## 【译文】

知母，味苦，性寒。主治消渴症、体内发热，能驱除热邪之气，治疗身体四肢浮肿，能使体内水气下泄，补益身体虚损不足、增益气血。又叫作蚔母、连母、野蓼、地参、水参、水浚、货母、蝭母。产

头"。经过栽种、试验，果然发现这东西有
润肺止咳、清心安神的作用。又因为在岛

上遇难的妇女和孩子，合起来一共百人，
就把它叫作"百合"了。

花［性味］性微寒平，味甘微苦；入肺经；
［主治］咳嗽，眩晕，夜寐不安，天疱湿疮。

鳞茎［性味］性甘、微寒，归肺、心经。
［主治］肺热咳嗽、劳嗽咯血、虚烦惊悸、失眠多梦。

于山川河谷地带。

**【集解】**

《名医别录》载：知母生长在河内川谷，二月、八月采根晒干用。

陶弘景说：现在出于彭城。形似菖蒲而柔润，极易成活，掘出随生，要根须枯燥才不生长。

苏颂说：现在的黄河沿岸怀、卫、彰德各郡以及解州、滁州都有。四月开青色的花，如韭花，八月结实。

## 知母根

**[修治]** 雷敩说：使用本品时，先在槐砧上锉细，焙干，用木臼捣碎，不要用铁器。

李时珍说：拣肥润里白的使用为好，去毛切片。如需引经上行，则用酒浸焙干，引经下行则用盐水润焙。

**[主治]** 疗伤寒久疟烦热、胁下邪气，膈中恶，及恶风汗出、内疸。多服令人腹泄。《名医别录》

治心烦燥闷、骨蒸潮热、产后发热，肾气劳，憎寒虚烦。（甄权）

治骨蒸痨瘵，通小肠，消痰止咳，润心肺，安心神，止惊悸。《日华诸家本草》

清心除热，治阳明火热，泻膀胱、肾经之火。疗热厥头痛，下痢腰痛，喉中腥臭。（张元素）

泻肺火，滋肾水，治命门相火有余。（王好古）

安胎，止妊娠心烦，辟射工、溪毒。（李时珍）

**[发明]** 甄权说：知母治各种热劳，凡病人体虚而口干的，加用知母。

李杲说：知母入足阳明、手太阴经，其功效有四：一泻无根之肾火；二疗有汗的骨蒸；三退虚劳发热；四滋肾阴。

李时珍说：肾苦燥，宜食辛味药以滋润，肺苦气逆，宜用苦味药以泻下，知母

辛苦寒凉，下润肾燥而滋阴，上清肺金而泻火，为二经气分药。黄檗是肾经血分药，所以二药必须相配用。

**【百草堂】**

从前有个老太婆，无儿无女，年轻时靠挖药为生。由于她不图钱财，常把药草白送给生病的穷人，所以毫无积蓄。到年老体衰不能爬山采药时，她只好沿乡讨饭。她想将自己的识药本领找一个可靠的人传下去，于是她逢人便说谁为自己养老就教谁识药。

开始有位贵公子想要以此来巴结官宦，就把老太婆请进府中奉养，可是过了十几

花 [性味]味苦，性寒，无毒。
[主治]清心除热，治阳明火热。

叶 [性味]味苦，性寒，无毒。
[主治]治消渴热中，除邪气。

根 [性味]味苦，性寒，无毒。
[主治]利水，补不足，益气。

天，不见老太婆提起药草之事，就将老太婆赶了出来。后来一个商人知道了，想要以此发财，就将老太婆接到家中，可是过了一段时间，老太婆还是没有将识药本领传给他，于是商人也把老太婆赶走了。

老太婆依旧沿街乞讨，一年冬天，老太婆病倒了。被一位樵夫救到了家中。樵夫夫妇对老人家照顾得十分周到，几年如一日地侍奉着。

一年夏天，年近八旬的老太婆要樵夫背地上山，来到山上后，她让樵夫将一丛线形叶子、开雪白带紫色条纹花朵的野草挖出来，樵夫走进去扒开土，挖出一截儿黄褐色的根子。老太婆告诉樵夫这是一种药草，它的根可以治肺热咳嗽、虚劳发热之类的病。自己之所以现在才教他识药是因为想找个老实厚道的人，自己寻找多年才找到他这样一个懂得自己心思的人，于是就把这新挖出的草药命名为"知母"了。

## ○对症下药○

| 病症 | 配方 | 功效 |
|------|------|------|
| 脾虚胃热 | 同桂枝、白芍、甘草、饴糖。 | 养脾胃，益气血 |
| 手足牵引夜卧不安 | 同牛膝、生地、白芍、甘草、桂枝、桑枝。 | 安心神，止惊悸 |
| 久咳气急 | 知母15克（去毛切片，隔纸炒），杏仁15克（姜水泡后去皮尖，焙干），加水一盏半，煎取一盏，饭后温服。 | 消痰止咳，润心肺 |

# 贝母 ▶中品 植物篇

**产地分布：**主产四川、青海、甘肃。
**成熟周期：**花期6月，果期8月。
**形态特征：**鳞茎圆锥形或心脏形。表面类白色，较光滑。外层两枚鳞叶大小悬殊，大鳞叶紧裹小鳞叶，小鳞叶露出部分呈新月形，习称"怀中抱月"。
**功　　效：**清热润肺，化痰止咳。

## 【原文】

贝母，味辛，平。主伤寒烦热；淋沥邪气；疝瘕；喉痹；乳难；金疮风痉。一名空草。

## 【译文】

贝母，味辛，性平。主治外感伤寒、内热烦闷，小便淋沥不止、驱除邪气，治疗疝瘕，喉痹，难产，金属所伤而导致的破伤风。又叫作空草。

## 【集解】

《名医别录》载：贝母生于晋地，十月采根晒干。

苏颂说：现在河中、江陵府、郓、寿、随、郑、蔡、润、滁州都有贝母。它二月长苗，茎细，色青。叶青像荞麦叶，随苗长出。七月开碧绿色花，形如鼓子花。八月采根，根有瓣子，为黄白色，像聚贝子。

## 贝母根

徐之才说：屯厚朴、白微相使，恶桃花，畏秦艽、莽草，反乌头。

[主治] 疗腹中结实，心下满，洗邪恶风寒，目眩项直，咳嗽，能止烦热渴，发汗，安五脏，利骨髓。《名医别录》

能消痰，润心肺。将其研末与砂糖做成丸，含服，能止咳。烧灰用油调敷，疗人畜恶疮，有敛疮口的作用。《日华诸家本草》

主胸胁逆气，时疾黄疸。研成末用来点眼，可去翳障。用七枚贝母研末用酒送服，治难产及胞衣不出。与连翘同服，主项下瘤瘘。（甄权）

[发明] 陈承说：贝母能散心胸郁结之气。

王好古说：贝母是肺经气分之药。张仲景治疗寒实结胸，外无热证的患者，用三物小陷胸汤，也可以用泻白散，因其方中有贝母。成无己说过，辛味散而苦味泄，桔梗、贝母都有苦辛之味，用来下气。

## 【百草堂】

从前有一个得了"肺痨病"的孕妇，因为身体虚弱，孩子刚生下来就晕过去了，当她苏醒时孩子已经死了。连生两胎都是

花 [性味] 味辛，性平，无毒。
[主治] 主喉痹乳难，破伤风。

根 [性味] 味辛，性平，无毒。
[主治] 主伤寒烦热，邪气疝瘕。

这样，公婆和丈夫都十分烦恼。

这时，有个医生从门口经过，看孕妇面色灰沉铁青，断定她肺脏有邪，气力不足，加上生产使力过猛，生下胎儿不能长寿。肝脏缺血，供血不足，使产妇晕倒。

医生教丈夫认识了一味草药，让他每天采来，给媳妇煎药吃，连续吃三个月，病就能好。三个月后，媳妇果然怀孕，十月临盆，生下一个大胖小子。大人没有发晕，小孩平安无事，一家人十分高兴。一

### ○对症下药○

| 病症 | 配方 | 功效 |
| --- | --- | --- |
| 久咳不愈<br>胃食积聚 | 贝母去心30克，姜制厚朴半两，蜜调做成如梧子大的丸子，每次用白开水送服50丸。 | 化痰降气，止咳解郁，消食除胀 |
| 鼻出血不止 | 贝母炮后研为末，用温浆水送服6克。 | 止血 |
| 伤寒烦热 | 同知母、前胡、麦冬、葛根、甘草。 | 止烦热渴，发汗，安五脏 |

家人到医生家道谢，并询问这草药的名字，当时这味草药并无名称。医生看到母子平安，便将其命名为"贝母"。

"贝母"这个名字就这样流传下来了。

# 淫羊藿 ▶中品 植物篇

产地分布：主产江东、陕西、泰山、汉中。
成熟周期：4月开花，5月采叶。
形态特征：茎像粟秆，叶青像杏，叶上有刺，根为紫色、有须。
功　　效：治阴痿绝伤，阴茎疼痛。能利小便，益气力，强志。

## 【原文】

淫羊藿，味辛，寒。主阴痿绝伤；茎中痛，利小便，益气力；强志。一名刚前，生山谷。

## 【译文】

淫羊藿，味辛，性寒。主治男子阳痿、阴精衰绝，阴茎疼痛，能使小便通利，增益气力，提高记忆力。又叫作刚前。产于山中的深谷处。

## 【集解】

陶弘景说：服后使人性欲旺盛。西川北部有淫羊这种动物，一日交合百遍，因食此草所致，所以叫淫羊藿。

苏恭说：各地都有淫羊藿。它的叶像豆叶而圆薄，茎细且坚硬，俗称仙灵脾。

苏颂说：江东、陕西、泰山、汉中、湖湘间都有淫羊藿。它的茎像粟秆，叶青像杏，叶上有刺，根为紫色、有须。四月开白花，也有开紫色花的。五月采叶晒干。湖湘生长的，叶像小豆，枝茎紧细，经冬不凋，根像黄连。关中称它为三枝九叶草，苗高一二尺，根、叶都可用。

李时珍说：此物生于大山中，一根多茎，茎粗像线，高一二尺。一茎上有三个分枝，一个分枝上有三片叶，叶长二三寸，像杏叶和豆藿，表面光滑背面色淡，很薄而有细齿，有小刺。

### 淫羊藿叶

李时珍说：味甘、香、微辛，性温。

## ○对症下药○

| 病症 | 配方 | 功效 |
| --- | --- | --- |
| 阳痿、腰膝冷、半身不遂 | 仙灵脾酒：淫羊藿500克，用酒一斗浸泡，春、夏季泡3天，秋、冬季则泡5天，每天饮用，但不能大醉。 | 补腰膝，强心力 |
| 三焦咳嗽，腹满不思饮食，气不顺 | 用淫羊藿、覆盆子、五味子（炒）各30克，共研为末，加熟蜜调和做成如梧子大的药丸。每次服20丸，用姜茶送服。 | 消食开胃，止咳顺气 |
| 日昏生翳 | 用淫羊藿、生王瓜（红色的小栝楼），等份研为末。每次用茶水送服3克，1天2次。 | 清肝明目 |

徐之才说：与山药、紫芝相使，用酒炒用，效果更佳。

[主治] 坚筋骨。消瘰疬赤痈，外洗杀虫疗阴部溃烂。男子久服，有子。《名医别录》

治男子亡阳不育，女子亡阴不孕，老人昏耄，中年健忘，一切冷风劳气，筋骨挛急，四肢麻木。能补腰膝，强心力。《日华诸家本草》

[发明] 李时珍说：淫羊藿味甘气香，性温不寒，能益精气，为手足阳明、三焦、命门的药物，肾阳不足的人尤适宜。

【百草堂】

我国南北朝时期，一些牧羊人在放牧中发现，每当羊啃吃一种小草之后，发情的次数特别多，公羊的阳具勃起不软，并且与母羊的交配次数明显增多，交配的时间也延长。当时的医学家陶弘景听了后，十分感兴趣，多次随牧羊人一起实地考察，认定这种小草有壮阳作用。于是他便以这种小草药配入药方，治疗阳痿病人。病人服药后果然见效。后来收录在其中药专著《本草经集注》中，由于这种小草能使羊的淫性增加，故称之为淫羊藿。药理研究表明，淫羊藿提取液具有增加雄性激素的作用，可使精液变浓、精量增加，所以淫羊藿又有"媚药之王"之称。

叶 [性味] 味辛，性寒，无毒。
[主治] 治阴痿绝伤，阴茎疼痛。

花 [性味] 味辛，性寒，无毒。
[主治] 能利小便，益气力，强志。

根 [性味] 味辛，性寒，无毒。
[主治] 治男子亡阳不育，女子亡阴不孕。

# 黄芩 ▶中品 植物篇

**产地分布：** 主产川蜀、河东、陕西近郡。

**成熟周期：** 花期 7 ~ 10 月，果期 8 ~ 10 月。春、秋二季采挖。

**形态特征：** 本品呈圆锥形，扭曲，表面棕黄色或深黄色，有稀疏的疣状细根痕。

**功　　效：** 清热燥湿，泻火解毒，止血，安胎。

## 【原文】

黄芩，味苦，平。主诸热；黄疸；肠澼泄痢，逐水；下血闭；恶疮疽蚀；火疡。一名腐肠。生川谷。

## 【译文】

黄芩，味苦，性平。主治各种发热，黄疸病，痢疾腹泻，能祛除水湿，女子经闭，恶疮、疽疮溃烂，被火烧伤形成的疮疡。又叫作腐肠。产于山川河谷地带。

## 【集解】

《名医别录》载：黄芩生长在秭归的川谷及冤句，三月三日采根阴干用。

陶弘景说：秭归属建平郡。现在产量最多的是彭城，郁州也有，但只有深色质地坚实的才好。

苏敬说：如今以产自宜州、鄜州、泾州的质量好。兖州所产体大坚实的也佳，叫独尾芩。

苏颂说：现在川蜀、河东、陕西近郡都有黄芩。它的苗长一尺多，茎干如筷子般粗，叶从地脚四面作丛生状，像紫草，高一尺多，也有独茎生长的。黄芩的叶细长，颜色青，两两对生，六月开紫花，根如知母般粗细，长四五寸，二月、八月采根晒干。《吴普本草》上载：黄芩二月生赤黄色叶子，两两或四四相值，其茎中空或为方圆形，高三四尺，四月开紫红色花，

五月结黑色果实，根黄。二月至九月采摘，与现在的说法略有不同。

## 黄芩根

徐之才说：黄芩与山茱萸、龙骨相使，恶葱实，畏朱砂、丹皮、藜芦。与厚朴、黄连配伍使用，能止腹痛；与五味子、牡蒙、牡蛎配伍使用，可治不育；与黄芪、白敛、赤小豆配伍使用，能疗瘰疬。

李时珍说：黄芩用酒拌炒，药效上行；与猪胆汁配伍使用，除肝胆之火；与柴胡配伍使用，退寒热；与芍药配伍使用，治下痢；与桑白皮配伍使用，泻肺火；与白术配伍使用，能安胎。

[主治] 治痰热，胃中热，小腹绞痛，消谷善饥，可利小肠。疗女子经闭崩漏，小儿腹痛。《名医别录》

治热毒骨蒸，寒热往来，肠胃不利，能破壅气，治五淋，令人宣畅。还可去关节烦闷，解热渴。（甄权）

能降气，主流行热病，疗疮排脓，治乳痈发背。《日华诸家本草》

凉心，治肺中湿热，泻肺火上逆，疗上部实热，目赤肿痛，瘀血壅盛，上部积血，补膀胱寒水，安胎，养阴退热。（张元素）

治风热湿热头疼，奔豚热痛，肺热咳嗽、肺痿、痰黄腥臭，各种失血证。（李时珍）

叶［性味］味苦，性平，无毒。
［主治］治热毒骨蒸，寒热往来，肠胃不利。

根［性味］味苦，性平，无毒。
［主治］治各种发热、黄疸、泻痢。

花［性味］味苦，性平，无毒。
［主治］凉心，治肺中湿热，泻肺火上逆。

［发明］李杲说：黄芩中空质轻的，主泻肺火，利气，消痰，除风热，清肌表之热；细实而坚的，主泻大肠火，养阴退热，补膀胱寒水，滋其化源。黄芩作用上下之别与枳实、枳壳相同。

张元素说：黄芩的作用有九：一泻肺热；二除上焦皮肤风热、风湿；三去诸热；四利气宽胸；五消痰涎；六除脾经诸湿；七为夏季须用之药；八于妇人产后滋阴清热；九能安胎。黄芩用酒炒则功效上行，主上部积血，非此不能除。下痢脓血，腹痛后重，身体发热长时间不退者，与芍药、甘草同用。凡诸疮痛不可忍者，宜选用黄芩、黄连苦寒之药，详细辨别疾病的部位，各加引经药治疗。

朱震亨说：凡去上焦湿热，须将黄芩用酒洗过后用。片芩泻肺火，须与桑白皮相佐使用。如果是肺虚的人，多用则伤肺，必先用天门冬保定肺气而后再用。黄芩乃是上、中二焦药物，能降火下行。

【百草堂】

李时珍生于明朝嘉靖年间，自幼好学上进，立志考取功名，光耀门楣。可李时珍16岁时，突患急病，咳嗽不止，并且久治不愈。方圆百里的名医都束手无策，认为他已无药可救，眼看生命危在旦夕。

正在李时珍的父母悲伤绝望之际，村子里来了一位从远方云游到此的道士，这位道人白发长髯、仙风道骨。时珍的父母急忙把道人请到家中给他看病。道士给时

○对症下药○

| 病症 | 配方 | 功效 |
|---|---|---|
| 湿热肠痛及泻痢 | 黄芩汤：黄芩同白芍、甘草。 | 祛除水湿，止泻止痢 |
| 胎不安内热 | 同白芍、麦冬、白术。 | 安胎 |
| 肝热生翳 | 黄芩30克，淡豆豉90克，共研为末，每服9克，用熟猪肝裹着吃，温水送下，1日2次。忌酒、面。 | 清肝明目 |

珍号了脉象后，捋捋长髯说："无妨，此病只需服用黄芩六钱，加水两盅，煎至一盅，服用半月即可痊愈。"时珍的父母半信半疑地按方煎药。半月之后，李时珍身热全退、痰多咳嗽的症状也消失了，身体逐渐恢复健康。一味黄芩居然起到了立竿见影的治疗效果。

李时珍深感我国医学的神奇，从此便跟随道人刻苦钻研医学。在他编著的《本草纲目》中，李时珍对救了自己性命的黄芩推崇倍加，夸赞曰："药中肯綮，如鼓应桴，医中之妙，有如此哉！"

# 紫菀 ▶中品 植物篇

**产地分布：** 主产河北、安徽、东北及内蒙古。
**成熟周期：** 花期 7～8 月，果期 8～10 月。
**形态特征：** 多年生草本。茎直立，上部疏生短毛，基生叶丛生，长椭圆形，基部渐狭成翼状柄，边缘具锯齿，两面疏生糙毛，叶柄长，花期枯萎；茎生叶互生，卵形或长椭圆形，渐上无柄。头状花序排成伞房状，有长梗，密被短毛。
**功　效：** 润肺下气，消痰止咳。

## 【原文】

紫菀，味苦，温。主咳逆上气，胸中寒热结气；去蛊毒；痿蹶；安五脏。生山谷。

## 【译文】

紫菀，味苦，性温。主治咳嗽气逆、胸中有寒热邪气郁结不散，能祛除蛊毒，治疗下肢痿痹行动不便，能安和五脏。产于山中的深谷处。

## 【集解】

《名医别录》载：紫菀，二月、三月采根，阴干。

陶弘景说：紫菀铺地生长，花呈紫色，根很柔细。

汪颖说：紫菀连根带叶采来，浸泡在醋里，加少许盐收好，做菜食用，味辛香，号称仙菜。盐不宜放多，否则会腐烂。

李时珍说：按陈自明所说，紫菀以牢山所出，根像北细辛的为好。现在有人用车前根、旋覆根加红土染过作假。紫菀是治疗肺病的重要药物，肺病本来就伤津液，又服车前、旋覆等伤津液的药物，危害很大，不能不慎重。

## 紫菀根

徐之才说：与款冬相使。恶天雄、瞿麦、藁本、雷丸、远志、畏茵陈。

> [主治] 疗咳嗽吐脓血，止哮喘、心悸，治五劳体虚，补中气不足，疗小儿惊痫。《名医别录》
> 治尸疰，补虚顺气，疗劳作气虚发热。（甄权）
> 调中，消痰止渴，润肌肤，添骨髓。《日华诸家本草》
> 益肺气。（王好古）

## 【百草堂】

紫菀又作紫苑，南人称为夜牵牛。紫菀是止咳良药，但不同的咳嗽却有不同的用法。

如果是肺伤咳嗽，用紫菀五钱，水一

盖，煎七分，温服，每日三次；久嗽不瘥，用紫菀末、杏仁等份，入蜜同研，丸芡子用紫菀、款冬花各一两，百部半两，捣罗大，每服一丸，五味子汤化下；吐血后咳为末，每服三钱，姜三片，乌梅一个，煎者，用紫菀、五味炒为末，蜜丸芡子大，汤调下，每日两次；小儿咳嗽声不出者，每含化一丸。

叶 [性味] 味苦，性温，无毒。
[主治] 调中，消痰止渴，润肌肤，添骨髓。

### ○对症下药○

| 病症 | 配方 | 功效 |
|---|---|---|
| 肺伤咳嗽 | 紫菀 15 克煎。 | 润肺下气，消痰止咳 |
| 久咳不愈 | 紫菀、款冬花各 30 克，百部 15 克，研末筛过。每次取 9 克，加姜 3 片，乌梅 1 个，煎汤调下，1 天 2 次。 | 益肺气、消痰止咳 |
| 吐血咳嗽 | 紫菀、五味子同炒过，共研为末，加蜜做成芡子大的丸子，每次含化 1 丸。 | 调中、益气、养肺 |

# 地榆 ▶中品 植物篇

中品 植物篇

**产地分布：** 主产江苏、浙江。
**成熟周期：** 花果期7～9月。
**形态特征：** 叶子对分长出，呈锯齿状，青色。花像椹子，为紫黑色。根外黑里红，像柳根。
**功　　效：** 凉血止血，清热解毒。

## 【原文】

地榆，味苦，微寒。主妇人乳痓痛；七伤；带下病；止痛；除恶肉；止汗；疗金疮。生山谷。

## 【译文】

地榆，味苦，性微寒。主治妇人生产时痉挛抽痛，各种虚损性疾病，带下病，具有止痛、去除腐肉、止汗、治疗金属创伤的功效。产于山中的深谷处。

## 【集解】

《名医别录》载：地榆生长在桐柏及冤句的山谷中，二、八月采根晒干用。

苏颂说：现在各处的平原川泽都有地榆。它的老根在三月里长苗，初生时铺在地面，独茎直上，高三四尺，叶子对分长出，像榆叶但窄而细长，呈锯齿状，青色。七月开花像椹子，为紫黑色。它的根外黑里红，像柳根。

陶弘景说：可用来酿酒。山里人在没有茶叶时，采它的叶泡水喝，也很好。叶还能炸着吃。把它的根烧成灰，能够烂石，故煮石方里古人经常使用它。

## 地榆根

徐之才说：恶麦门冬，伏丹砂、雄黄、硫黄。

[主治] 止脓血，治诸瘘恶疮热疮，补绝伤，疗产后内塞，可制成膏药用疗刀箭创伤。能解酒，除渴，明目。《名医别录》

治冷热痢疾、疳积，有很好的效果。《开宝本草》

止吐血、鼻出血、便血、月经不止、崩漏及胎前产后各种血证，并治水泻。《日华诸家本草》

治胆气不足。（李杲）

地榆汁酿的酒，可治风痹，且能补脑。将地榆捣汁外涂，用于虎、犬、蛇虫咬伤。（李时珍）

酸赭：味酸。治内伤出血。《名医别录》

## ◯对症下药◯

| 病症 | 配方 | 功效 |
| --- | --- | --- |
| 血痢不止 | 地榆煮汁饮服，每次服300毫升。 | 凉血上血，清热解毒 |
| 赤白下痢 | 地榆500克，水3升，煮取1升半，去渣后熬成膏，每次空腹服300毫升，1日2次。 | 止血止痢，清热解毒 |
| 小儿湿疮 | 用地榆煎成浓汁，每天外洗2次。 | 散湿热、去疮毒 |

叶［性味］味苦，性微寒，无毒。
［主治］作饮代茶，甚解热。

花［性味］味苦，性微寒，无毒。
［主治］止吐血、鼻出血、便血、月经不止。

根［性味］味苦，性微寒，无毒。
［主治］主产后腹部隐痛，除恶肉，疗刀箭伤。

[发明] 李时珍说：地榆除下焦血热，治大、小便出血。如果用来止血，取上半截切片炒用。它的末梢能行血，不可不知。杨士瀛曾说："治疗各种疮，疼痛的加用地榆，伴瘙痒的加黄芩。"

## 【百草堂】

地榆有白地榆、鼠尾地榆、地榆、马连鞍薯、山红枣根、赤地榆、紫地榆、枣儿红、岩地芨、红地榆、水橄榄根、花椒地输、线形地榆、水槟榔、山枣参、黄根子、蕨苗参等诸多别称。

地榆具有凉血止血，清热解毒的功效。可治疗吐血，衄血，血痢，崩漏，肠风，痔漏，痈肿，湿疹，金疮，烧伤。

但是此药不适合虚寒人及水泻、白痢人群，胎产虚寒泄泻、血崩脾虚泄泻者禁用，用药时忌与麦门冬同服。

# 🌿 防己 ▶中品 植物篇

产地分布：主产于浙江、安徽、湖北、湖南、江西等省。
成熟周期：花期5～6月，果期7～9月。
形态特征：呈不规则圆柱形、半圆柱形或块状，多弯曲。表面淡灰黄色，在弯曲处常有深陷横沟而成结节状的瘤块样。断面平坦，灰白色，富粉性，有排列较稀疏的放射状纹理。
功　效：利水消肿，祛风止痛。用于水肿脚气，小便不利，湿疹疮毒，风湿痹痛；高血压。

## 【原文】

防己，味辛，平。主风寒温疟；热气诸痫；除邪、利大小便。一名解离。生川谷。

## 【译文】

防己，味辛，性平。主治外感风寒、温疟，身体发热，各种痫症，能祛除热邪，使大小便通利。又叫作解离。产于河流的谷地处。

## 【百草堂】

防己自古以来分为汉防己和木防己两大类，汉主水气，木主风气。

防己用于风湿痹痛，多配伍薏苡仁、滑石、蚕砂等清热除湿之品。对寒湿痹痛，须用温经止痛的肉桂、附子等药同用。用于水肿、小便不利等症，可与椒目、葶苈子、大枣等配伍同用。若属虚证，常与黄芪、茯苓、白术等配伍。

# 泽兰 ▶中品 植物篇

**产地分布：** 主产江苏、浙江、安徽。

**成熟周期：** 夏、秋季茎叶茂盛时采割，晒干。

**形态特征：** 先端常膨大成纺锤状肉质块茎。沿棱及节上密生白色。有短柄或玩柄先端渐尖，基部楔形，边缘具锐锯，有缘毛，上面密被刚毛状硬毛，下面脉上被刚毛状硬毛及腺点。

**功　　效：** 活血化瘀，行水消肿。

## 【原文】

泽兰，味苦，微温。主乳妇内衄、中风徐疾；大腹水肿，身面、四肢浮肿，骨节中水；金疮痈肿疮脓。一名虎兰，一名龙枣。生大泽傍。

## 【译文】

泽兰，味苦，性微温。主治产妇内脏有瘀血，中风后遗症，腹部水肿、身面四肢浮肿，骨骼关节中水肿，金属创伤痈肿形成的脓疮。又叫作虎兰、龙枣。产于湖泊岸边。

## 【集解】

《吴普本草》载：泽兰生长在低洼潮湿的水边，叶像兰草，二月生苗，赤节，四叶生长在枝节间。

雷敩说：使用的时候须辨雌雄。大泽兰茎叶都是圆的，根为青黄色，能生血调气。它与小泽兰迥然有别。小泽兰叶上有斑，根头尖，能破血，通久积。

李时珍说：《吴普本草》说的是真泽兰，雷敩所说的大泽兰是兰草，小泽兰才是泽兰。

## 泽兰叶

徐之才说：与防己相使。

[主治] 治产后、外伤瘀血症。《名医别录》

治产后腹痛、生育过多所致气血不足成虚劳消瘦，妇人血淋腰痛。（甄权）

治产前产后各种病，能通九窍，利关节，养气血，破瘀血，消症瘕，通小肠，长肌肉，散跌打损伤瘀血，此刻鼻出血、吐血，头风目痛，妇人劳瘦、男子面黄。《日华诸家本草》

[发明] 李时珍说：兰草、泽兰气香而

## ○对症下药○

| 病症 | 配方 | 功效 |
| --- | --- | --- |
| 产后水肿，血虚浮肿 | 泽兰、防己等份，研为末，每次用醋汤送服6克。 | 消肿胀，养气血 |
| 小儿褥疮 | 将泽兰嚼烂，贴敷于疮上，效果好。 | 破瘀血，消癥瘕 |
| 疮肿初起，损伤瘀肿 | 用泽兰捣烂外敷患处，有效。 | 活血化瘀 |

性温，味辛而散，属阴中之阳，是足太阴、厥阴经主药。脾喜芳香，肝宜辛散。脾气舒，则三焦通利而正气和；肝郁散，则营卫流通而病邪解。兰草走气道，所以能利水道，除痰积，杀虫辟恶，为消渴良药。泽兰走血分，所以能治水肿，涂痈毒，破瘀血，消症瘕，为妇科重要的药物。两药虽属同一类但功用有别，正如赤、白茯苓，赤、白芍药，有补泻的不同。

泽兰是一味妇科良药，同时对中风、水肿、痈肿都有很好的疗效。

泽兰名字的由来，传说与它生长的环境和自身形态有关。泽兰通常生长在沼泽、湿地附近，又因其叶如兰花，所以被称为泽兰。泽兰的叶子有淡淡的香气，陶弘景称其叶能用来煎油，但更多地人是将它煮做浴汤洗澡，据说对身体大有裨益。

# 牡丹 ▶中品 植物篇

产地分布：河南洛阳、陕西西安、山东菏泽以及四川彭州等地。
成熟周期：花期 4 ~ 5 月。
形态特征：根系肉质强大，少分枝和须根。株高 1 ~ 3 米，花单生茎顶，花径 10 ~ 30 厘米，花色有白、黄、粉、红、紫及复色，有单瓣、复瓣、重瓣和台阁性花。花萼有 5 片。
功　　效：利关节，通血脉，散扑损瘀血，续筋骨，除风痹。

## 【原文】

牡丹，味辛，寒。主寒热；中风瘛疭、痉、惊、痫邪气；除症坚，瘀血留舍肠胃；安五脏；疗痈疮。一名鹿韭，一名鼠姑。生山谷。

## 【译文】

牡丹，味辛，性寒。主治身体的恶寒发热，中风抽搐痉挛，惊恐癫痫等邪气，具有消散瘀血，治疗肠胃留滞不通，安宁五脏，消除痈疮的功效。又叫作鹿韭、鼠姑。产于山中的深谷处。

## 【集解】

《名医别录》载：牡丹生长在巴郡山谷中及汉中，二月、八月采根阴干。

寇宗奭说：牡丹只以山中单叶花红的根皮入药最好，市面上多用桔梗皮来冒充。

李时珍说：牡丹只取红白单瓣的入药。那些千叶异品，都是人巧所致，气味不纯，不可入药用。《花谱》上载，丹州、延州以西及褒斜道中最多，与荆棘无异，当地人取来当作薪。它的根入药最好。凡栽种牡丹的人，都在根下入白蔹末避虫，坑内点硫黄杀虫。

## 牡丹根、皮

[修治] 雷敩说：采根晒干，用铜刀劈破去骨，锉成大豆大小，用清酒拌蒸，从巳时至未时，晒干收用。

王好古说：性寒，味苦、辛，阴中微阳，入手厥阴、足少阴经。

徐之才说：畏贝母、大黄、菟丝子。

《日华诸家本草》载：忌蒜、胡荽，伏砒霜。

[主治] 除时气头痛，邪热五劳，劳气头腰痛，风噤癫疾。《名医别录》

久服可轻身长寿。《吴普本草》

治冷气，散各种痛症，疗女子经脉不通，月经淋漓腰痛。（甄权）

能利关节，通血脉，散扑损瘀血，续筋骨，除风痹，落胎下胞，疗产后一切冷热血气。《日华诸家本草》

治神志不足，无汗骨蒸，鼻出血、吐血。（张元素）

有和血、生血、凉血的作用，治血中伏火，除烦热。（李时珍）

[发明] 张元素说：牡丹为天地之精，群花之首。叶为阳，主发生。花为阴，主成实，丹为赤色，属火，所以能泻胞宫之火。四物汤加用它，治妇人骨蒸。

李时珍说：牡丹皮治手足少阴、厥阴四经血分伏火（即相火），古方唯以丹皮治相火，故张仲景肾气丸中用本品。后人专用黄檗治相火，而不知丹皮的功效更胜。这是千载的奥秘，而人们并不知道，今提出以供参考。牡丹中红花主通利，白花善补益，这也较少有人知道，须注意区分。

【百草堂】

李时珍说："以色丹者为上，虽结子而根上生苗，故谓之牡丹。"

"天香国色擅名久，艳艳妩媚更可怜。自与洛神魂共附，无人笔下不牡丹。"相传，武则天称帝后，为贺太平盛世，显示帝威浩大，在正值严冬之时，乃令百花齐

花 [性味] 味辛，性寒，无毒。
[主治] 治神志不足，无汗骨蒸，鼻出血、吐血。

根皮 [性味] 味辛，性寒，无毒。
[主治] 中风瘈疭，瘀血留舍肠胃，能安五脏。

放，百花不敢违旨，唯有牡丹以为不合时宜，抗旨不从，武则天怒斥它胆大妄为，便将它从长安贬到洛阳，与可怜的洛神为伍。牡丹谪居洛阳并不气馁，仍然奋发有为，开得更好，蔚成天下第一。

从此，每到谷雨时节，洛阳就有牡丹盛会。宋代大文豪欧阳修为此盛会写诗作志。其诗曰："洛阳地脉花最宜，牡丹尤为天下奇。"其志曰："时值牡丹盛会，士庶竟为遨游。"

## ○对症下药○

| 病症 | 配方 | 功效 |
|---|---|---|
| 疝气，觉气胀不能动 | 丹皮、防风等份，研为末，每次用酒送服 6 克。 | 治冷气，散各种痛症 |
| 伤损瘀血 | 丹皮 60 克，虻虫 21 枚，熬后共捣末，每天早晨用温酒服方寸匕。 | 利关节，通血脉，散扑损瘀血 |
| 下部生疮已破溃 | 取牡丹末用开水送服方寸匕，1 天 3 次。 | 通血脉，散扑损瘀血，续筋骨 |

# 石韦 中品 植物篇

**产地分布：**主产于浙江、湖北、河北等地。
**成熟周期：**全年均可采收。
**形态特征：**根茎细长。根须状，深褐色，密生鳞毛。叶疏生，叶片披针形、线状披针形或长圆状披针形。孢子囊群椭圆形，散生在叶下面的全部或上部，孢子囊群隐没在星状毛中，淡褐色，无囊群盖；孢子囊有长柄；孢子两面形。
**功　　效：**利尿通淋，清热止血。

## 【原文】

石韦，味苦，平。主劳热；邪气五癃闭不通，利小便水道。一名石䩾。生山谷石上。

## 【译文】

石韦，味苦，性平。主治劳伤引起的发热，邪气聚集引起的小便癃闭不通，能通利小便水道。又叫作石䩾。产于山中深谷处的土石之上。

## 【集解】

苏颂说：现在晋、绛、滁、海、福州、江宁都有石韦。它丛生于石上，叶子像柳叶，叶背有毛，叶上长有斑点像树皮。福州另外有一种石皮，三月开花，采叶用来作浴汤，治风。

李时珍说：石韦多生在背阴的崖缝处，叶子长约一尺，宽一寸多，柔韧如同树皮，背面有黄毛。也有的叶上斑点如金星，名金星草，凌冬不凋谢。还有一种叶如杏叶的，也生长于石上，其性相同。

[主治] 除烦降气，通膀胱，补五劳，安五脏，去恶风，益精气。《名医别录》

治小便淋淋沥不尽，遗尿。《日华诸家本草》

炒后研成末，用冷酒调服，治背部的痈疽。（苏颂）

主崩漏、金疮，清肺气。（李时珍）

【百草堂】

石韦又叫作石苇、金星草、石兰、生扯拢、虹霓剑草、石剑、潭剑、金汤匙、石背柳。可治疗淋痛尿血、尿路结石、肾炎、崩漏、痢疾、金疮、痈疽、肺热咳嗽、慢性气管炎等症。具有利尿、泄热、清肺功效。临床试验证明其对金黄色葡萄球菌、变形杆菌、大肠杆菌等有抑制作用。

# 吴茱萸 中品 植物篇

**产地分布：**分布于江西、湖南、广东、广西及贵州。
**成熟周期：**栽后3年，早熟品种7月上旬，晚熟品种8月上旬。
**形态特征：**树枝柔软而粗，叶子长且有皱。它的果实长在树梢，累累成簇，无核。
**功　　效：**散寒止痛；疏肝下气；温中燥湿。

【原文】

吴茱萸，味辛，温。主温中，下气止痛，欬逆寒热，除湿；血痹；逐风邪、开腠理。根，杀三虫。一名藙。生山谷。

【译文】

吴茱萸，味辛，性温。主要功效是温补内脏，下气止痛，治疗咳嗽气喘，身体的恶寒发热，能祛除湿邪，消散血痹，驱逐风邪，舒理肌肤。它的根能杀灭蛔、赤、蛲三虫。又叫作藙。产于山中的深谷处。

【集解】

《名医别录》载：吴茱萸生长于上谷和宛句一带。每年九月九日采摘，阴干，以存放时间久的为好。

苏颂说：吴茱萸树高一丈多，树皮呈青绿色。树叶像椿树叶，但要大些、厚些，为紫色。三月开红紫色的小花，七月、八月结实，果实像花椒子，嫩时为淡黄色，熟后则变成深紫色。按《周处风土记》中所载，九月九日称为上九，茱萸到这时气烈、色赤，可折茱萸戴在头上，说是可以用来避邪气，抵御风寒。

李时珍说：茱萸的树枝柔软而粗，叶子长且有皱。它的果实长在树梢，累累成簇，果实中没有核，与花椒不同。有一种粒大，有一种粒小，以粒小的入药为好。《淮南万毕术》中说，井边适宜种植茱萸，叶子落入井中，人们饮用这种水不得瘟疫。在屋里挂上茱萸子，可以避邪气。

王好古说：味辛、苦，性热。性味俱厚，为阳中之阴。半浮半沉，入足太阴经血分，少阴、厥阴经气分。

孙思邈说：陈久的吴茱萸为好，闭口的有毒。多食伤神动火，令人咽喉不通。

徐之才说：与蓼实相使。恶丹参、消石、白垩，畏紫石英。

[主治] 利五脏，去痰止咳，除冷气，治饮食不消，心腹诸冷绞痛，中恶心腹痛。《名医别录》

疗霍乱转筋、胃冷吐泻、腹痛、产后心痛。治全身疼痛麻木，腰脚软弱，能利大肠壅气，治痔疮，杀三虫。（甄权）

杀恶虫毒，治蛀齿。（陈藏器）

下女产后余血，治肾气、脚气水肿，通关节，起阳健脾。《日华诸家本草》

主痢疾，止泻，厚肠胃。（孟诜）

治痞满塞胸，咽膈不通，润肝燥脾。（王好古）

能开郁化滞，治吞酸，厥阴痰涎头痛，阴毒腹痛，疝气血痢，喉舌口疮。（李时珍）

[发明] 张元素说：吴茱萸的作用有三，能去胸中逆气满塞，止心腹感寒疼痛，消宿酒。与白豆蔻相使。

李时珍说：茱萸辛热，能散能温；苦热，能燥能坚。所以它所治的病，都是取其能散寒温中，郁湿解郁的作用。

## 【百草堂】

"独在异乡为异客，每逢佳节倍思亲。遥知兄弟登高处，遍插茱萸少一人。"唐代著名诗人王维的这首千古绝唱表达了对家乡亲人的无限思念之情，还反映了古代重阳插吴茱萸这一民间习俗。

关于吴茱萸，民间有一个有趣的传说。春秋战国时代，吴茱萸原生长在吴国，称为吴萸。有一年，吴国将吴萸作为贡品进献给楚国，楚王见了大为不悦，不听吴臣解释，将其赶了出去。幸亏楚国有位精通医道的朱大夫追去留下了吴萸，并种在自家的院子里。一日，楚王受寒而旧病复发，胃疼难忍，诸药无效。此时，朱大夫将吴萸煎汤治好了楚王的病。当楚王得知此事后，立即派人前往吴国道歉，并号召楚国广为种植吴萸。为了让人们永远记住朱大夫的功劳，楚王把吴萸更名为吴茱萸。

## ○对症下药○

| 病症 | 配方 | 功效 |
|---|---|---|
| 全身发痒 | 用茱萸1升，酒5升，煮成1升半，温洗。冬天受寒：吴茱萸15克煎汤服，取汗。 | 止痒消毒 |
| 呕吐、头痛 | 用吴茱萸汤：茱萸1升、枣20枚、生姜30克、人参30克，加水5升，煎成3升，每服700毫升，1天3次。 | 散寒温中，郁湿解郁，润肝燥脾 |
| 多年脾虚泄泻 | 吴茱萸9克，泡过，取出后加水煎，放少许盐后服下。 | 止泄、健脾 |
| 脾胃受湿，下痢腹痛，米谷不化 | 吴茱萸、黄连、白芍药各30克，同炒为末，做成梧子大的丸子，每次用米汤服二三十丸。 | 健脾、止痢、止腹痛、消食 |

# 枳实 <small>中品 植物篇</small>

**产地分布：**产山东（日照，青岛等）、河南、山西、湖北、湖南、江西、云南等省区。

**成熟周期：**花期4~5月。9~10月果熟。

**形态特征：**枝多刺，叶是三小片的复叶，花白色，果实球形。

**功　　效：**破气消积；化痰除痞。

## 【原文】

枳实，味苦，寒。主大风在皮肤中如麻豆苦痒，除寒热结；止痢；长肌肉；利五脏；益气轻身。生川泽。

## 【译文】

枳实，味苦，性寒。主治风邪侵入皮肤，生出芝麻、豆子般大小的疙瘩，极痒难忍，能够解除寒热邪气积聚，具有治疗痢疾、增长肌肉，调和五脏，增益气力，使身体轻巧的功效。产于河边泽畔水草丛生之处。

## 【集解】

志说：长在商州川谷。

颂说：现在洛西、江湖州郡等地皆有，以商州的为最好。树木像橘但稍小，高五七尺。叶如橙、多刺。春天开白花，秋天长成果实，在九十月采摘的为枳壳。现在的人用汤泡去苦味后，蜜渍糖拌，当作果品。

枳实（成熟果实）[性味] 苦、辛、酸，温。归脾、胃、大肠经。

[主治] 胃肠积滞，湿热泻痢，气滞胸胁疼痛，产后腹痛。

## [主治]

大风在皮肤中，如麻豆苦痒，除寒热结，长肌肉，利五脏，止痢，益气轻身。除胸胁痰癖，逐停水，破结实，心下急痞痛逆气，胁风痛，安胃气，消胀满，止溏泄，明目。解伤寒结胸，主上气喘咳，肾内伤冷，阴痿而有气。消食，散败血，破积坚，祛胃中湿热。

## 【百草堂】

枳实，味苦性微寒，入脾胃经，具有破气消积、泻痰除痞之功效，是为中医常用的理气良药。尤其对于治疗肠胃病具有显著疗效。

胃脘部隐痛或痞闷、胀满、吞酸嘈杂、嗳气、恶心呕吐、呃逆、大便失调以及神疲乏力等症状，均可使用枳实治疗。

## ◎ 对症下药 ◎

| 病症 | 配方 | 功效 |
|------|------|------|
| 产后腹痛 | 枳实（麸炒）、芍药（酒炒）各6克，水一盏煎服。亦可研末服。 | 破气消积，顺气止痛 |
| 大便不通 | 枳实、皂荚等份，研末，制饭丸，米汤送服。 | 润肠通便，理气除痞 |
| 小儿头疮 | 枳实烧成灰，猪脂调涂。 | 散败血，破积坚 |

# 厚朴 ▶ 中品 植物篇

**产地分布：** 分布于陕西、甘肃、四川、贵州、湖北、广西等地。

**成熟周期：** 花期5月，果期9～10月。

**形态特征：** 树皮厚，紫褐色；幼枝淡黄色，有细毛，后变无毛；花与叶同时开放，单生枝顶，白色，芳香。种子倒卵圆形，有鲜红色外种皮。

**功　　效：** 用于湿滞伤中，脘痞吐泻，食积气滞，腹胀便秘，痰饮喘咳。

## 【原文】

厚朴，味苦，温。主中风、伤寒头痛，寒热；惊悸；气血痹死肌；去三虫。生山谷。

## 【译文】

厚朴，味苦，性温。主治中风、伤寒引起的头痛，身体恶寒发热，惊悸不安，气血阻痹，肌肉麻木不仁，能杀灭蛔、赤、蛲三种寄生虫。产于山中的深谷处。

## 【百草堂】

厚朴具有温中、下气、燥湿、消痰的功效。主治胸腹痞满胀痛，反胃，呕吐，宿食不消，痰饮喘咳，寒湿泻痢。

厚朴对消化系统的疾病非常有效，但是治疗肠胃疾病也要分情况，如果是胃虚火气、血虚脾阴、中气不足等引起的肠胃疾病则不适合使用厚朴。并且孕妇慎用。在服用时还要注意不要与泽泻、寒水石、消石、豆一起食用，以免出现中毒或不良反应。

# 山茱萸 ▶中品 植物篇

**产地分布：** 浙江、安徽等地。

**成熟周期：** 花期5～6月，果期8～10月。

**形态特征：** 落叶灌木或小乔木；老枝黑褐色，嫩枝绿色。叶对生，卵状椭圆形或卵形。伞形花序腋生，先叶开花，花黄色；花萼4裂，裂片宽三角形；花瓣4，卵形；花盘环状，肉质。核果椭圆形，成熟时红色。

**功　　效：** 补益肝肾，涩精固脱。用于眩晕耳鸣，腰膝酸痛，阳痿遗精，遗尿尿频，崩漏带下，大汗虚脱。内热消渴。

## 【原文】

山茱萸，味酸，平。主心下邪气，寒热；温中，逐寒湿痹；去三虫。久服轻身。一名蜀枣。生川谷。

## 【译文】

山茱萸，味酸，性平。主治心下胃脘部有邪气积聚，身体恶寒发热，能够温补内脏。逐除寒湿痹痛，杀灭蛔、赤、蛲三种寄生虫。长期服用能使身体轻巧。又叫作蜀枣。产于山川河谷地带。

## 【百草堂】

唐朝著名诗人王维有《山茱萸》："朱实山下开，清香寒更发。幸与丛桂花，窗前向秋月。"

茱萸，又名"越椒"或"艾子"，是一种常绿小乔木，是中药里著名的草药。茱萸有吴茱萸和山茱萸之分，吴茱萸作用很广泛，其果实能温中、止痛、理气、燥湿，治疗呕逆吞酸、腹痛吐泻、口疮齿痛、湿疹溃疡等；其枝叶能除泻痢、杀害虫；其根也可入药。山茱萸为传统名贵中药材，含有丰富的矿物元素、氨基酸、多种糖、有机酸，维生素等营养成分和药用成分，其食用、药用历史在1500年以上，具有很高的营养价值和药用价值。

花 [性状] 黄色，花萼4裂，裂片宽三角形，花瓣4，卵形。

# 杏核仁 ▶中品 植物篇

**产地分布：** 东北南部、华北、西北等黄河流域各省。

**成熟周期：** 春夏之交采摘。

**形态特征：** 杏树树冠开展，叶阔心形，深绿色，直立着生于小枝上。花盛开时白色，自花授粉。短枝每节上生一个或两个果实，果圆形或长圆形，稍扁，形状似桃，但少毛或无毛。果肉黵黄或橙黄色。果核表面平滑，略似李核，但较宽而扁平，多有翅边。

**功　　效：** 止渴生津，清热去毒。

## 【原文】

杏核仁，味甘，温。主欬逆上气雷鸣；喉痹下气；产乳；金疮；寒心贲豚。生川谷。

## 【译文】

杏核仁，味甘，性温。主治咳嗽气逆，哮喘声如雷鸣，喉痹，使气下行，具有催产的作用，并治疗金属器械疮伤，寒气冲逆心胸的贲豚症。产于河流的谷地之处。

## 【集解】

李时珍说：各种杏的叶子都圆而有尖，二月开红色花，也有叶多但不结果的。味甜而沙的叫沙杏，色黄而带酸味的叫梅杏，青而带黄的是柰杏。其中金杏个大如梨，色黄如橘。王祯《农书》上说，北方有种肉杏很好，色红，大而扁，有金刚拳之称。凡是杏熟时，将其榨出浓汁，涂在盘中晒干，再摩刮下来，可以和水调麦面吃。

陶弘景说：凡用杏仁，用汤浸去皮尖，炒黄。或者用面麸炒过用。

李时珍说：治风寒肺病药中，也有连皮尖用的，取其发散的作用。

朱震亨说：杏仁性热，寒证可用。

**仁**［性味］味甘（苦），性温（冷利），有小毒。
［主治］主咳逆上气痰鸣，产乳金疮。

徐之才说：杏仁得火良，恶黄芩、黄芪、葛根，畏蘘草。

张元素说：杏仁气薄味厚，浊而沉坠，主降，属阴，入手太阴经。它的作用有三，

**实**［性味］味酸，性热，有小毒。生吃太多，伤筋骨。

一润肺，二消食积，三散滞气。

李时珍说：杏仁有小毒，所以还能治疮杀虫。

[主治] 疗惊痫，心下烦热，风气往来，时行头痛，能解肌，消心下胀痛，杀狗毒。《名医别录》

解锡毒。（徐之才）

治腹痹不通，能发汗，主温病脚气，咳嗽上气喘促。加天门冬同煎，润心肺。与酪作汤，润声音。（甄权）

除肺热，治上焦风燥，利胸膈气逆，润大肠治便秘。（张元素）

杀虫，治各种疮疥，能消肿，疗头面各种风气引起的水泡样疙瘩。（李时珍）

【百草堂】

杏，自古以来，就与医药结下了不解之缘。相传在三国时代，东吴名医董奉简居庐山，为人治病，从不取金钱报酬。施恩者不图报，而受惠者却不忘恩，患者病愈之后，就在他家的周围栽上杏树。小病愈者栽一棵，大病愈者栽五棵，几年之后，竟栽得杏树十万余棵，蔚然成林。直到现在，"庐山杏林"仍在医界传为佳话，而且"杏林"已成为中医药界的雅称。

杏树的一身皆可入药。杏叶能治目疾、水肿；杏花能治女子伤中、寒热痹症；杏枝可治跌打损伤引起的瘀血。但临床上用得最多的还是杏仁，杏仁能止咳平喘，润肠通便。

○对症下药○

| 病症 | 配方 | 功效 |
|---|---|---|
| 上气喘急 | 杏仁、桃仁各半两，去皮尖，炒研，加水调生面和成梧子大的丸子，每次用姜、蜜汤送服 10 丸，以微泻为度。 | 润肺止喘 |
| 喘促浮肿小便淋沥 | 杏仁 30 克，去皮尖，熬后磨细，加米同煮粥，空腹吃 200 毫升。 | 利肠通便 |
| 小儿脐烂成风 | 杏仁去皮研后敷涂。 | 杀虫解毒 |

# 桃核仁 中品 植物篇

产地分布：我国除黑龙江省外，其他各省都有桃树栽培。

成熟周期：花期 3 ~ 4 月，果实 6 ~ 9 月成熟。

形态特征：落叶小乔木，高可达 8 米，树冠开展。小枝红褐色或褐绿色。单叶互生，椭圆状披针形，先端长尖，边缘有粗锯齿。花单生，无柄，通常粉红色，单瓣。核果卵球形，表面有短柔毛。

功　效：活血化瘀，润肠通便。

【原文】

桃核仁，味苦，平。主瘀血、血闭症瘕；邪气；杀小虫。桃花，杀注恶鬼，令人好颜色。桃凫，微温。主杀百鬼精物。桃毛，主下血瘕，寒热积聚，无子。桃蠹，杀鬼邪恶不祥。生川谷。

【译文】

桃核仁，味苦，性平。主治瘀血症、闭经、癥瘕，能祛除邪气、杀灭小虫。桃花，能杀除鬼邪，令人容颜美好。桃凫，性微温，主要功效是杀灭多种鬼精。桃毛，主要消除瘀血，身体发冷发烧、寒热之气

果实 [性味] 味辛、酸、甘，性热，微毒。
[主治] 制成果脯食用，益于养颜。

仁 [性味] 味苦、甘，性平，无毒。
[主治] 主瘀血血闭，腹内积块，杀小虫。

花 [性味] 味苦，性平，无毒。
[主治] 使人面色润泽。

积聚，治疗不孕症。桃蠹，驱杀秽浊不祥邪气。产于河流的谷地之处。

## 【集解】

陶弘景说：桃树现在到处都有。用桃核仁入药，应当取自然裂开的种核最好，山桃仁不能用。

李时珍说：桃的品种很多，易于栽种，而且结实也早。桃树栽种五年后应当用刀割树皮，以流出脂液，则桃树可多活几年。桃花有红、紫、白、千叶、二色的区别；桃子有红桃、绯桃、碧桃、缃桃、白桃、乌桃、金桃、银桃、胭脂桃，都是以颜色命名。有绵桃、油桃、御桃、方桃、匾桃、偏核桃、脱核桃，都是以外形命名。有五月早桃、十月冬桃、秋桃、霜桃，都是以时令命名。这些桃子都能食用，只有山中毛桃，即《尔雅》中所说的榹桃，小而多毛，核黏味差。但它的仁饱满多脂，可入药用，这大概是外不足而内有余吧。

李时珍说：桃仁行血，宜连皮、尖生用。润燥活血，宜汤浸去皮、尖炒黄用。或与麦麸同炒，或烧存性，各随方选择。双仁的有毒，不能食用。

[主治] 止咳逆上气，消心下坚硬，疗突然出血，通月经，止心腹痛。《名医别录》

治血结、血秘、血燥，通润大便，破瘀血。（张元素）

杀三虫。每晚嚼一枚和蜜，用来涂手和脸，效果好。（孟诜）

主血滞，风痹，骨蒸，肝疟寒热，产后血病。（李时珍）

## 【百草堂】

相传很久以前，在北方的一个小山村里住着两个年轻人。小伙子勤劳勇敢，姑娘聪慧美丽。两个人从小一起长大，青梅竹马、情投意合。可姑娘本是玉帝的花仙子，不久就会飞升化仙。两人虽然相爱，却终归不能在一起。

姑娘知道自己的身世后，怕自己的离去会刺伤小伙子的心。于是便告诉小伙子，自己不喜欢他，要他死心。之后就再也不去见他。小伙子心灰意冷，却又按捺不住对姑娘的爱。一次，小伙子找到姑娘，掏出自己的心给姑娘看，姑娘也掏出自己的心，于是两人相依而死。村民们感慨于他俩的深情，将他俩合葬在一起。后来看到他俩的墓地上长出了一棵小树，树上开满了粉红的花朵。小伙子化作树干，姑娘化作桃花，村民把这棵树叫作桃树。姑娘的灵魂升天，由于她贪恋人间真情，王母娘娘念其真情可贵，封其为桃花娘娘，专事人间爱情和求嗣。

当年夏天，人们惊奇地发现桃树上结满了鲜果，像是两颗心紧紧地重叠在一起。从那以后，人们总是用桃花象征爱情，用坚硬的桃木做桃符避邪！

# 【中品】

# 矿物篇

# 石膏 ▶中品 矿物篇

## 【原文】

石膏，味辛，微寒。主中风寒热，心下逆气，惊，喘，口干舌焦不能息，腹中坚痛；除邪鬼；产乳；金疮。生山谷。

## 【译文】

石膏，味辛，性微寒。主治中风引起的身体恶寒发热，心腹间内气逆行、心惊、气喘，口干舌燥而呼吸困难，腹部坚硬疼痛，可以驱除邪气恶鬼，具有催生的功效，治疗金属器械造成的创伤。产于山中的深谷处。

## 【集解】

《名医别录》载：石膏产于齐山山谷及齐卢山、鲁蒙山，随时可采。纹理细密色白润泽的质地优良，黄色的服后会让人得淋病。

李时珍说：石膏有软、硬两种。软石膏体积大，成很大的块生于石中，一层层像压扁的米糕，每层厚数寸，有红白两种颜色，红色的不可以服，白色的洁净，纹理短密像束针，正如凝固的白蜡，松软易碎，煅后白烂如粉。还有一种明洁，色略呈微青，纹理长细如白丝的，叫理石。与

软石膏是一物二种。捣碎以后形状颜色和前一种一样，不好分辨。硬石膏成块状，纹理直、起棱，像马齿一样坚白，敲击后一段段横向分开，光亮如云母、白石英，烧后裂散但不能成粉状。其中似硬石膏成块状，敲击时一块块分解的，为方解石，烧之也散且不烂。它与硬石膏是同类二种，敲碎后形、色一样，不好辨别。自陶弘景、苏敬、大明、雷敩、苏颂、阎孝忠都以硬的为石膏，软的为寒水石，到朱震亨才开始断定软的为石膏，且后人使用后也得以验证，长时间的疑惑才弄明白，那就是：前人所称的寒水石，即软石膏，所称的硬石膏，为长石。石膏、理石、长石、方解石四种，性气都寒，都能去大热气结，不同的是石膏又能解肌发汗。理石即石膏之类，长石即方解石之类，都可代用。现在人们用石膏点制豆腐，这是前人所不知道的。

[修治] 李时珍说：古法修治只是将石膏打碎如豆大，用绢包好，放入汤中煮。近人考虑到石膏性寒，阻碍脾胃，因此火煅过后使用，或者用糖拌炒后用，则不碍脾胃。

[性味] 味辛，性微寒，无毒。

## ◦对症下药◦

| 病症 | 配方 | 功效 |
|------|------|------|
| 伤寒发狂 | 鹊石散：取石膏6克、黄连3克，共研细。甘草煎汤，待药汁冷后送服。 | 去恶寒，止烦逆 |
| 胃火牙痛 | 用好软石膏30克，火煅，淡酒淬过，加防风、荆芥、细辛、白芷各五分，共研细。天天擦牙，有效。 | 散热止痛 |
| 流鼻血，头痛，心烦 | 用石膏、牡蛎各30克，研细。每服6克，新汲水送下。同时用水调少量药滴鼻内。 | 养心神，止血止痛 |
| 风热所致的筋骨疼痛 | 用石膏9克、面粉21克，研细，加水调匀，入锅里煅红。冷定后化在滚酒中，趁热服下，盖被发汗。连服药3日，病愈。 | 去热止痛 |

王好古说：入足阳明、手太阴、少阳经气分。

徐之才说：与鸡子相使。恶莽草、巴豆、马目毒公。畏铁。

[主治] 除时气头痛身热，三焦大热，皮肤热，肠胃中结气，解肌发汗，止消渴烦逆，腹胀暴气，喘息咽热，也可煎汤洗浴。《名医别录》

治伤寒头痛如裂，高热不退，皮肤如火烤。与葱同煎代茶饮，去头痛。（甄权）

治疗流行性热狂头，头风眩晕，下乳汁。用它揩齿，有益牙齿。《日华诸家本草》

除胃热肺热，消散阴邪，缓脾益气。（李杲）

止阳明经头痛，发热恶寒、午后潮热、大渴引饮、中暑潮热、牙痛。（张元素）

[发明] 成无己说：风属阳邪，寒属阴邪。风喜伤阳，寒喜伤阴，营卫阴阳，为风寒所伤，则不是单单轻剂所能发散的，必须轻剂重剂合用而散邪，才使阴阳之邪俱祛，营卫之气调和。所以用大青龙汤，汤中以石膏为使药。石膏是重剂，而又专达肌表。又说：热淫所胜，佐以苦甘。知母、石膏之苦甘，可以散热。

【百草堂】

《本草纲目》中称："（石膏）文理细密，故名细理石，其性大寒如水，故名寒水石，与凝水石同名异物。""石膏有软硬二种：软石膏大块，生于石中作层，如压扁米糕形，每层厚数寸，有红白二色，红者不可服，白者洁净，细文短密如束针，正如凝成白蜡状，松软易碎，烧之即白烂如粉，其中明洁，色微带青。而文长细如白丝者，名理石也。与软石膏乃一物二种，碎之则形色如一，不可辨矣。硬石膏作块而生直理，起棱如马齿，坚白，击之则段段横解，光亮如云母、白石英，有墙壁，烧之亦易散，仍硬不作粉。""今人以石膏收豆腐，乃昔人所不知。"

石膏与不同的药材配伍有不同的功效：配桑叶，清宣肺热；配桂枝，表里双解；配白芷，清热泻火、消肿止痛；配知母，清热除烦；配半夏，肺胃双清、降逆化痰；配甘草，清肺止咳；配竹叶，清热除烦。

# 磁石 ▶中品 矿物篇

【原文】

磁石，味辛，寒。主周痹风湿，肢节中痛，不可持物，洗洗酸消，除大热烦满及耳聋。一名玄石。生山谷。

【译文】

磁石，味辛，性寒。主治全身麻痹、风湿阻滞所造成的四肢关节疼痛，无法拿起物品，肌肉寒冷酸痛，能够消除严重的发热、胸中烦闷胀满以及耳聋的症状。又叫作玄石。产于山中的深谷处。

【集解】

苏颂说：今磁州、徐州以及南海傍的山中都有，磁州产的最好，能吸铁虚连十数针或一二斤刀器，回转不落的，特别好，随时可采。其石中有孔，孔中黄赤色，其上有细毛的，功用更强。

雷敩说：使用磁石，不要误用玄石以及中麻石。这两种石都像磁石，只是不能吸铁。如果误服了，会令人生恶疮，不能治。

[修治] 寇宗奭说：磁石入药须火烧醋淬过，研末水飞后用。或者用醋煮三天

三夜。

[性味] 味辛，性寒，无毒。

甄权说：咸，有小毒。

徐之才说：与柴胡相使，可除铁毒，消金，恶牡丹、芥草，畏黄石脂。

独孤滔说：伏丹砂，养汞，可去铜晕。

[主治] 养肾脏，强骨气，益精除烦，通关节，消痈肿鼠瘘，颈核喉痛，小儿惊痫，煎水饮用。也可治疗不孕证。《名医别录》

补男子肾虚风虚、身体强直，腰中不利。（甄权）

治筋骨羸弱，补五劳七伤，治眼昏花，除烦躁。小儿误吞针铁等，立刻研细末，将筋肉不切断，与末同吞服，即可出。《日华诸家本草》

明目聪耳，止金疮血。（李时珍）

[发明] 寇宗奭说：养肾气，填精髓，肾虚耳聋目昏的都可以用。

陈藏器说：质重可以去怯，如磁石、铁粉。

李时珍认为：磁石水性，色黑入肾，所以能治疗肾脏各种病症而使耳通、目明。

## 【百草堂】

磁石入药，需在开采后，除去杂石。选择吸铁能力强者（称活磁石或灵磁石）入药，磁石采集后放置日久，发生氧化，其磁性便会减退，乃至失去吸铁能力（称死磁石或呆磁石），影响药效，故应经常用铁屑或泥土包埋之，以保持其磁性，如已失去磁性，则可与活磁石放在一起，磁性可逐渐恢复。

### ○对症下药○

| 病症 | 配方 | 功效 |
|------|------|------|
| 阳痿 | 用磁石2500克，研细，用清酒浸泡半月，每次服300毫升，白天服3次，临睡前服1次。 | 补男子肾虚风虚 |
| 刀伤后出血不止 | 用磁石粉敷上。 | 止痛止血 |
| 两眼昏障，眼前现空花，视物成两体 | 用磁朱丸：取磁石（火煅、醋淬7次）60克、丹砂30克、生神曲90克，共研为末。另用神曲末30克煮成糊，加蜜做成如梧子大的丸子。每服20丸，空腹用米汤送下。 | 明目聪耳 |
| 各种肿毒 | 用磁石9克、金银藤120克，铅丹240克、香油500克，熬成药膏，摊厚纸上贴患处。 | 解毒消肿 |

# 动物篇

# 鳖甲 ▶中品 动物篇

## 【原文】

鳖甲，味咸，平。主心腹症瘕；坚积寒热；去痞、息肉、阴蚀、痔、恶肉。生池泽。

## 【译文】

鳖甲，味咸，性平。主治胃脘部症瘕，痞积坚硬引起的恶寒热，消除胀气滞留，去除息肉，男女阴部发炎，痔疮及坏死之肉。生活在水塘、湖泊及大海之中。

## 【集解】

李时珍说：鳖即甲鱼，可在水里和陆地生活，脊背隆起与胁相连，与龟同类。甲壳的边缘有肉裙。所以说，龟的肉在甲壳内；鳖的甲壳在肉里。鳖没有耳，借助眼睛来代替耳。鳖在水中时，水面上有鳖吐出的泡沫，叫鳖津。人们根据此液来捕捉它。《类从》载，扬子鳄一叫，鳖就伏着不动。鳖又惧怕蚊子，活鳖被蚊子叮咬后即死，鳖甲又可用来熏蚊。这都是事物间的相互制约。

鳖甲

徐之才说：恶矾石、理石。

[主治] 疗温疟、血瘕腰痛、小儿胁下肿胀。《名医别录》

消宿食，治虚劳瘦弱，除骨热、骨节间劳热、结滞壅塞，能下气，止妇人漏下、赤白带下，能祛瘀血。（甄权）

能去血气，破恶血，堕胎，消疮肿肠痈及跌损瘀血。《日华诸家本草》

能补阴补气。（朱震亨）

治久疟、阴毒腹痛，食积劳伤，斑痘烦闷气喘，小儿惊痫，妇人经脉不通，难产，产后阴脱，男子阴疮石淋。还可收敛疮口。（李时珍）

[发明] 鳖甲为厥阴肝经血分之药。龟、鳖之类，功效各有侧重。鳖色青入肝，故所主的都是疟劳寒执、经水痈肿等厥阴血分之病。玳瑁色赤入心，故所主的都是心风惊热、伤寒狂乱、痘毒肿毒等少阴血分之病。秦龟色黄入脾，故所主的都是顽风湿痹等太阴血分之病。水龟色黑入肾，故所主的都是阴虚精弱、阴疟泻痢等少阴血分之病。介虫属阴类，所以都主阴经血分之病。

## 【百草堂】

清朝光绪皇帝自幼羸弱多病，青年时一天清晨，忽觉腰椎中间疼痛，俯仰皆痛，不能自已。次日晨起，腰椎左侧疼痛更重，稍一转动即觉满腰牵拉，疼痛难忍，其后竟一日甚于一日。宫中太医绞尽脑汁为其治病，药吃了不少却未见一丝起色。光绪皇帝斥责太医道："屡服汤剂，寸效全无，名医伎俩，不过如此，亦可叹矣。"后诏谕天下，征集贤士。民间医家听说皇帝的病连太宫，声称能治光绪帝的病。他号脉之后，开出了一张药方。只见药方上画了一只鳖，其旁写道：将此背甲与知母、青蒿水煎服，连服一月。光绪帝半信半疑，便试服之，不想一个月后，他的病情果然有所好转。

道士何以能药到病除呢？主要是他看准了病情，能对症下药。原来光绪帝年幼时曾患肺结核，从症状上看，很可能是结核扩散转移到了腰椎引起腰椎疼痛。祖国医学称结核为"骨蒸"。这三味药中，知母滋肾降火，对阴虚骨蒸盗汗有良效；青蒿能清热降火，可退骨蒸劳热，也是治疗骨蒸的要药，而鳖甲在治疗骨蒸方面，更有独到的疗效。

# 白僵蚕 ▶中品 动物篇

## 【原文】

白僵蚕，味咸，平。主小儿惊痫，夜啼；去三虫；灭黑鼾，令人面色好；男子阴疡病。生平泽。

## 【译文】

白僵蚕，味咸，性平。主治小儿惊痫，夜间啼哭，杀灭各种寄生虫，消除脸上黑斑，使人面色美好。还能治疗男子阴部溃烂。生活在平地的水草丛生之处。

## 【集解】

白僵蚕含有氨基酸和活性丝光素，有营养皮肤和美容作用。僵蚕所含蛋白质有刺激上皮脂腺，调节性激素分泌的作用，因而对女性性激素分泌失调引起的黄褐斑有一定疗效。僵蚕含维生素 E9.89%，能清除自由基，抗脂质氧化形成的老年斑。其所含的活性丝光素能促使皮肤细胞新生，调节皮脂，改善皮肤微循环，可增白防晒，消除色素沉着，保持皮肤弹性。日本人就十分喜用蚕丝保健品。若无僵蚕可用蚕茧、蚕蛹代替。

[性味] 咸，平，无毒。

[主治] 治中风，急喉痹，捣筛细末，生姜自然汁调灌之。《本草图经》

散风痰结核，瘰疬，头风，风虫齿痛，皮肤风疮，丹毒作痒，痰疟症结，妇人乳汁不通，崩中下血，小儿疳蚀鳞体，一切金疮，疔肿风痔。《本草纲目》

女子崩中赤白，产后余痛，灭诸疮瘢痕。《名医别录》

## 【百草堂】

白僵蚕是蚕的幼虫在吐丝前因感染白僵菌，吐丝作茧后，在蜕变成半蚕半蛾的状态后而发病致死的僵化虫体。因为没有完成蝴蝶和飞蛾的美丽蜕变，所以被称为白僵蚕。

虽然白僵蚕自身没有完成美丽的变身，可是却能让人们的容颜变得美丽。白僵蚕具有很好的美容功效，将白僵蚕粉用清水调成糊状，当作面膜，每晚用此敷脸，第二天洗去。可以祛除黄褐斑，淡化老年斑、晒斑。

# 【下品】
## 植物篇

# 附子 ▶下品 植物篇

**产地分布：** 分布四川、陕西、湖北、湖南、云南等省。
**成熟周期：** 花期6～7月，果期7～8月。
**形态特征：** 块根通常2个连生，纺锤形至倒卵形，外皮黑褐色；叶片卵圆形，中央裂片菱状楔形，裂片边缘有粗齿或缺刻。花丝下半部扩张成宽线形的翅；蓇葖果长圆形。
**功　　效：** 回阳救逆；补火助阳；散寒除湿。

【原文】

附子，味辛，温。主风寒咳逆邪气；温中；金疮；破症坚、积聚血瘕；寒踒躄；拘挛膝痛不能行步。生山谷。

【译文】

附子，味辛，性温。主治风寒引起的咳嗽气喘、邪气郁结，具有温补内脏，治疗金属创伤，破除症坚，消除积聚、血瘕，治疗寒邪湿邪造成的下肢瘫软，拘挛、膝痛，不能行走。产于山中的深谷处。

【集解】

李时珍说：乌头有两种。出彰明者即附子之母，现在人叫它川乌头。它在春末生子，所以说春天采的是乌头。冬天已经生子，所以说冬天采的是附子。天雄、乌喙、侧子，都是生子多的，因象命名。出自江左、山南等地的，是现在人所说的草乌头。其汁煎为射罔。此草在十一月播种，春天生苗。它的茎像野艾而润泽，叶像地麻而厚，花是紫瓣黄蕤，苞长而圆。四月采的，蜷缩而小，还没长好，九月采的才好。此物有七种，初种的是乌头，附乌头而旁生的是附子，左右附而偶生的是鬲子，附而长的是天雄，附而尖的是天锥，附而上出的是侧子，附而散生的是漏篮子，都有脉络相连，如子附母。附子的外形，以蹲坐正节角少的为好，有节多鼠乳的次之，

形不正而伤缺风皱的为下。附子的颜色，以花白的为好，铁色的次之，青绿色的为下。天雄、乌头、天锥，都以丰实盈握的为好。

【百草堂】

附子是一味剧毒药，是毛茛科植物乌

花 [性味] 味苦，性温，有毒。
[主治] 治寒湿痿痹，拘挛膝痛。

叶 [性味] 味苦，性温，有毒。
[主治] 治腰脊风寒，脚疼冷弱，心腹冷痛。

头的旁生块根，大辛大热，含有许多生物碱类，如乌头碱、次乌头碱、中乌头碱等。口服0.2毫克乌头碱，即可产生中毒症状，表现为口腔、咽喉部刺痛、烧灼感、口唇及舌头的麻木感，语言不流利，舌体不灵活；重者恶心、呕吐、腹痛、腹泻、头晕眼花，四肢肌肉强直，阵发性抽搐，牙关紧闭，甚至引起心室颤动、心源性休克而死亡。

据《汉书》记载，汉宣帝时期，大将军霍光的妻子想让自己的女儿做皇后，想法谋害当时的皇后许氏。许氏分娩之后，霍光的妻子就胁迫御医淳于衍利用服药的机会进行谋害。淳于衍暗中将捣好的中药附子带进宫中，偷偷掺和在许皇后要吃的药丸内。许皇后服药后不久，即感到全身不适，很快昏迷死亡。

## 半夏 ▶下品 植物篇

**产地分布：** 主产于南方各省区，东北、华北、长江流域诸省均有栽培。
**成熟周期：** 7～9月间采挖。
**形态特征：** 地下块茎球形，叶基生，叶片掌状三出，在叶柄或小叶分枝处着生珠芽，可作繁殖材料，由块茎生出的植株可抽出花茎，肉穗花序，外具有佛焰苞，浆果，嫩时绿色，熟时红色图。
**功　效：** 燥湿化痰，降逆止呕，消痞散结。

【原文】

半夏，味辛，平。主伤寒寒热心下坚，下气；喉咽肿痛；头眩；胸张欬逆，肠鸣，止汗。一名地文，一名水玉。生川谷。

【译文】

半夏，味辛，性平。主治外感伤寒，身体恶寒发热，心腹间郁结坚硬之感，可使体内郁气下行，能治疗咽喉肿痛，头晕目眩，胸中胀满，咳嗽气逆，肠鸣，具有止汗的功效。又叫作地文、水玉。产于河流的谷地之处。

【集解】

陶弘景说：半夏以肉白的为好，不论陈久。

苏颂说：半夏各地都有，二月生苗一茎，茎端长三叶，浅绿色，很像竹叶，而

○对症下药○

| 病症 | 配方 | 功效 |
| --- | --- | --- |
| 痰厥中风 | 半夏同甘草、防风、生姜共用。 | 燥湿化痰 |
| 风痰湿痰 | 半夏同神曲、南星、白术、枳实、姜汁共用。 | 化痰 |
| 脾湿生痰，不思饮食 | 半夏同人参、白茯、白术、甘草、陈皮共用，名六君子汤。 | 降逆止呕 |

生长在江南的像芍药叶。根下相重，上大下小，皮黄肉白。五月、八月采根，以灰裹二日，汤洗晒干。

[修治]李时珍说：将半夏洗去皮垢，用汤泡浸七日，每天换汤，晾干切片，用姜汁拌焙入药。或研为末，以姜汁入汤浸澄三日，沥去涎水，晒干用，称半夏粉。或研末以姜汁和成饼，晒干用，叫作半夏饼。

[性味]味辛，性平，有毒。

王好古说：半夏辛厚苦轻，为阳中之阴。入足阳明、太阴、少阳三经。

徐之才说：半夏与射干相使。恶皂荚。畏雄黄、生姜、干姜、秦皮、龟甲。反乌头。

张元素说：热痰佐以黄芩同用；风痰佐以南星同用；寒痰佐以干姜同用；痰痞佐以陈皮、白术同用。半夏多用则泻脾胃。各种血证及口渴者禁用，因其燥津液。孕妇不能用，用生姜则无害。

[主治]消心腹胸膈痰热满结，咳嗽上气，心下急痛坚痞，时气呕逆，消痈肿，疗萎黄，悦泽面目，堕胎。《名医别录》

消痰，下肺气，开胃健脾，止呕吐，去胸中痰满。生半夏：摩痈肿，除瘤瘿气。（甄权）

治吐食反胃，霍乱转筋，肠腹冷，痰疟。《日华诸家本草》

治寒痰，及形寒饮冷伤肺而咳，消胸中痞，膈上痰，除胸寒，和胃气，燥脾湿，治痰厥头痛，消肿散结。（张元素）

治眉棱骨痛。（朱震亨）

补肝风虚。（王好古）

除腹胀，疗目不得瞑，白浊梦遗带下。（李时珍）

[发明]李时珍说：脾无留湿不生痰，故脾为生痰之源，肺为贮痰之器。半夏能主痰饮及腹胀，是因为其体滑而味辛性温。涎滑能润，辛温能散亦能润，所以行湿而

通大便，利窍而泄小便。

【百草堂】

半夏含有生物碱，能引起呕吐，对局部有强烈刺激性，生食可使舌咽口腔麻木肿痛、流涎、张口困难，严重时可窒息。

相传宋代，广州知府杨立之喜用鹧鸪下酒，一天突然感到咽喉疼痛异常，不能饮食，服了几帖清热解毒方剂，不但没有效果，反而肿处破溃，脓血不止。于是请来名医杨吉老，杨吉老仔细询问了病情经过说："大人若要早愈，需先吃一斤生姜。"

叶[性味]味辛，性平，有毒。
[主治]消痰，下肺气，开胃健脾，止呕吐。

根[性味]味辛，性平，有毒。
[主治]主伤寒寒热，心下坚，胸胀咳逆。

杨知府于是命人买来一斤生姜，洗净切片。当吃完一斤生姜后，咽喉脓血不见，喉肿也基本消退。杨立之不明所以，杨吉老告诉他："我得知你喜欢食鹧鸪。鹧鸪最爱吃半夏。你常用此下酒且数年如一日，所以半夏之毒积蓄在你体内，侵及咽喉。医书上说，生姜可攻半夏毒，所以我先用生姜清除半夏积毒，然后再用方剂扶正固本。"

# 大黄 ▶下品 植物篇

**产地分布**：分布于甘肃、青海、四川等地。
**成熟周期**：7月种子成熟后采挖。
**形态特征**：根叶片深裂，呈三角状披针形或狭线形。花序分枝紧密，向上直，紧贴干茎。
**功　　效**：攻积滞；清湿热；泻火；凉血；祛瘀；解毒。

## 【原文】

大黄，味苦，寒。主下瘀血；血闭；寒热；破症瘕、积聚；留饮宿食，荡涤肠胃，推陈致新，通利水谷，调中化食，安和五脏。生山谷。

## 【译文】

大黄，味苦，性寒。主要功效是驱除瘀血，治疗女子闭经，消除恶寒发热，破除症瘕、积聚肿块，消解食物滞留、不消化，荡涤肠胃，促进新陈代谢，通利水谷，调中化食，使五脏安康和谐。产于山中的深谷处。

## 【集解】

吴普说：大黄生长在蜀郡北部或陇西。二月叶子卷曲生长，黄赤色，叶片四四相当，茎高三尺多。它三月开黄色花，五月结实黑色，八月采根。根有黄汁，切片阴干。

苏恭说：大黄的叶、子、茎都像羊蹄，

### ○对症下药○

| 病症 | 配方 | 功效 |
|---|---|---|
| 心气不足吐血衄血 | 大黄60克，黄连、黄芩各30克，加水3升，煮取1升，热服取利。 | 祛瘀解毒 |
| 痰引起的各种疾病 | 大黄240克，生黄芩240克，沉香15克，青礞石（60克），焰硝（60克），同入砂罐中密封、煅红、研细。取末用水调和制成梧子大的药丸，常服。 | 止咳化痰 |
| 产后血块 | 大黄末30克，头醋半升，熬膏做成梧子大的丸子，每服5丸，温醋化下。 | 祛瘀 |

但茎高达六七尺而且脆，味酸，叶粗长而厚。根细的像宿羊蹄，大的有碗大，长二尺。其性湿润而易蛀坏，烘干就好。

陈藏器说：用的时候应当区分，如果取深沉、能攻病的，可用蜀中像牛舌片坚硬的；如果取泻泄迅速、除积滞去热的，当用河西所产有锦纹的大黄。

[修治] 陈藏器说：大黄有蒸的、生的、熟的，不能一概用之。

[性味] 味苦，性寒，无毒。

张元素说：大黄味苦性寒，气味俱厚，沉而降，属阴。用之须酒浸煨熟，是寒因热用。大黄酒浸入太阳经，酒洗入阳明经，其余经不用酒。

李杲说：大黄苦峻下走，用于下部疾患，必须生用。如果邪气在上，非酒不能到达病处，必须用酒浸引上至高处，驱热而下。

李时珍说：凡是病在气分以及胃寒血虚和妊娠产后，不要轻易使用。因大黄性苦寒，能伤元气、耗阴血。

[主治] 可平胃下气，除痰实，肠间积热，心腹胀满，女子寒血闭胀，小腹痛，各种陈久瘀血凝结。《名医别录》

通女子月经，利水肿，利大小肠，贴热肿毒，小儿寒热时疾，烦热蚀脓。（甄权）

宣通一切气，调血脉，利关节，泄壅滞水气，温瘴热疟。《日华诸家本草》

泻各种实热不通，除下焦湿热，消宿食，泻心下痞满。（张元素）

主下痢赤白，里急腹痛，小便淋沥，实热燥结，潮热谵语，黄疸，各种火疮。（李时珍）

[发明] 李时珍说：大黄是足太阴、手足阳明、手中厥阴五经血分之药。凡病在

花 [性味] 味苦，性寒，无毒。
[主治] 通利水谷，调中化食，安和五脏。

叶 [性味] 味苦，性寒，无毒。
[主治] 能下瘀血，除寒热，破肿块。

五经血分者，适宜使用。如果病在气分而用大黄，是诛伐无过。泻心汤治疗心气不足、吐血、衄血，是真心之气不足，而手厥阴心包络、足厥阴肝、足太阴脾、足阳明胃之邪火有余。虽然说是泻心，实际是泻四经血中的伏火。

## 【百草堂】

在古代的宫廷用药中除了人们熟知的人参、鹿茸、燕窝等高级补品外，其实应用最多的就是大黄了。宫廷医案中，大黄应用之广泛，炮制之讲究，剂量之斟酌，用法之多样，配伍之精当，堪称之最，成为一味"出将入相"的良药。

大黄在宫廷中的使用历史可追溯到南北朝时期。当时有一位叫姚僧坦的名医，用单味大黄治好了梁元帝的心腹疾。在宫廷处方中，上至皇帝、太后，下至宫女、太监，不论是花甲老人还是垂髫小儿，凡有里滞内存（积食），或实火血热，或瘀滞经闭等症状，御医在处方时常将大黄作为重要的药物。

多数人只知道大黄具有泻下作用，其实用量得当，大黄还具有补益作用。我国古代名医张子和就曾说过："阴虚则补之以大黄。"御医每为皇后、嫔妃、宫女治疗月经、月经延期等，所开处方药中常用大黄。慈禧常服的"通经甘露丸"也有熟大黄成分。

# 葶苈 ▶下品 植物篇

**产地分布：**分布于东北、华北、西北、华东、西南等地。
**成熟周期：**翌年4月底5月上旬采收。
**形态特征：**茎直立，或自基部具多数分枝，被白色微小头状毛。基生叶有柄；叶片狭匙形或倒披针形，一回羽状浅裂或深裂，先端短尖，边缘有稀疏缺刻状锯齿，基部渐狭；茎生叶披针形或长圆形。
**功　　效：**泻肺降气；祛痰平喘；利水消肿；泄逐邪。

## 【原文】

葶苈，味辛，寒。主症瘕积聚结气；饮食寒热；破坚逐邪，通利水道。一名大室，一名大适。生平泽及田野。

## 【译文】

葶苈，味辛，性寒。主治气血积聚形成的肿块，饮食不调，身体恶寒发热，具有破除坚积，逐除邪气，通利水道。又叫作大室、大适。产于平地水草丛生处以及田野上。

## 【释名】

又名：丁历、大室、大适、狗荠。

## 【集解】

《名医别录》载：葶苈生长在藁城平原沼泽及田野，立夏后采实，阴干。

陶弘景说：葶苈现在各处都有。葶苈子细黄很苦，用的时候要煎熬。

苏颂说：葶苈初春生苗叶，高六七寸，像荠。它的根为白色，枝茎都为青色。三月开花，微黄，结角，种子扁小像黍粒，微长，呈黄色。

李时珍说：葶苈有甜、苦两种。狗荠味微甘，即甜葶苈。

[性味] 味辛，性寒，无毒。

张仲景说：葶苈敷头疮，药气入脑，杀人。

徐之才说：葶苈子与榆皮相使，得酒良，恶白僵蚕、石龙芮。

李时珍说：宜配大枣同用。

[主治] 利膀胱水湿，伏留热气，皮间邪水上出，面目浮肿，身突然中风，热痱瘙痒，利小腹。久服令人虚弱。《名医别录》

疗肺壅上气咳嗽，止喘促，除胸中痰饮。《开宝本草》

通月经。（李时珍）

[发明] 李杲说：葶苈大降气，与辛酸同用，以导肿气。《本草·十剂》载，泄可去闭，葶苈、大黄之属。此二味药都大苦寒，一泄血闭，一泄气闭。

李时珍说：葶苈甘苦二种，正如牵牛，黑白二色一样，急、缓不同；又像壶卢，甘、苦二味，良、毒也异。一般甜的下泄性缓，虽泄肺却不伤胃；苦的下泄性急，既泄肺也易伤胃，所以用大枣辅佐。然而肺中水气积满喘急者，非此不能除。只是水去则停药，不可过多服用。

## 【百草堂】

葶苈别名北葶苈子、甜葶苈子、辣辣菜、丁苈、大室、大适、狗荠。为十字花科植物独行菜、北美独行菜或播娘蒿的种子。治疗肺壅喘急，痰饮咳嗽，水肿胀满。

花 [性味] 味辛，性寒，无毒。
[主治] 利膀胱水湿，伏留热气。

子 [性味] 味辛，性寒，无毒。
[主治] 主治腹部肿块、结气，饮食寒热。

### ○对症下药○

| 病症 | 配方 | 功效 |
| --- | --- | --- |
| 遍身肿满 | 苦葶苈（炒）120克，研成末，与枣肉和成梧子大的丸子，每服15丸，桑白皮汤送下，1天3次。 | 利水消肿 |
| 肺湿痰喘 | 甜葶苈炒，研末，加枣肉和成丸子服下。 | 祛痰平喘 |
| 头风疼痛 | 葶苈子研为末，煮汤淋汁洗头，三四次即愈。 | 泻肺降气 |

# 旋覆花 ▶下品 植物篇

**产地分布：**我国北部、东北部、中部、东部各省。

**成熟周期：**果期 9 ～ 11 月。

**形态特征：**茎直立，不分枝。基生叶长于椭圆形，稍呈莲座丛状，茎生叶互生，无柄，叶片披针形、长椭圆状披针形或长椭圆形，茎上部叶半包茎，边缘有细齿，两面均有毛。

**功　　效：**降气消痰，行水止呕。

## 【原文】

旋覆花，味咸，温。主结气胁下满；惊悸；除水；去五脏间寒热；补中；下气。一名金沸草。一名盛椹。生平泽、川谷。

## 【译文】

旋覆花，味咸，性温。主治邪气聚积造成的胁下胀满，惊恐心悸，消除水湿，祛除五脏间的寒热邪气，补益内脏，使气下行。又叫作金沸草、盛椹。产于河流的谷地之处。

## 【集解】

《名医别录》载：旋覆生长在平泽川谷。五月采花，晒干，二十天成。

韩保昇说：旋覆的叶像水苏，花黄如菊，六月至九月采花。

李时珍说：此草的花像金钱菊。生长在水泽边的，花小瓣单；人们栽种的，花大蕊簇，这大概是土壤的贫瘠与肥沃造成的。它的根细白。

## 花

[修治] 雷敩说：采得花，去蕊并壳皮及蒂子，蒸后晒干用。

[性味] 味咸，性温，有小毒。

花 [性味] 味咸，性温，有小毒。
[主治] 主结气胁下满，惊悸，除水。

叶 [主治] 傅金疮，止血。

[主治] 消胸上痰结，唾如胶漆，心胁痰水；膀胱留饮，风气湿痹，皮间死肉，利大肠，通血脉，益色泽。《名医别录》

主水肿，逐大腹，开胃，止呕逆不下食。（甄权）

行痰水，去头目风。（寇宗奭）

消坚软痞，治噫气。（王好古）

[发明] 李时珍说：旋覆是手太阴肺、手阳明大肠经之药。它所治的各种病，功用不外乎行水下气，通血脉。李卫公说闻

其花能损目。

【百草堂】

旋覆花又名金沸草、金钱花、滴滴金、盗庚、夏菊、戴椹。为菊科多年生草本植物旋覆花的头状花序，夏秋两季采收，生用或蜜炙用。以身干、朵大、金黄色，有白绒毛、无梗枝者为佳。具有消痰行水、降气止呕之功，适用于痰涎壅盛、咳嗽痰多、胸膈满闷、呕吐等。

# 白及　下品 植物篇

**产地分布：** 分布华东、中南、西南及甘肃、陕西等地。
**成熟周期：** 花期4～5月，果期10月。
**形态特征：** 多年生草本，基部互相套叠成茎状，中央抽出花葶。花紫色或淡红色，由3枚萼片、2枚花瓣和1枚特化的唇瓣组成，地下有粗厚的根状茎，如鸡头状。
**功　　效：** 止血补肺、生肌止痛。

【原文】

白及，味苦，平。主痈肿、恶疮、败疽、伤阴死肌；胃中邪气；贼风鬼击，痱缓不收。一名甘根，一名连及草。生川谷。

【译文】

白及，味苦，性平。主治痈肿，恶性疮疡，疮疡恶化腐烂，阴精耗伤、肌肤坏死，胃中邪气郁结，受贼风侵袭，四肢缓弱不能收放。又叫作甘根、连及草。产于河流的谷地之处。

【集解】

《名医别录》载：白及生长在北山川谷及冤句、越山。

韩保昇说：白及如今产于申州。它的叶像初生的棕苗叶及藜芦叶，三四月抽出一茎，开紫色花。七月果实成熟，呈黄黑色。冬季凋谢。白及的根像菱草，有三角，为白色，角顶端发芽，八月采根用。

苏颂说：现在江淮、河、陕、汉、黔各州都有，生长在石山上。白及春天生苗，长一尺许。它的叶呈两指大，为青色。夏天开紫色花。二月、七月采根用。

李时珍说：韩保昇所说的正是白及，但一棵白及只抽一茎。它的花长一寸多，红紫色，中心像舌头。其根像菱米，有脐，又像扁扁的螺旋纹，很难晒干。

[性味] 味苦，性平，无毒。

徐之才说：与紫石英相使，恶理石，畏李核、杏仁，反乌头。

[主治] 除白癣疥虫。《名医别录》

疗瘵热不退，阴下痿，可治面部痤疮，令人皮肌光滑。（甄权）

止肺部出血。（李杲）

治惊悸血邪血痢，痫疾风痹，赤眼症结，温热疟疾，发背瘰疬，肠风痔瘘。还可治疗跌打损伤，刀箭疮，汤火疮，能生肌止痛。《日华诸家本草》

[发明] 苏恭说：白及性黏，山里人有手足皲裂的，将其嚼服外涂患处有效。

苏颂说：现在的医生在治疗金疮难愈及痈疽的方中，多用白及。

朱震亨说：凡是治疗吐血不止，宜加白及。

李时珍说：白及性涩而收，得秋金之气，所以能入肺止血、生肌疗疮。

## 【百草堂】

相传从前有位会稽将官，从关外保护皇帝回京，为了护驾身受重伤。皇帝命令太医马上抢救。但是因为将官的肺被箭射穿，生命攸关，太医们束手无策。

皇帝下令张贴榜文，征求能人前来医治。有位老农，拿着几株像棕榈叶一样的草药，草根有颗像菱角肉的块块，献给皇帝道："请皇上把这根块烘干，磨成粉，冲服并外敷。"

不久，那将官果然伤口愈合。皇帝要封赏老农，可是老农却拒绝了。他只要求将这味草药请太医院编入医书，公布天下，使百姓得益。

皇帝十分感动，询问药名，老农说此药无名。皇帝问老农姓名，老农说自己叫白及，于是皇帝便将此药命名为"白及"。

### ○对症下药○

| 病症 | 配方 | 功效 |
|------|------|------|
| **鼻出血不止** | 用口水调白及末涂鼻梁上低处，再用水送服白及末3克，效果好。 | 止血 |
| **心气疼痛** | 取白及、石榴皮各6克，研为末，炼蜜为丸如黄豆大，每次服3丸，用艾醋汤送下。 | 下气 |

# 【下品】

## 矿物篇

# 代赭石 ▶下品 矿物篇

## 【原文】

代赭石，味苦，寒。主鬼疰；贼风；蛊毒；杀精物恶鬼；腹中毒邪气，女子赤沃漏下。一名须丸。生山谷。

## 【译文】

代赭石，味苦，性寒。主治鬼疰，贼风侵袭，蛊毒，能杀灭恶鬼妖精，祛除腹中郁结的毒邪之气，以及女子赤带漏下。又叫作须丸。生产于山中的深谷处。

## 【集解】

李时珍说：各地山中均有赭石，以西北产的为好。宋时虞州曾上贡万斤赭石。崔防的《外丹本草》载：代赭属阳石，与太一禹余粮同生山谷中，研磨后呈朱色，可批阅文字，又可以用来涂其他物品。张华用赭石擦宝剑，宝剑更明亮。

凡用代赭石，将其研细，以腊水重重飞过，水面上有赤色如薄云的去掉。用细茶脚汤煮一昼夜，取出研成微末。以净铁铛把它烧红，下白蜜蜡一两，待化投新汲水冲之，再煮一二十沸，取出晒干用。

李时珍说：今人煅红以醋淬三次或七次，研末，水飞过用，取其相制，并为肝经血分引用。

甄权说：味甘，性平。

徐之才说：畏天雄、附子。与干姜相使治疗各种带下病、难产、胞衣不出，堕胎，养血气，除五脏血脉中热、血痹血瘀。大人小儿急慢惊风，及阳痿不举。《名医别录》

安胎健脾，止反胃、吐血、鼻血、月经不止、肠风痔瘘、泻痢脱精、尿血遗尿、夜多小便、小儿惊痫疳疾。能使金疮长肉。《日华诸家本草》

可辟邪气。（甄权）

王好古说：代赭石入手少阴、足厥阴肝经。怯则气虚浮于上，代赭石质重，可以镇虚气上逆。所以张仲景治疗伤寒，汗吐下后心下痞硬，噫气不除的患者，用旋覆代赭汤治疗。旋覆代赭汤：旋覆花三两，代赭石一两，人参二两，生姜五两，甘草三两，半夏半斤，大枣十二枚。水一斗，

## ○对症下药○

| 病症 | 配方 | 功效 |
|---|---|---|
| 伤寒汗吐下后，心下痞硬，噫气不除 | 代赭石同旋覆花、人参、半夏、生姜、大枣、甘草 | 驱逐寒气 |
| 哮喘，睡卧不得 | 用代赭石研成细末，米醋调服，时时进一二服。 | 止咳化痰 |
| 肠风下血，吐血、流鼻血 | 用代赭石30克，火煅、醋淬多次，研细。每服3克，开水送下。 | 止鼻血 |
| 各种疮疖 | 用代赭石、铅丹、牛皮胶，等份为末，冲入一碗好酒，等澄清后，取酒服。沉渣敷患处，干了就换。 | 化脓止血 |

煮取六升，去滓，再煎三升，温服一升，一日三次。

李时珍说：代赭石入肝经与心包络二经血分，所以主治二经血分之病。曾有一小孩腹泻后眼睛向上，三天不吃奶，目黄如金，气将绝。有位高明的医生说：这得的是慢惊风，应从肝治，用水飞代赭石末，每次服半钱，冬瓜仁煎汤送服，果然痊愈。

**【百草堂】**

代赭石又叫须丸、赤土、代赭、血师、紫朱、赭石、土朱、铁朱、红石头、赤赭石。常存于铁岩石风化岩形成的残余赤铁矿床中。挖出后，选取表面有乳头状突起的部分，除去泥土、杂石。用手抚摸则有红棕色粉末粘手，在石上摩擦显红棕色。无臭，无味。

平肝镇逆，凉血止血。治噫气呕逆，噎膈反胃，哮喘、惊痫、吐血、鼻衄、肠风、痔瘘、崩漏带下。孕妇忌服，下部虚寒者，不宜用；阳虚阴萎者忌之，气不足、津液燥者禁用。

# 青琅玕　下品 矿物篇

**【原文】**

青琅玕，味辛，平。主身痒；火疮，痈伤；疥瘙死肌。一名石珠。生平泽。

**【译文】**

青琅玕，味辛，性平。主治身体皮肤瘙痒，被火灼伤形成疮、痈伤、疥疮、瘙痒、肌肉麻木坏死。又叫作石珠。产于平地河流、湖泊等积水处。

**【百草堂】**

青琅玕又被称为青珠、黄环、绿青、石绿，就是现在所说的孔雀石。

传说很久很久以前，有一只美丽的孔雀蒙难受伤，被一个青年救起并悉心照料。后来孔雀痊愈飞走了，青年很高兴也很失落。

不久，一位美丽的姑娘出现在他身边。两人相爱，并结为夫妻。原来这位姑娘就是孔雀所变，她思念在危难时救护和照顾自己的青年，而返回与青年恩爱度日。但是这件事很快就被天庭得知，众神震怒，把孔雀姑娘压在了山下面。青年翻山越岭却始终找不着孔雀姑娘，他难过地靠在一块岩石旁，猛然发现这岩石绿茸茸的，十分可爱，看见它就像看见了孔雀姑娘。后来这种岩石便被称为孔雀石。

孔雀石有数种颜色，以青者入药为胜。具有治疗身痒、火疮痈疡、疥瘙死肌、石淋、破血、产后恶血、白秃、浸淫在皮肤中的神奇功效。

# 人参

人参的肉质根为著名强壮滋补药，适用于调整血压、恢复心脏功能、神经衰弱及身体虚弱等症，也有祛痰、健胃、利尿、兴奋等功效。